1	
	頸部
3	
	胸部
4	
	腹部
5	
	骨盤腔
6	
	脊椎
7	
	上肢
8	
	下肢

索引

医学生・研修医 必携

画像解剖

コンパクトナビ

慶應義塾大学病院 予防医療センター 百島祐貴

医学教育出版社

はじめに

　人体のさまざまな解剖学的構造が，エックス線写真，CT，MRIなど医用画像の上でどのように見えるかを勉強するのが**画像解剖学**です．その背景として，医学部1,2年生で教わる解剖学の知識が重要であることはもちろんですが，それだけでは画像解剖学は理解できません．

　画像解剖学が分からなければ画像診断はできませんが，その一方で**画像解剖学が理解できれば画像診断の半分は分かったも同然**といえます．このような画像解剖学の重要性については，講義や実習で学生さんに繰り返し話すのですが，いざ教えるとなると，すべての領域，すべての検査法について一つ一つ説明するわけにもゆかず，教科書を見ておくように……と言うだけで終わってしまうのが実情です．

　ではどんな教科書を開いたら良いのかと問われると，答えに窮します．欧米で出版されている分厚いアトラス，数冊に分かれた教科書も幾つかありますが，初学者には不向きです．かといって，わざわざアトラスを見なくても分かる簡単な構造にしか名前がついていない簡易なものでは，勉強になりません．

　5年前，医学生向けの画像診断入門書として『画像診断コンパクトナビ』を上梓したとき，このような思いから，その冒頭に画像解剖の章を加えました．それなりに詳しく書いたつもりですが，周囲の学生さんに訊ねると，分かりやすいけど物足りない……という声がたくさんありました．そこで，この部分を独立，充実させたのが本書です．制作に当たっては，下記の点に留意しました．

①**医学部の講義，実習，医師国家試験**に登場する基本的な画像解剖をカバーする
②**臨床研修医，コメディカル諸氏**にも役立つ内容とする
③**できるだけ多くの断面**を示すことで臨床の実際でも使いやすいものとする
④**臨床的に重要な構造**については，読影上の着眼点を示す
⑤**一般解剖学の略図**を各章の冒頭に付して画像解剖の理解を助ける

　全身の画像解剖を一朝一夕に修めることはできません．医学生ならば毎日の講義，実習で画像を勉強する度に，研修医やコメディカルの方々ならば日々の診療で画像に触れる度に，少しでも疑問のところがあれば本書で画像解剖を確認してください．臨床的に重要な構造はもちろんですが，その周囲の構造にもすべて名前がつけてありますから，あわせて眺めておきましょう．これを繰り返すことにより，画像解剖学の知識が着実に身につきます．そして一旦身についた知識は生涯のものとなり，次第にアトラスをみなくても楽々と診断できるようになってゆきます．

　本書が，『画像診断コンパクトナビ』とともに，画像診断に興味を持つ方々の良き手引きとなることを願っています．

2013年4月

百島　祐貴

本書の特長

- 講　義
- 実　習
- 卒試・国試対策
- 卒後臨床研修

に対応

- ■ 医学部の講義・実習で役立つ内容を厳選
- ■ 国家試験・卒業試験で出題される項目を網羅
- ■ 卒後臨床研修にも活用できる知識が満載

充実した内容

見やすい構成

てごろなサイズ

- ■ 重要ポイントが一目でわかる
- ■ 豊富な画像で,知識の整理・確認ができる
- ■ 実習でも机上でも,どんな場所でも勉強できる
- ■ これ1冊で,画像診断学の全領域が学べる

CONTENTS

はじめに …………………………………………… ii
本書の特長 ………………………………………… iii

1 頭部
- 解剖の基本 …………………………………… 2
- ■ エックス線 ………………………………… 5
- ■ MRI水平断 ………………………………… 7
- ■ MRI冠状断 ………………………………… 15
- ■ MRI矢状断 ………………………………… 21
- ■ 傍鞍部MRI水平断 ………………………… 25
- ■ 傍鞍部MRI冠状断 ………………………… 29
- ■ 傍鞍部MRI矢状断 ………………………… 33
- ■ 血管撮影 …………………………………… 37

2 頸部
- 解剖の基本 …………………………………… 44
- ■ MRI水平断 ………………………………… 49
- ■ MRI冠状断 ………………………………… 55
- ■ MRI矢状断 ………………………………… 61
- ■ 側頭骨CT水平断 ………………………… 65
- ■ 側頭骨CT冠状断 ………………………… 71

3 胸部
- 解剖の基本 …………………………………… 78
- ■ エックス線 ………………………………… 81
- ■ 肺野CT ……………………………………… 85
- ■ 縦隔CT水平断 …………………………… 91
- ■ 縦隔CT冠状断 …………………………… 97
- ■ 縦隔CT矢状断 …………………………… 103
- ■ 血管撮影 …………………………………… 109

4 腹部
- 解剖の基本 …………………………………… 114
- ■ エックス線 ………………………………… 117
- ■ 尿路・胆道 ………………………………… 119
- ■ 消化管 ……………………………………… 123
- ■ 超音波 ……………………………………… 127
- ■ CT水平断 ………………………………… 131
- ■ CT冠状断 ………………………………… 141
- ■ CT矢状断 ………………………………… 149
- ■ 血管撮影 …………………………………… 157

5 骨盤腔

- 解剖の基本 …………………………………… 164
  - 男性骨盤MRI矢状断 ………………………… 167
  - 男性骨盤MRI水平断 ………………………… 171
  - 男性骨盤MRI冠状断 ………………………… 175
  - 前立腺 ………………………………………… 179
  - 女性骨盤MRI矢状断 ………………………… 183
  - 女性骨盤MRI水平断 ………………………… 187
  - 女性骨盤MRI冠状断 ………………………… 191
  - 子宮卵管造影 ………………………………… 195

6 脊椎

- 解剖の基本 …………………………………… 198
  - エックス線 …………………………………… 201
  - CT …………………………………………… 209
  - MRI ………………………………………… 215

7 上肢

- 解剖の基本 …………………………………… 222
  - エックス線 …………………………………… 225
  - 上腕・前腕MRI ……………………………… 231
  - 肩関節MRI冠状断 …………………………… 239
  - 肩関節MRI水平断 …………………………… 243
  - 肩関節MRI矢状断 …………………………… 247
  - 肘関節MRI冠状断 …………………………… 251
  - 肘関節MRI水平断 …………………………… 255
  - 肘関節MRI矢状断 …………………………… 259
  - 手MRI冠状断 ………………………………… 263
  - 手MRI水平断 ………………………………… 267

8 下肢

- 解剖の基本 …………………………………… 272
  - エックス線 …………………………………… 275
  - 大腿・下腿MRI ……………………………… 281
  - 股関節MRI冠状断 …………………………… 293
  - 膝関節MRI水平断 …………………………… 297
  - 膝関節MRI矢状断 …………………………… 303
  - 膝関節MRI冠状断 …………………………… 309
  - 足関節MRI水平断 …………………………… 313
  - 足関節MRI矢状断 …………………………… 319
  - 足関節MRI冠状断 …………………………… 325
  - 血管撮影 ……………………………………… 329

索引 ……………………………………………… 333

● 謝　辞 ●

撮影に協力していただいた慶應義塾大学病院中央放射線技術室の皆さん，校正を手伝ってくださった同放射線診断科後期研修医の諸君，企画段階から一貫して担当していただいた医学教育出版社編集部の中島祥吾さん，竹下乙羽さんに厚く御礼申し上げます．

1 頭 部

解剖の基本 …………………………………… 002

- エックス線 ………………………………… 005
- MRI水平断 ………………………………… 007
- MRI冠状断 ………………………………… 015
- MRI矢状断 ………………………………… 021
- 傍鞍部 MRI水平断 ………………………… 025
- 傍鞍部 MRI冠状断 ………………………… 029
- 傍鞍部 MRI矢状断 ………………………… 033
- 血管撮影 …………………………………… 037

解剖の基本

頭部

大脳の脳表-脳回と脳溝の解剖

外側面

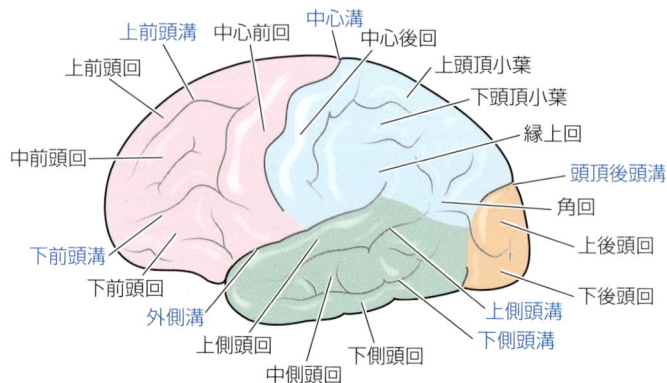

内側面

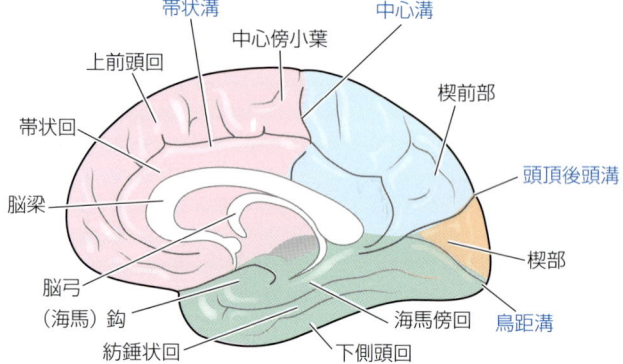

脳葉の区分

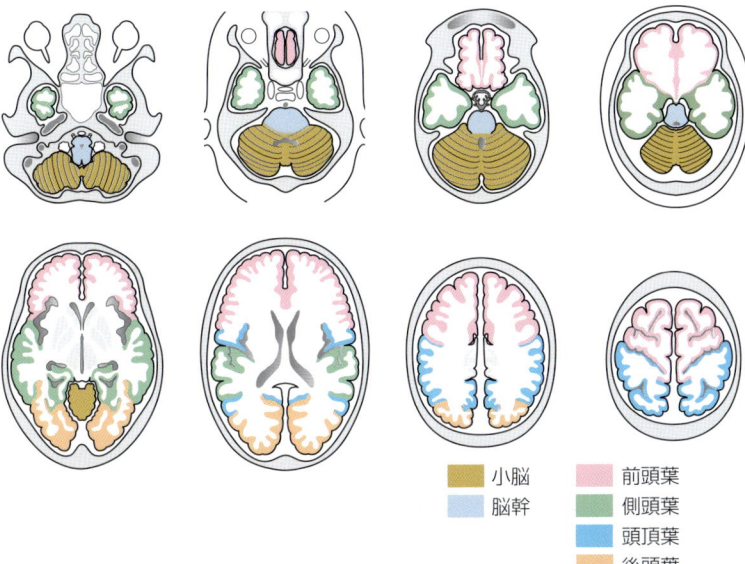

- 小脳
- 脳幹
- 前頭葉
- 側頭葉
- 頭頂葉
- 後頭葉

血管支配

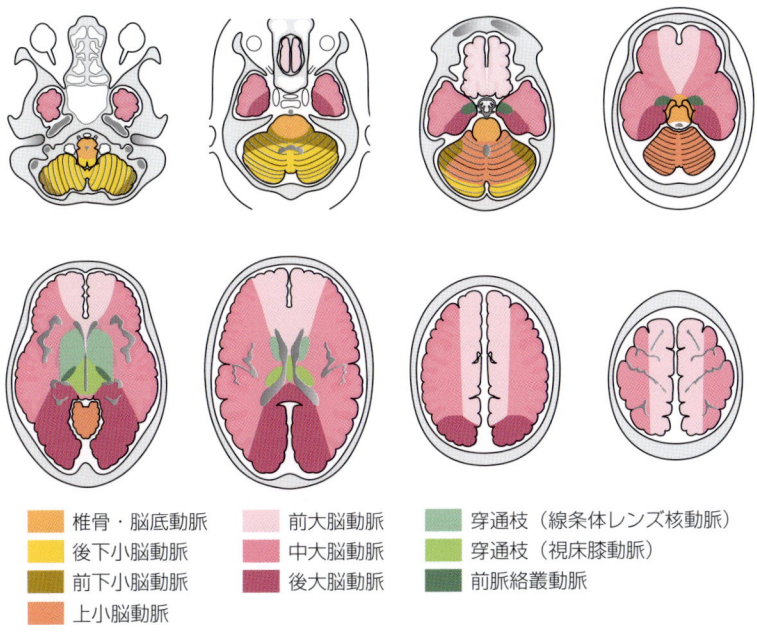

- 椎骨・脳底動脈
- 後下小脳動脈
- 前下小脳動脈
- 上小脳動脈
- 前大脳動脈
- 中大脳動脈
- 後大脳動脈
- 穿通枝（線条体レンズ核動脈）
- 穿通枝（視床膝動脈）
- 前脈絡叢動脈

memo

頭部

エックス線

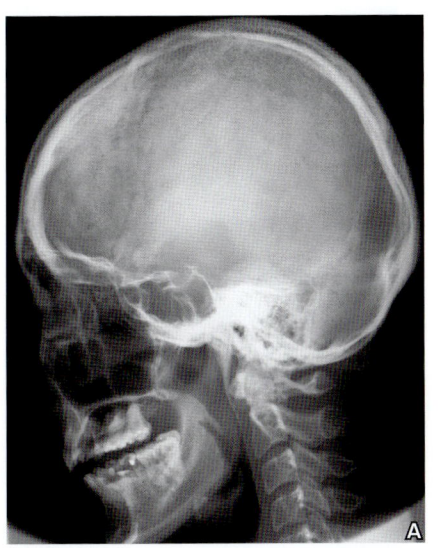
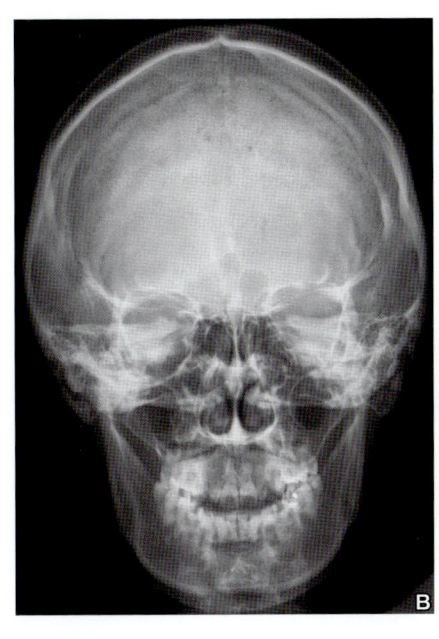

頭部 エックス線

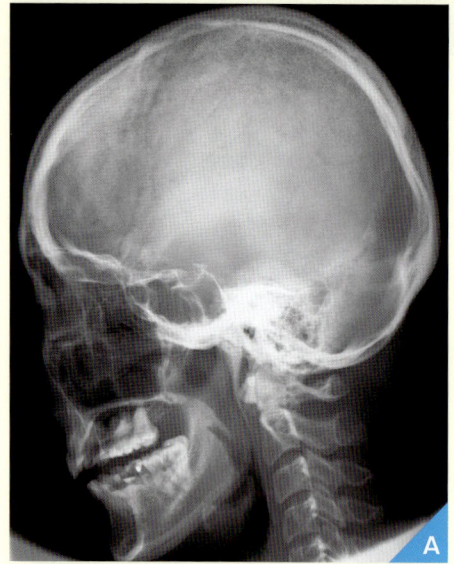
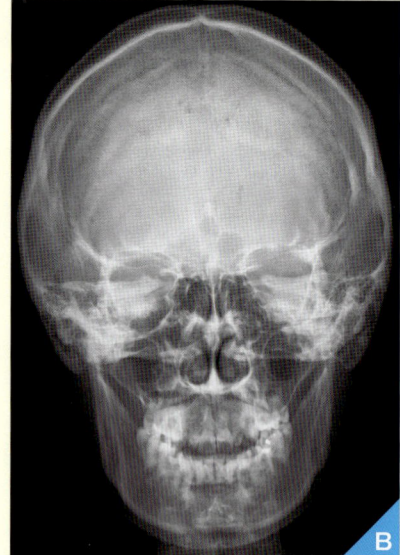
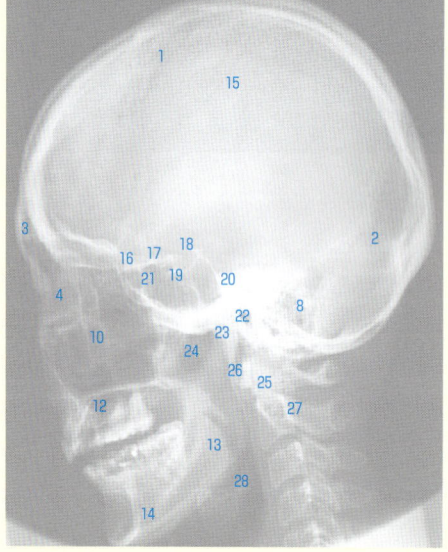
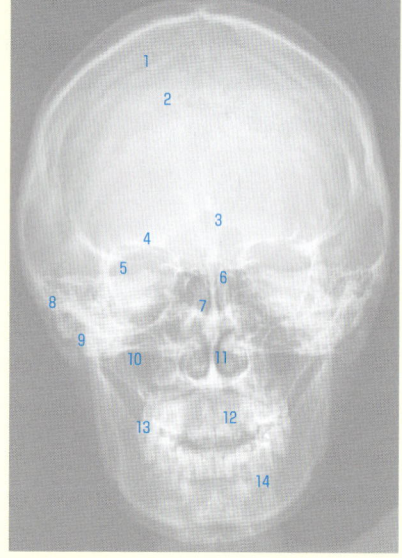

側面像　　　　　　　　　　　　　　正面像

1 冠状縫合　2 人字縫合　3 前頭洞　4 眼窩　5 側頭骨錐体　6 篩骨洞　7 内耳道　8 乳突蜂巣　9 乳様突起
10 上顎洞　11 鼻腔　12 上顎骨　13 下顎角　14 下顎骨体部　15 中硬膜動脈溝　16 蝶形骨平面　17 前床突起
18 後床突起　19 トルコ鞍　20 鞍背　21 蝶形骨洞　22 外耳道　23 顎関節　24 上咽頭　25 軸椎（歯突起）
26 環椎　27 軸椎（椎体）　28 舌骨

MRI水平断

頭部 MRI水平断

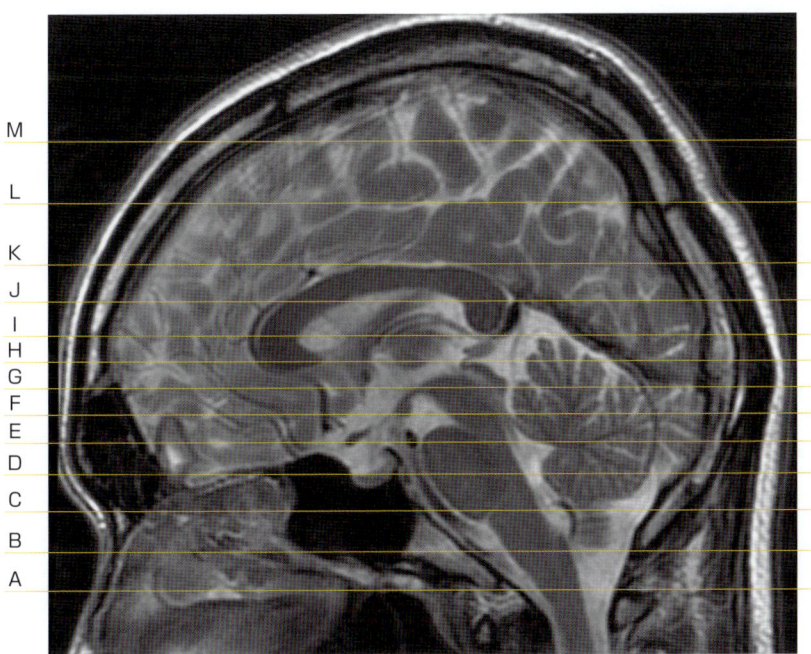

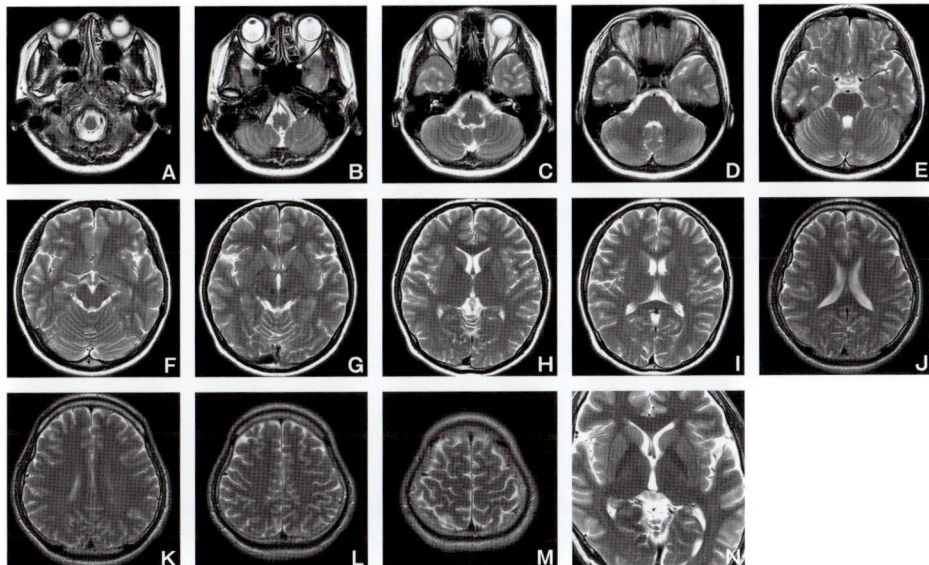

頭部 MRI水平断

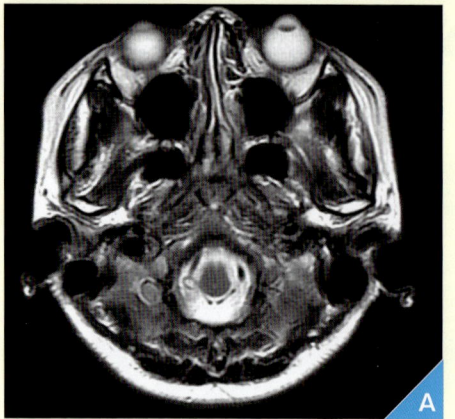

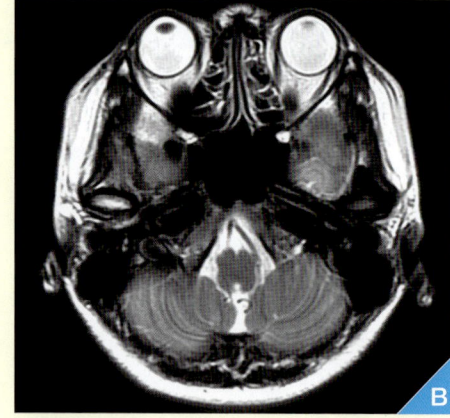

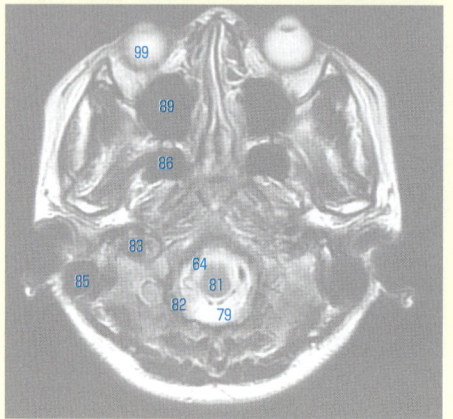

大後頭孔のレベル．大後頭孔（82）は，頸髄（81），椎骨動脈（64）が通過する

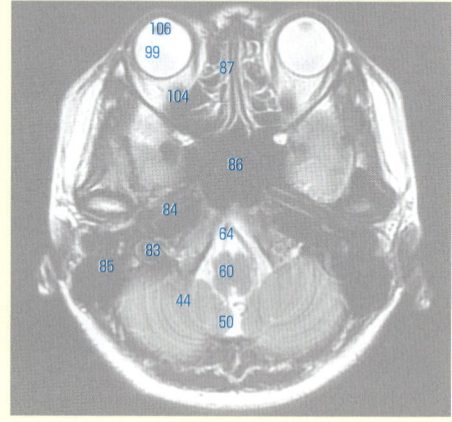

延髄のレベル．左右の椎骨動脈（64）が合流して脳底動脈（63）となる

44 小脳半球　50 小脳扁桃　60 延髄　64 椎骨動脈　79 大槽　81 頸髄　82 大後頭孔　83 頸静脈孔
84 頸動脈管　85 乳突蜂巣　86 蝶形骨洞　87 篩骨洞　89 上顎洞　99 眼球（硝子体）　104 下直筋　106 レンズ

頭部 MRI水平断

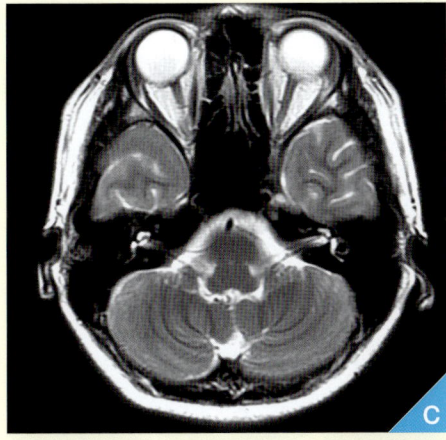

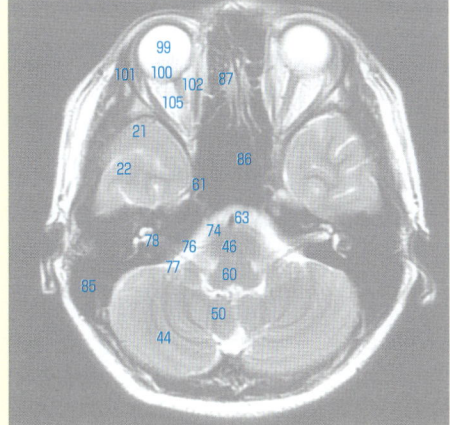

小脳橋角槽のレベル．小脳橋角槽（74）には顔面神経（76），前庭神経（77）が走る

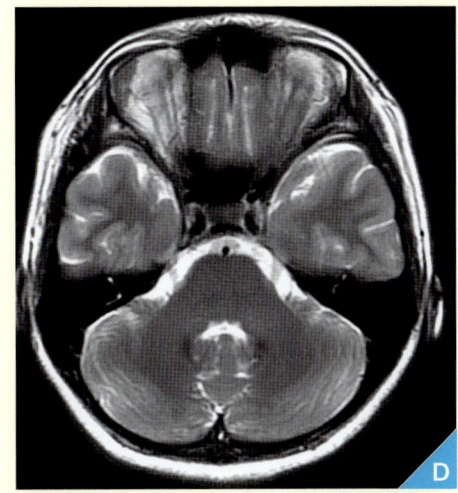

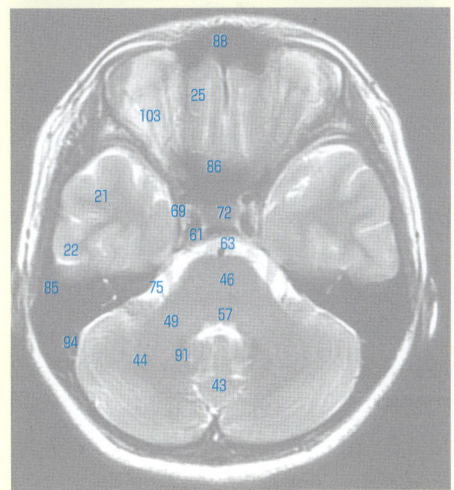

トルコ鞍・下垂体のレベル．下垂体（72）の外側には内頸動脈（61），海綿静脈洞（69）が位置する

21 中側頭回　22 下側頭回　25 直回　43 小脳下虫部　44 小脳半球　46 橋　49 中小脳脚　50 小脳扁桃
60 延髄　61 内頸動脈　63 脳底動脈　69 海綿静脈洞　72 下垂体　74 小脳橋角槽　75 三叉神経　76 顔面神経
77 内耳神経　78 内耳道　85 乳突蜂巣　86 蝶形骨洞　87 篩骨洞　88 前頭洞　91 歯状核　94 S字状静脈洞
99 眼球（硝子体）　100 視神経　101 外直筋　102 内直筋　103 上直筋　105 球後脂肪組織

頭部 MRI 水平断

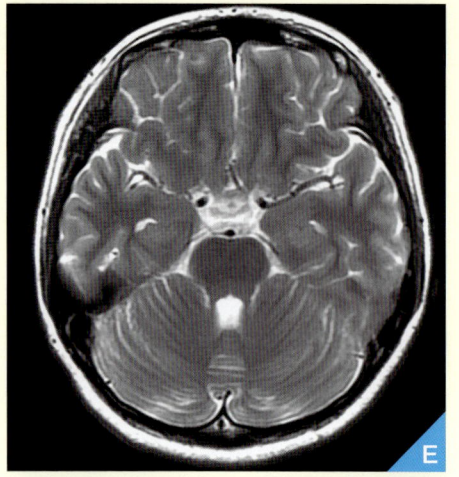

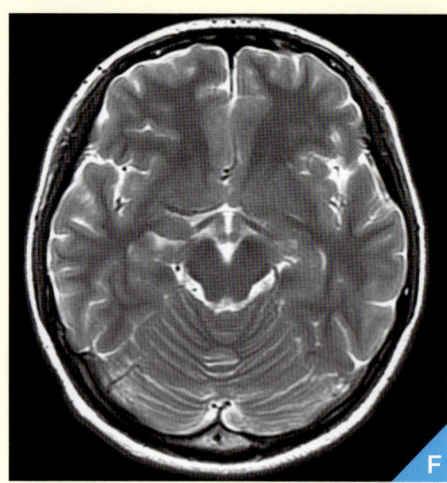

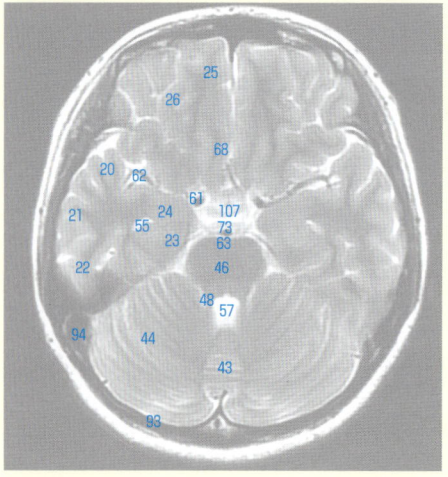

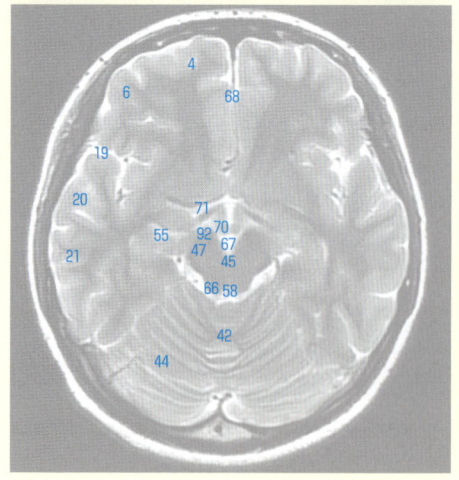

鞍上槽のレベル．五角形の鞍上槽（73）内に視交叉（107）が見える．下垂体腺腫はここに発生する

鞍上槽上部には視索（71），乳頭体（70）が見える

4 上前頭回　6 中前頭回　19 外側溝（Sylvius裂）　20 上側頭回　21 中側頭回　22 下側頭回　23 海馬傍回
24 扁桃体　25 直回　26 眼窩回　42 小脳上虫部　43 小脳下虫部　44 小脳半球　45 中脳　46 橋　47 大脳脚
48 上小脳脚　55 側脳室下角（側頭角）　57 第4脳室　58 中脳水道　61 内頸動脈　62 中大脳動脈
63 脳底動脈　66 下丘　67 脚間槽　68 大脳縦裂　70 乳頭体　71 視索　73 鞍上槽　92 黒質　93 横静脈洞
94 S字状静脈洞　107 視交叉

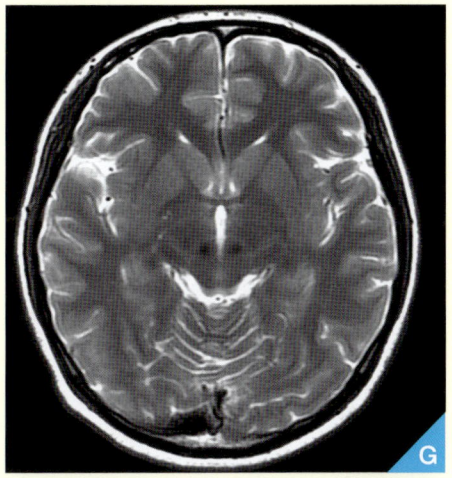
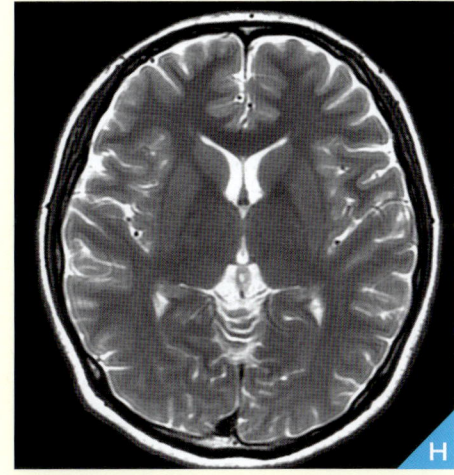

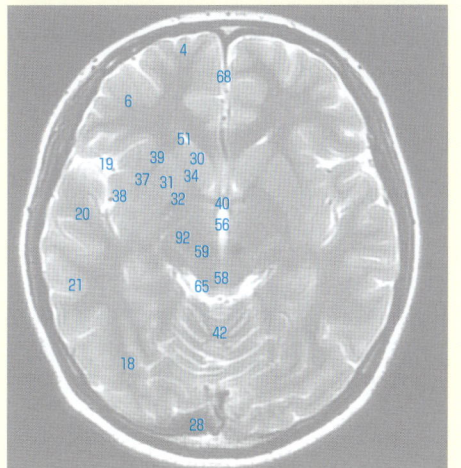

中脳のレベル．赤核（59），黒質（92）が低信号に見える．

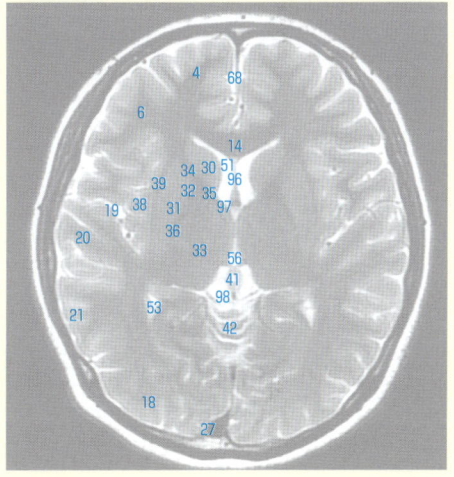

大脳基底核のレベル．内包後脚（36）を隔てて内側に視床（33），外側に被殻（31）が位置する．いずれも高血圧脳出血の好発部位である（図N，p14も参照）

4 上前頭回　6 中前頭回　14 脳梁膝部　18 下後頭回　19 外側溝（Sylvius裂）　20 上側頭回　21 中側頭回
27 上矢状静脈洞　28 静脈洞交会　30 尾状核頭部　31 被殻　32 淡蒼球　33 視床　34 内包前脚　35 内包膝部
36 内包後脚　37 前障　38 島　39 外包　40 前交連　41 松果体　42 小脳上虫部　51 側脳室前角
53 側脳室三角部　56 第3脳室　58 中脳水道　59 赤核　65 上丘　68 大脳縦裂　92 黒質　96 透明中隔
97 Monro孔　98 松果体槽

頭部 MRI 水平断

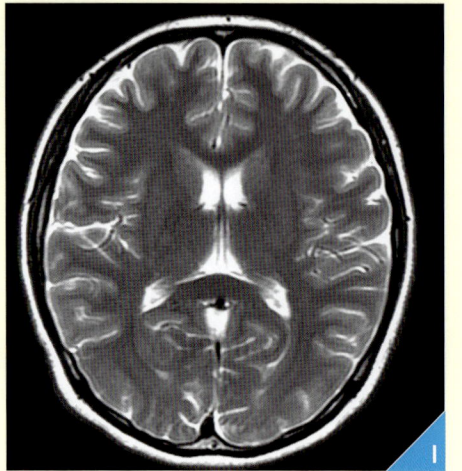
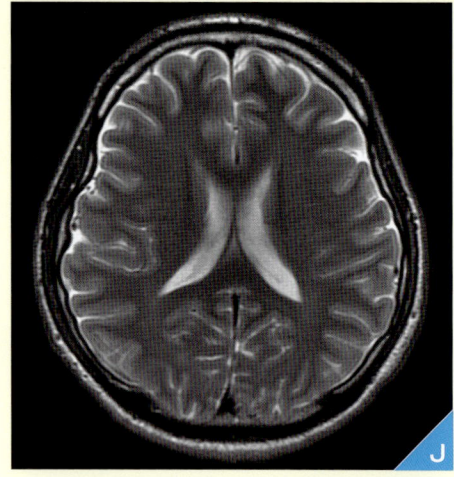
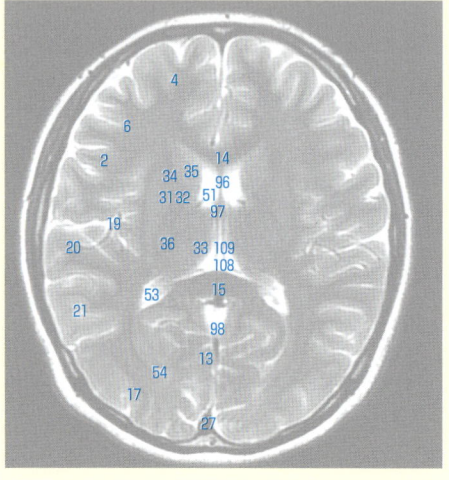
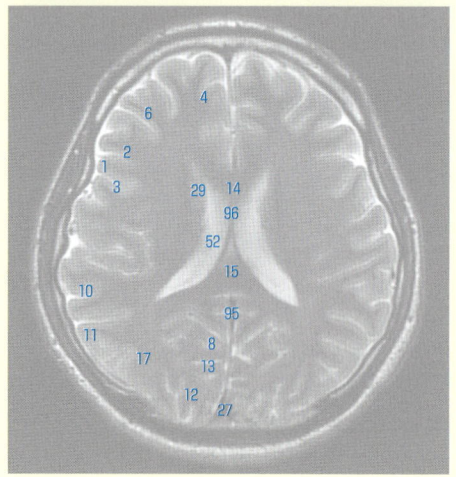

Monro孔のレベル．第3脳室（56）と側脳室前角（51）を連絡するMonro孔（97）が見える

側脳室体部のレベル．前後に脳梁膝部（14），左右に尾状核体部（29）が位置する

1 中心溝　2 中心前回　3 中心後回　4 上前頭回　6 中前頭回　8 楔前部　10 縁上回　11 角回　12 楔部
13 頭頂後頭溝　14 脳梁膝部　15 脳梁膨大部　17 上後頭回　19 外側溝（Sylvius裂）　20 上側頭回
21 中側頭回　27 上矢状静脈洞　29 尾状核体部　31 被殻　32 淡蒼球　33 視床　34 内包前脚　35 内包膝部
36 内包後脚　51 側脳室前角　52 側脳室体部　53 側脳室三角部　54 側脳室後角　95 Galen大脳静脈
96 透明中隔　97 Monro孔　98 松果体槽　108 中間帆槽　109 内脳静脈

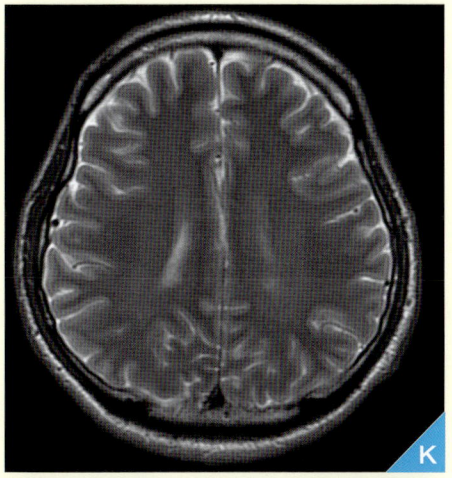
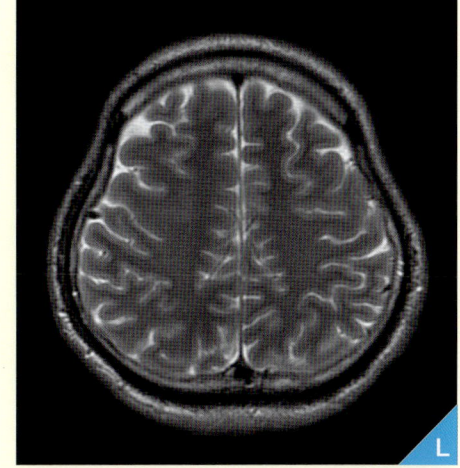

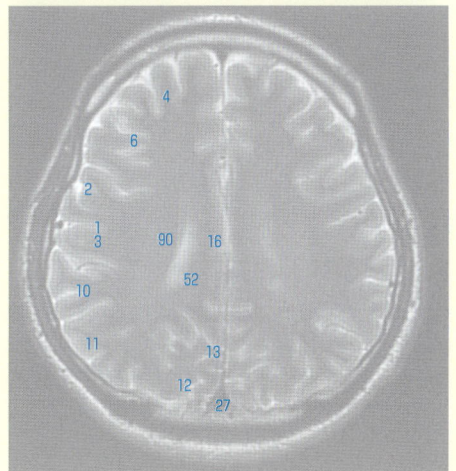
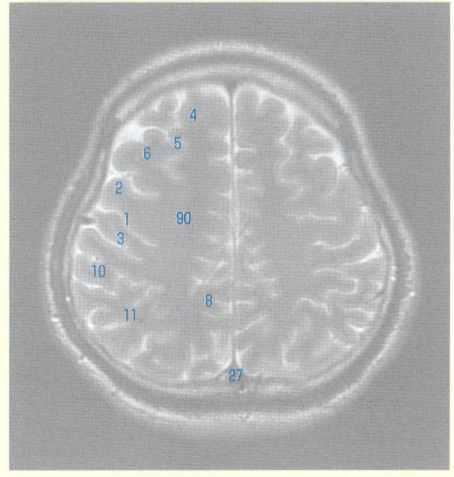

半卵円のレベル．このレベルの白質は解剖学的名称を欠き，その形状から半卵円中心（90）と総称する

中心溝のレベル．標準的な水平断では，中心溝（1）はほぼ中央に位置する

1 中心溝　2 中心前回　3 中心後回　4 上前頭回　5 上前頭溝　6 中前頭回　8 楔前部　10 縁上回　11 角回　12 楔部　13 頭頂後頭溝　16 脳梁体部　27 上矢状静脈洞　52 側脳室体部　90 半卵円中心

頭部 MRI水平断

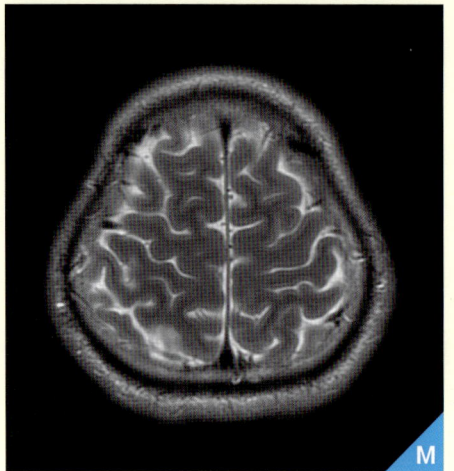

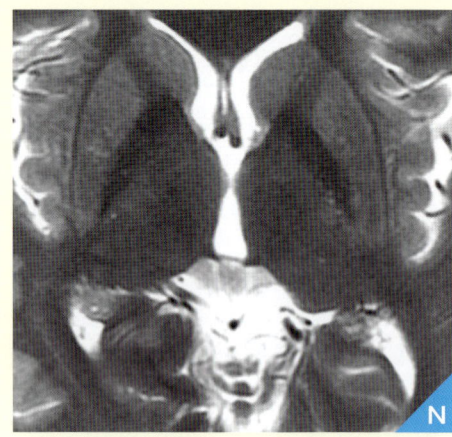

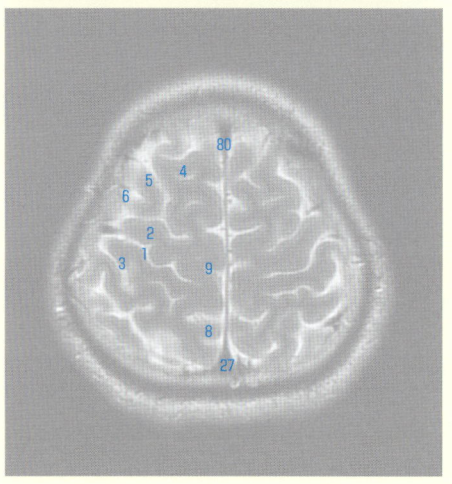

頭頂のレベル．脳表の脳溝のうち，中心溝（1）は最も深いことが多い

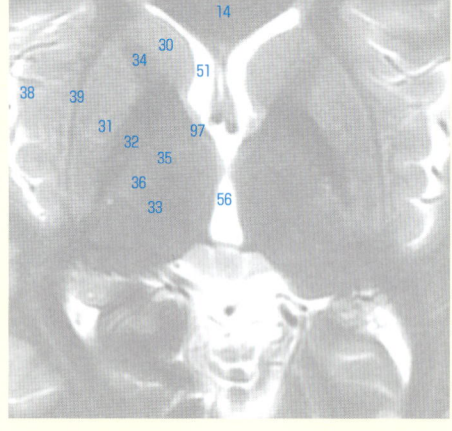

大脳基底核部の拡大

1 中心溝　**2** 中心前回　**3** 中心後回　**4** 上前頭回　**5** 上前頭溝　**6** 中前頭回　**8** 楔前部　**9** 中心傍小葉
14 脳梁膝部　**27** 上矢状静脈洞　**30** 尾状核頭部　**31** 被殻　**32** 淡蒼球　**33** 視床　**34** 内包前脚　**35** 内包膝部
36 内包後脚　**38** 島　**39** 外包　**51** 側脳室前角　**56** 第3脳室　**80** 大脳鎌　**97** Monro孔

MRI冠状断

頭部 MRI冠状断

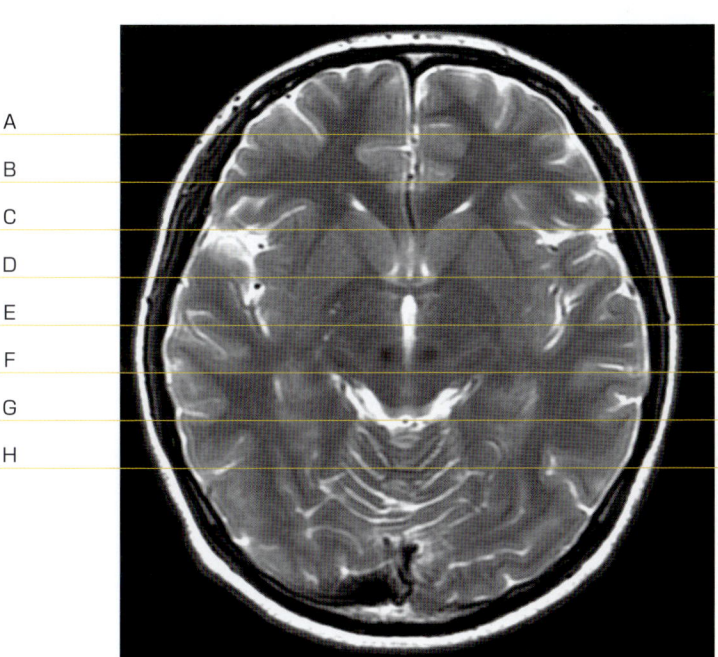

A
B
C
D
E
F
G
H

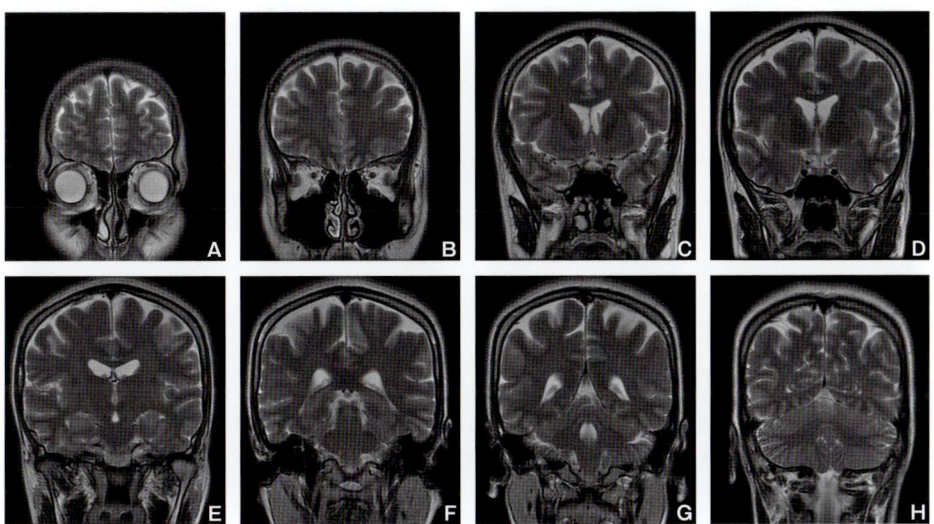

頭部 MRI 冠状断

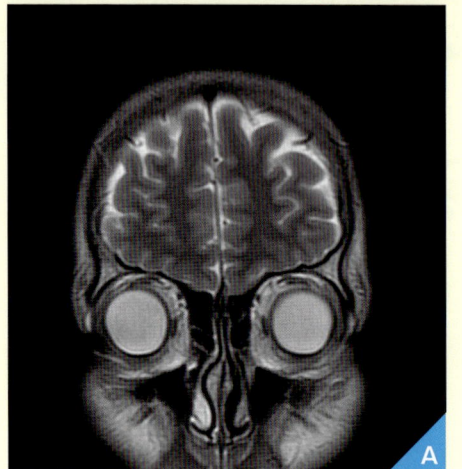
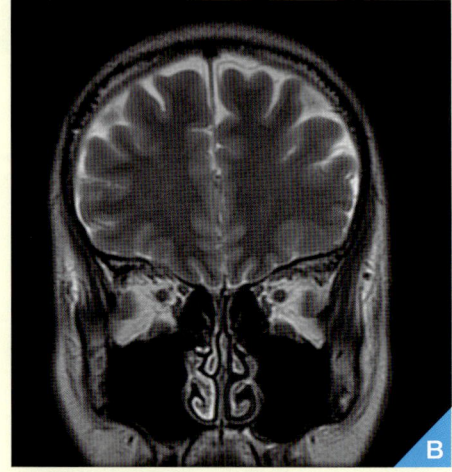
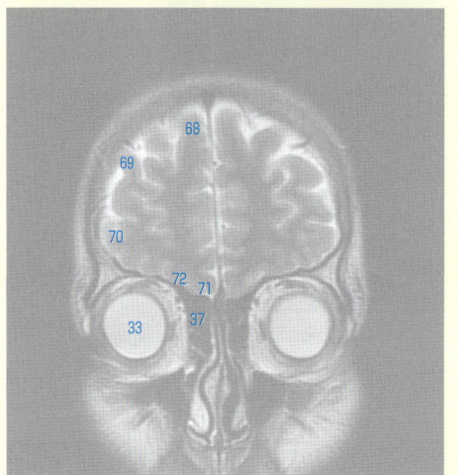
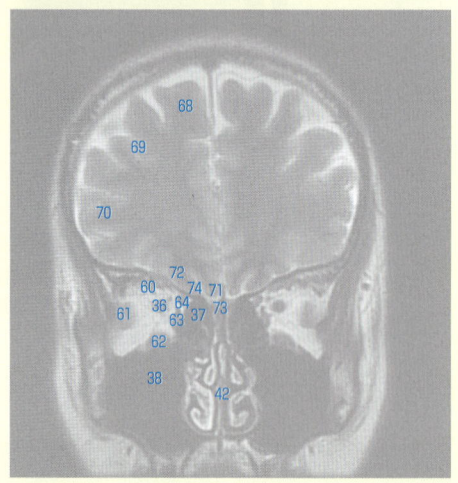

前頭葉のレベル．前頭葉底部の直回（71），眼窩（72）は，脳挫傷の好発部位

33 眼球（硝子体）　**36** 視神経　**37** 篩骨洞　**38** 上顎洞　**42** 翼状突起　**60** 上直筋＋眼瞼挙筋　**61** 外直筋　**62** 下直筋　**63** 内直筋　**64** 上斜筋　**68** 上前頭回　**69** 中前頭回　**70** 下前頭回　**71** 直回　**72** 眼窩回　**73** 嗅球　**74** 嗅溝

頭部 MRI 冠状断

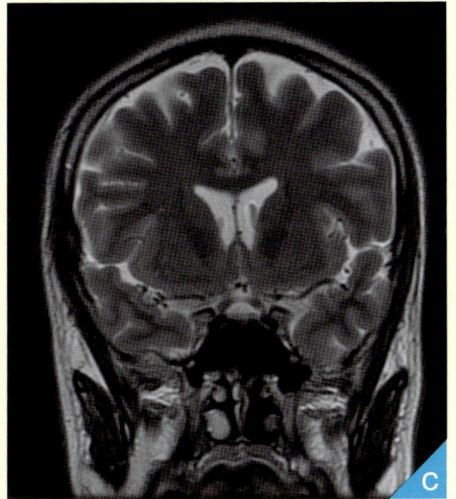
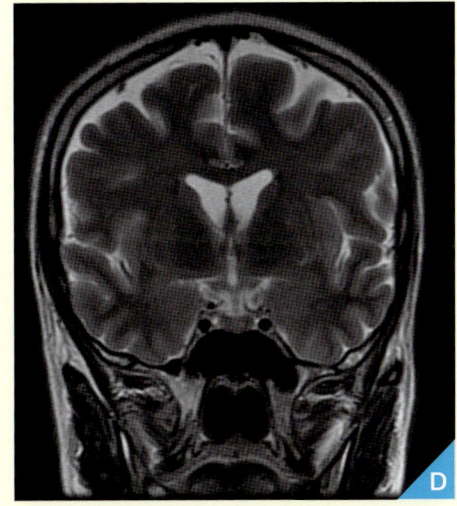
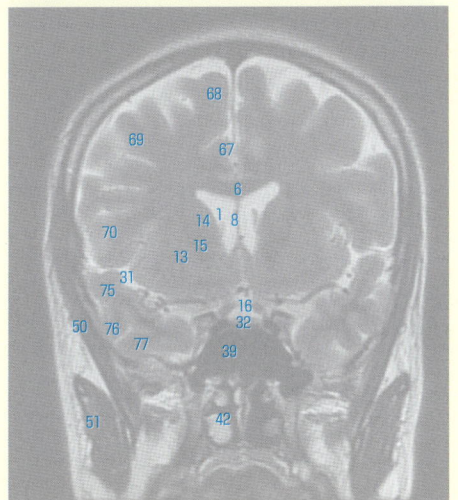
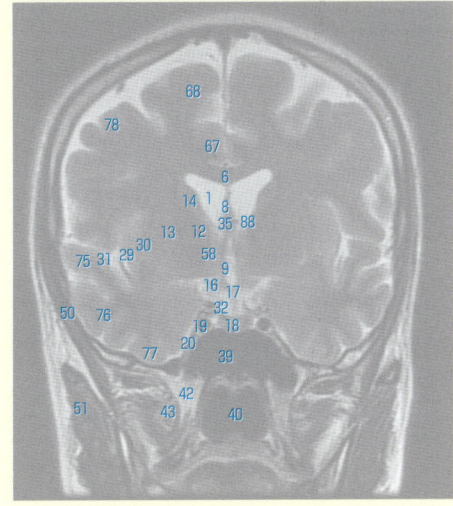

トルコ鞍・大脳基底核のレベル．被殻（13）と尾状核（14）は内包（15）を横断する線状構造で連続している（＝線条体）

1 側脳室前角　6 脳梁体部　8 透明中隔　9 第3脳室　12 淡蒼球　13 被殻　14 尾状核頭部　15 内包
16 視交叉　17 漏斗　18 下垂体　19 内頸動脈　20 海綿静脈洞　29 島　30 外包　31 外側溝（Sylvius裂）
32 鞍上槽　35 脳弓　39 蝶形骨洞　40 後鼻孔　42 翼状突起　43 外側翼突筋　50 側頭筋　51 咬筋　58 視床
67 帯状回　68 上前頭回　69 中前頭回　70 下前頭回　75 上側頭回　76 中側頭回　77 下側頭回　78 中心前回
88 Monro孔

頭部 MRI 冠状断

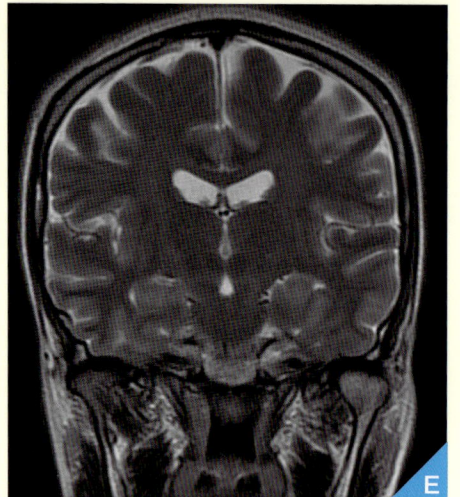
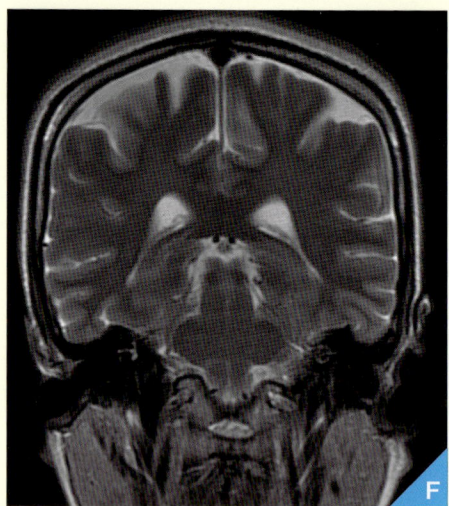
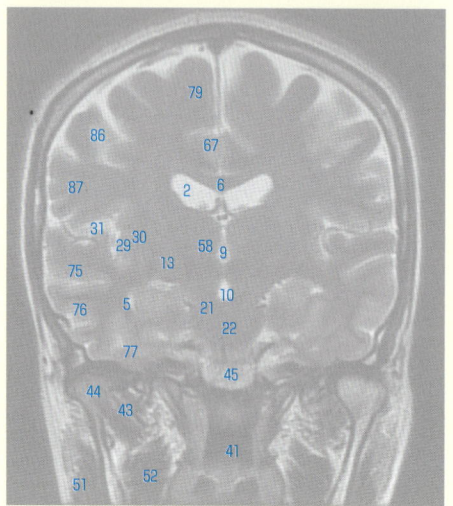
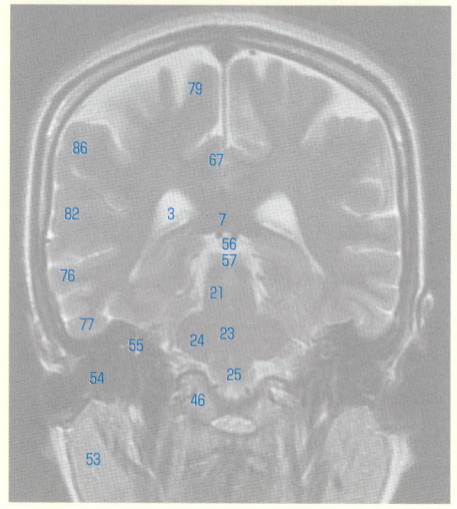

視床・中脳のレベル．第3脳室の壁は視床（58）が構成する

2 側脳室体部　3 側脳室三角部　5 側脳室下角（側頭角）　6 脳梁体部　7 脳梁膨大部　9 第3脳室
10 脚間槽　21 大脳脚　22 中脳　23 橋　24 中小脳脚　25 延髄　29 島　30 外包　31 外側溝（Sylvius裂）
41 上咽頭　43 外側翼突筋　44 下顎突起　45 斜台　46 後頭骨　51 咬筋　52 内側翼突筋　53 耳下腺
54 錐体骨　55 内耳　56 松果体　57 松果体槽　58 視床　67 帯状回　75 上側頭回　76 中側頭回　77 下側頭回
79 傍中心小葉　82 縁上回　86 上頭頂小葉　87 下頭頂小葉

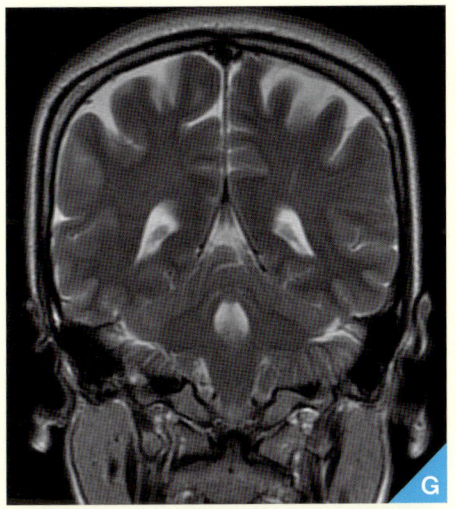
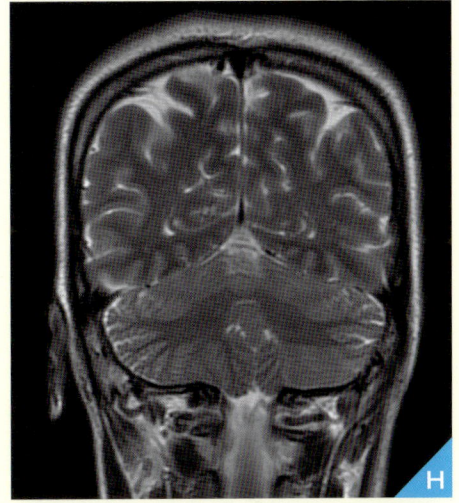
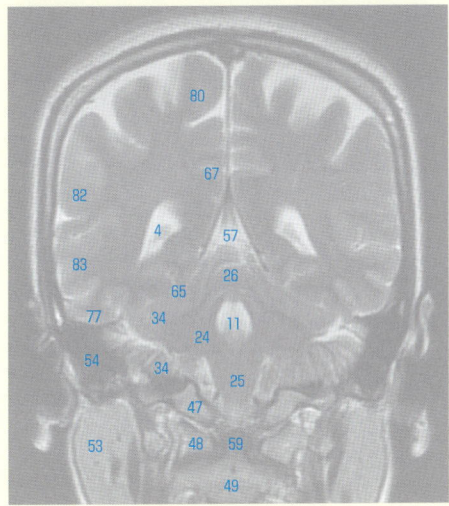
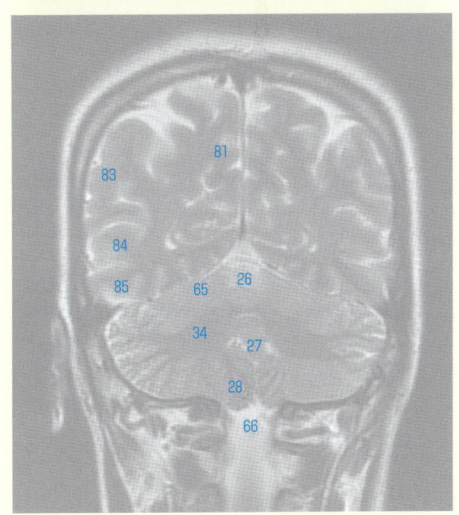

第4脳室・小脳のレベル．大後頭孔（66）内に小脳扁桃（28）が認められる．Chiari奇形では小脳扁桃がここから下垂，脱出する

4 側脳室後角　11 第4脳室　24 中小脳脚　25 延髄　26 小脳上虫部　27 小脳下虫部　28 小脳扁桃
34 小脳半球　47 後頭顆　48 環椎　49 軸椎　53 耳下腺　54 錐体骨　57 松果体槽　59 軸椎歯突起
65 小脳テント　66 大後頭孔　67 帯状回　77 下側頭回　80 楔状部　81 楔部　82 縁上回　83 角回
84 上後頭回　85 下後頭回

頭部　MRI 冠状断

memo

頭部

MRI冠状断

MRI矢状断

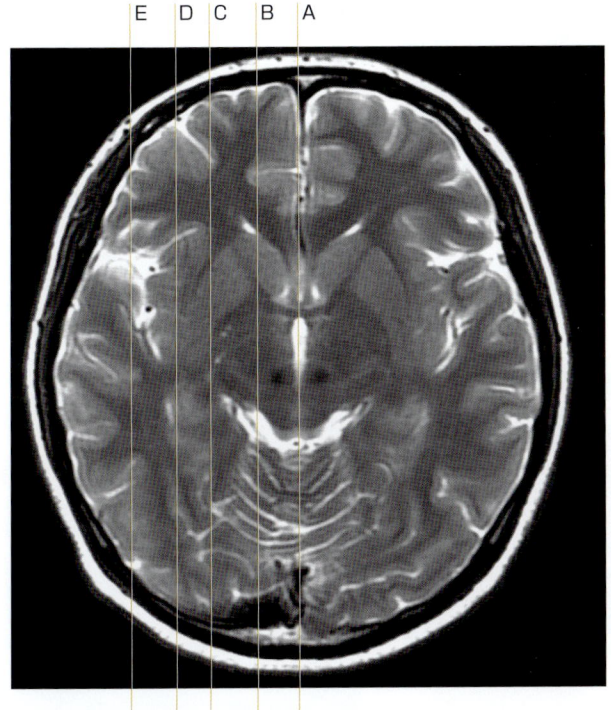

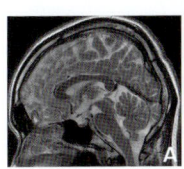
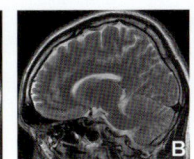
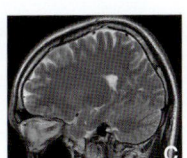
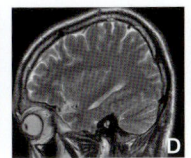
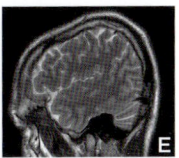

頭部 MRI矢状断

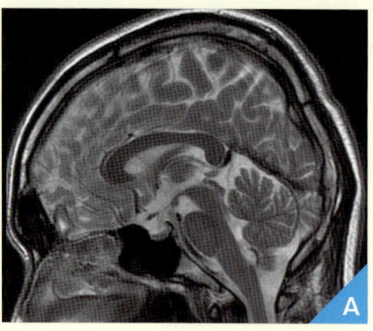
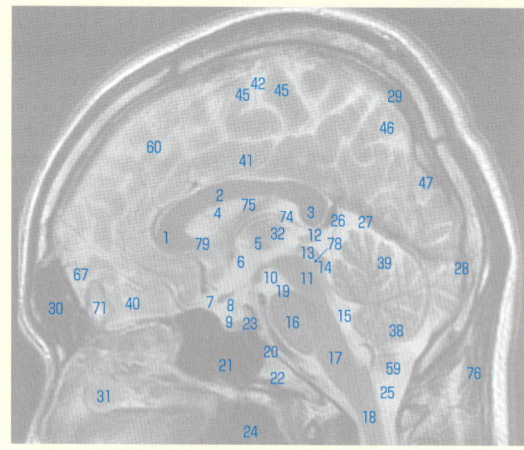
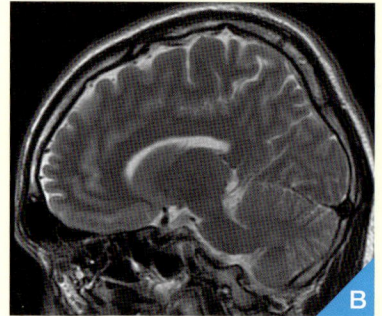
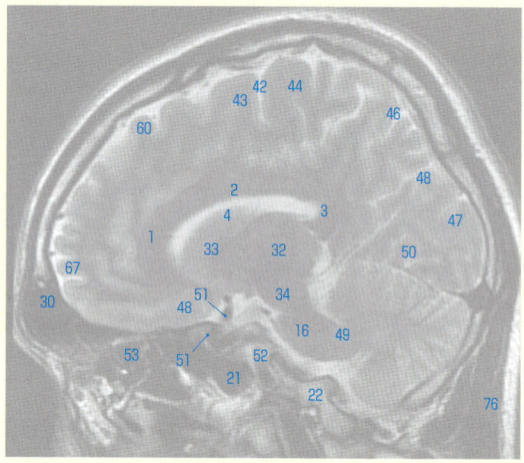

1 脳梁膝部　2 脳梁体部　3 脳梁膨大部　4 側脳室体部　5 視床間橋　6 第3脳室　7 視交叉　8 鞍上槽
9 下垂体　10 乳頭体　11 中脳　12 松果体　13 上丘　14 下丘　15 第4脳室　16 橋　17 延髄　18 頸髄
19 脚間槽　20 脳底動脈　21 蝶形骨洞　22 斜台　23 トルコ鞍　24 上咽頭　25 大槽　26 Galen大脳静脈
27 直静脈洞　28 静脈洞交会　29 上矢状静脈洞　30 前頭洞　31 鼻腔　32 視床　33 尾状核　34 大脳脚
38 下虫部　39 上虫部　40 直回　41 帯状回　42 中心溝　43 中心前回　44 中心後回　45 中心傍小葉
46 楔前部　47 楔部　48 頭頂後頭溝　49 中小脳脚　50 小脳半球　51 内頸動脈　52 内頸動脈管　53 篩骨洞
59 小脳扁桃　60 上前頭回　67 前頭極　71 鶏冠　74 内大脳静脈　75 脳弓　76 頭半棘筋　78 中脳水道
79 Monro孔

頭部 MRI 矢状断

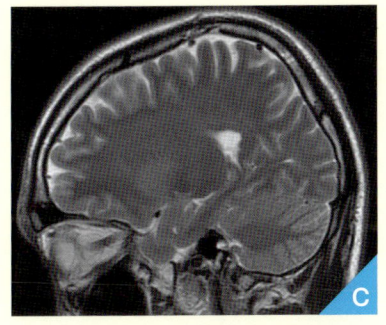

C

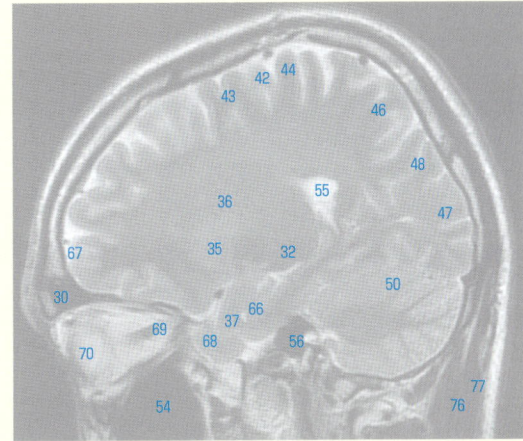

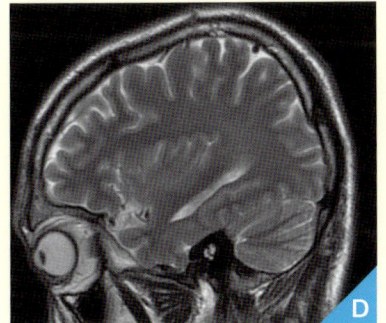

D

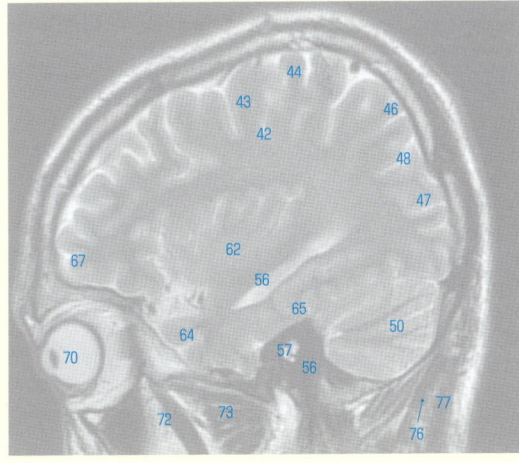

30 前頭洞　32 視床　35 被殻　36 内包　37 扁桃　42 中心溝　43 中心前回　44 中心後回　46 楔前部　47 楔部
48 頭頂後頭溝　50 小脳半球　54 上顎洞　55 側脳室三角部　56 側脳室下角（右側角）　57 内耳　62 島皮質
64 中側頭回　65 下側頭回　66 海馬傍回　67 前頭極　68 側頭極　69 視神経　70 眼球　72 側頭筋
73 外側翼突筋　76 頭半棘筋　77 頭板状筋

頭部 MRI 矢状断

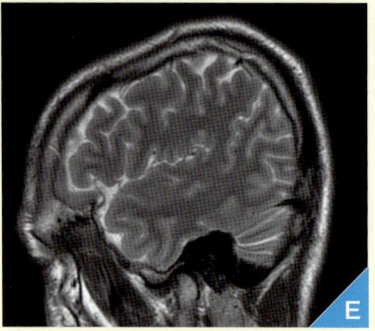
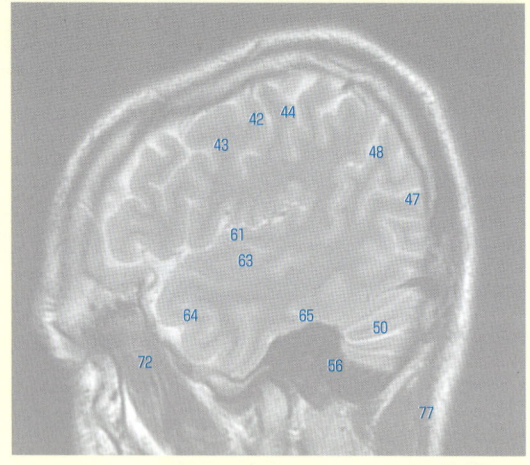

中心溝（42）は前頭葉／頭頂葉，頭頂後頭溝（48）は頭頂葉／後頭葉，外側溝（61）は前頭・頭頂葉／側頭葉の境界線となる

42 中心溝　43 中心前回　44 中心後回　47 楔部　48 頭頂後頭溝　50 小脳半球　56 側脳室下角（右側角）
61 外側溝（Sylvius裂）　63 上側頭回　64 中側頭回　65 下側頭回　72 側頭筋　77 頭板状筋

傍鞍部MRI水平断

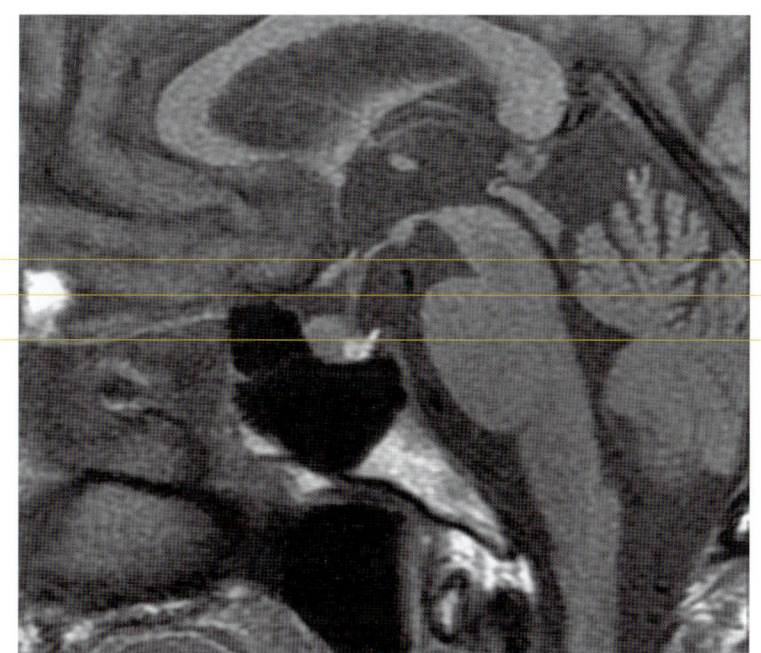

C
B
A

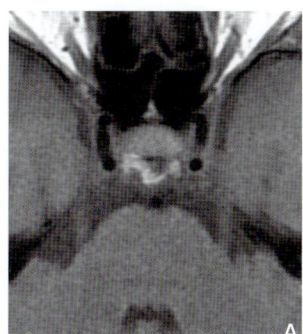

A

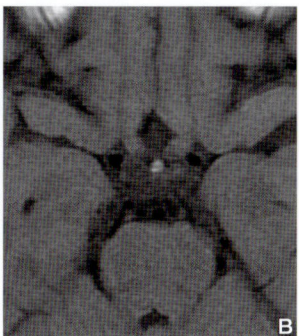

B

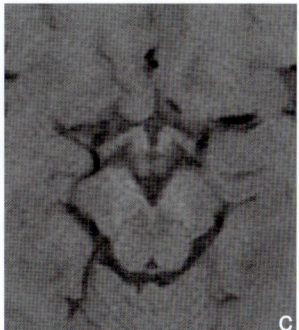

C

頭部 傍鞍部MRI水平断

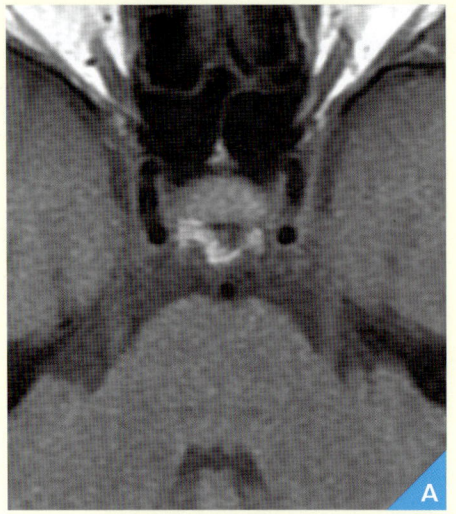
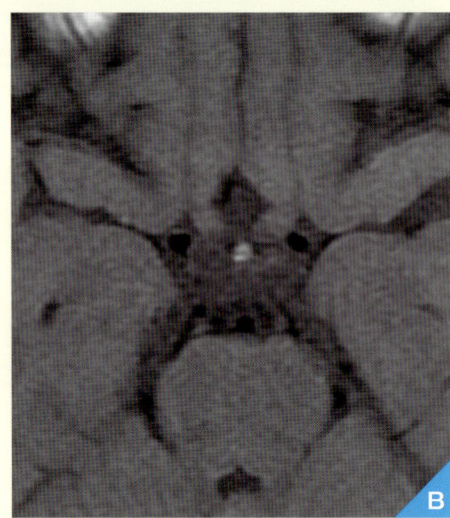
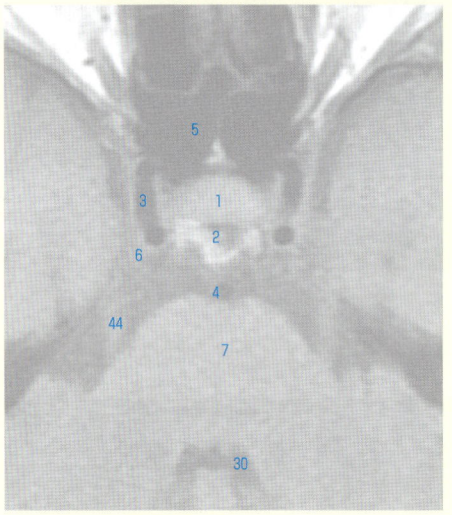

トルコ鞍内には下垂体（1，2）があり，左右に海綿静脈洞（6），その中に内頸動脈（3）が位置する

下垂体漏斗（11）は鞍上槽（8）内で正中にあり，変位がある場合は下垂体腫瘍を疑う

1 下垂体前葉　2 下垂体後葉　3 内頸動脈　4 脳底動脈　5 蝶形骨洞　6 海綿静脈洞　7 橋　8 鞍上槽
10 視交叉　11 漏斗　12 大脳縦裂　13 Sylvius谷　14 側頭葉（海馬鈎）　15 前頭葉（直回）
16 前頭葉（眼窩回）　29 中脳水道　30 第4脳室　44 三叉神経

頭部 傍鞍部MRI水平断

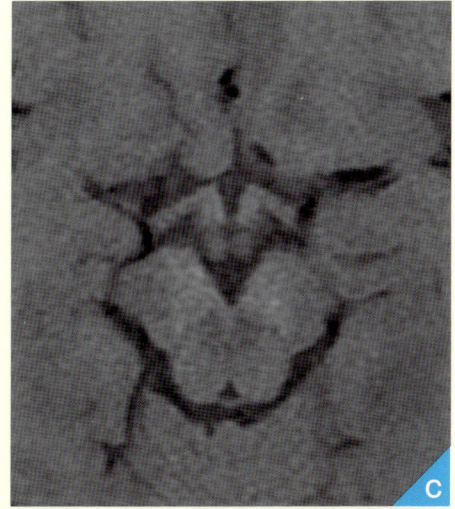

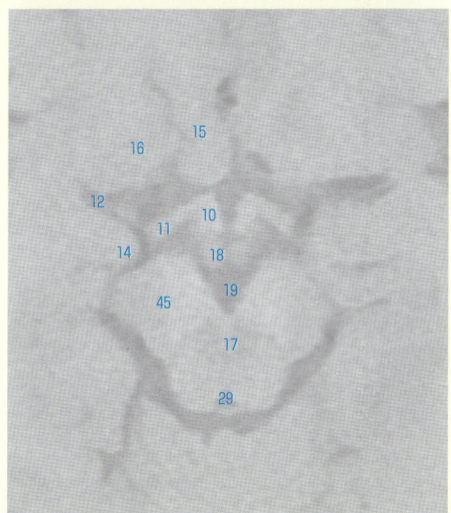

鞍上槽上部の乳頭体（18）は視床下部の一部で，過誤腫が好発し，思春期好発症の原因となる

10 視交叉　11 漏斗　12 大脳縦裂　14 側頭葉（海馬鈎）　15 前頭葉（直回）　16 前頭葉（眼窩回）　17 中脳
18 乳頭体　19 脚間槽　29 中脳水道　45 大脳脚

memo

頭部 傍鞍部MRI 水平断

傍鞍部MRI冠状断

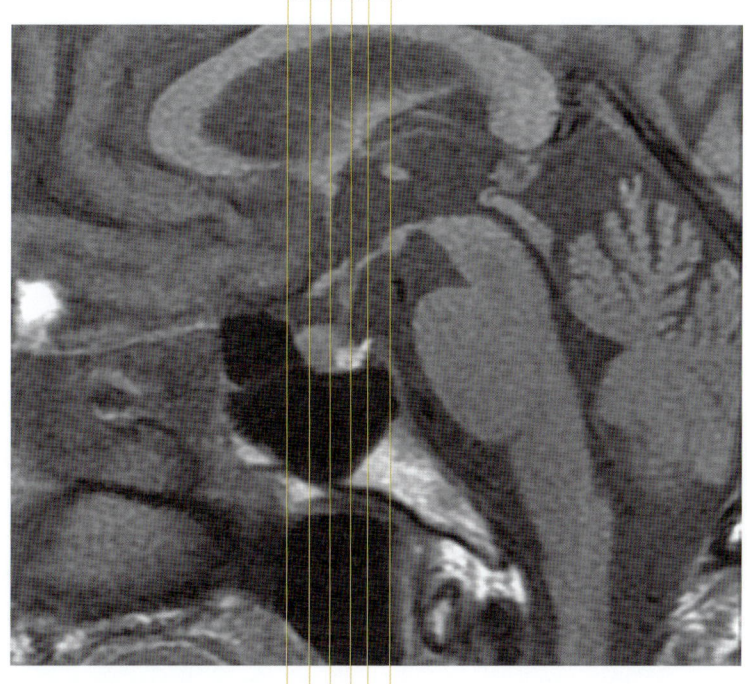

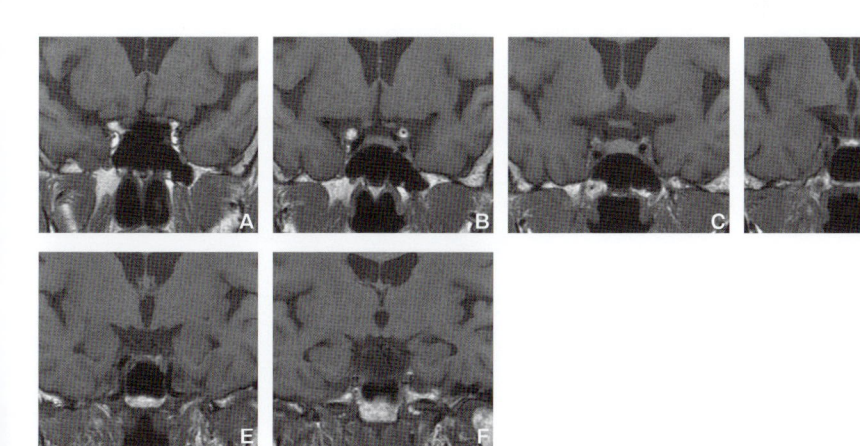

頭部

傍鞍部MRI冠状断

頭部 傍鞍部MRI 冠状断

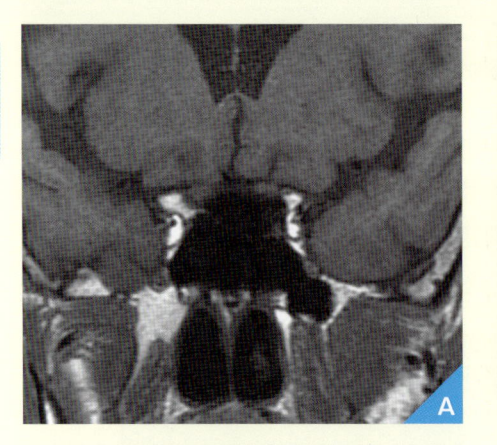

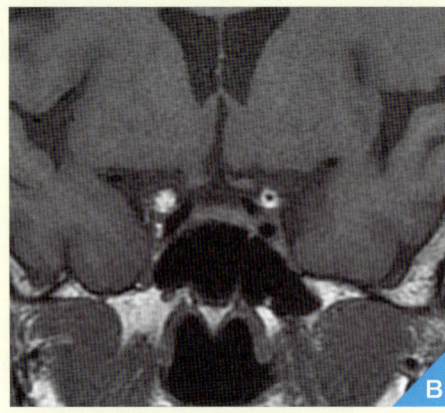

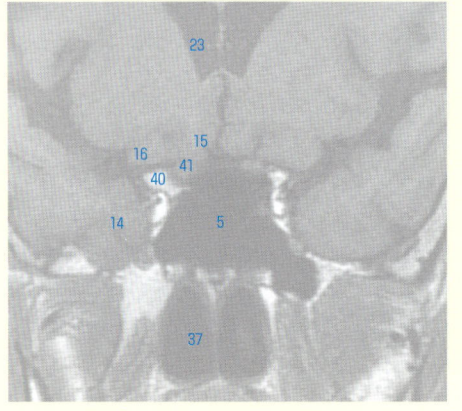

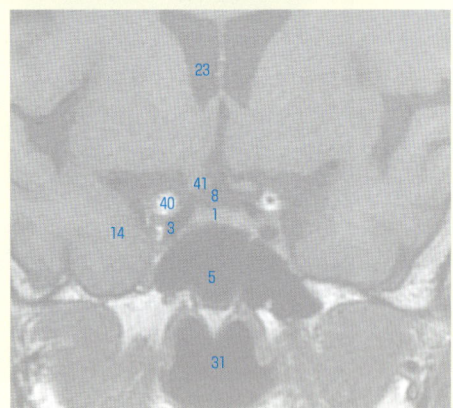

トルコ鞍前部のレベル．前頭葉底部の直回（15）に接して視神経（41）が縦走する

1 下垂体前葉　**3** 内頸動脈　**5** 蝶形骨洞　**8** 鞍上槽　**14** 側頭葉（海馬鉤）　**15** 前頭葉（直回）
16 前頭葉（眼窩回）　**23** 側脳室（体部）　**31** 上咽頭　**37** 後鼻孔　**40** 前床突起　**41** 視神経

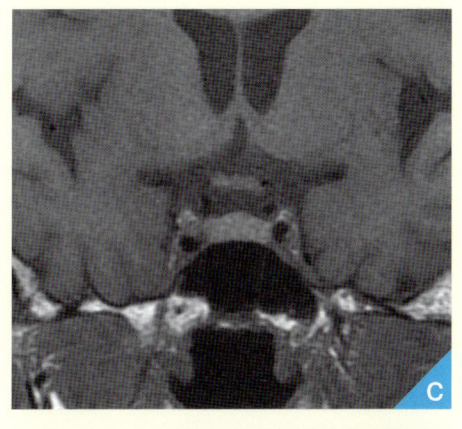

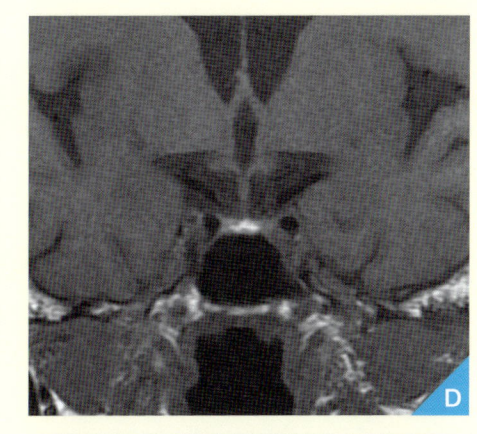

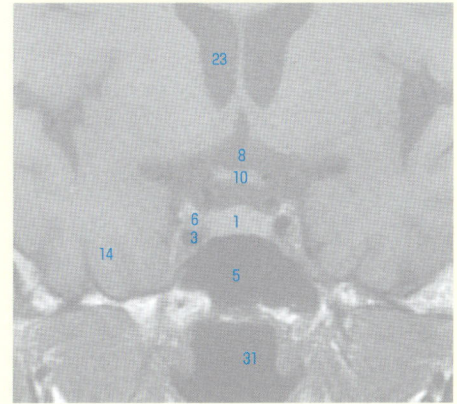

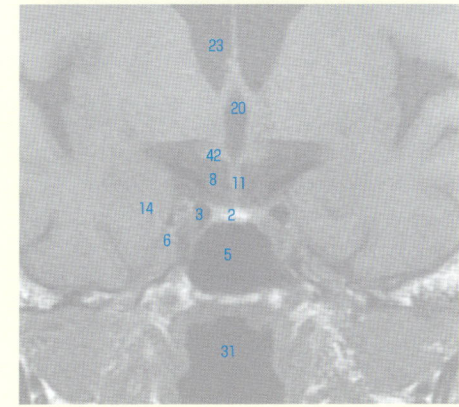

頭部 傍鞍部MRI冠状断

トルコ鞍（下垂体）の両側には海綿静脈洞（6）があり，内頸動脈が通過している

1 下垂体前葉　2 下垂体後葉　3 内頸動脈　5 蝶形骨洞　6 海綿静脈洞　8 鞍上槽　10 視交叉　11 漏斗
14 側頭葉（海馬鉤）　20 第3脳室　23 側脳室（体部）　31 上咽頭　42 視索

頭部 傍鞍部MRI冠状断

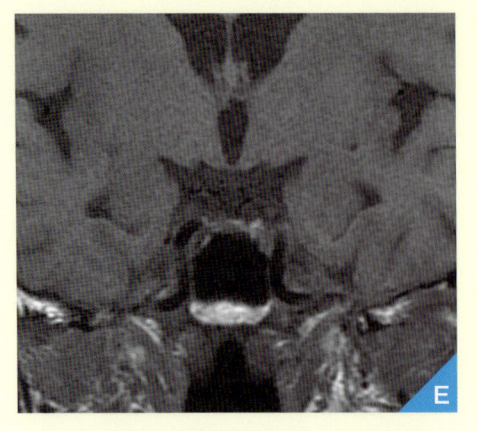

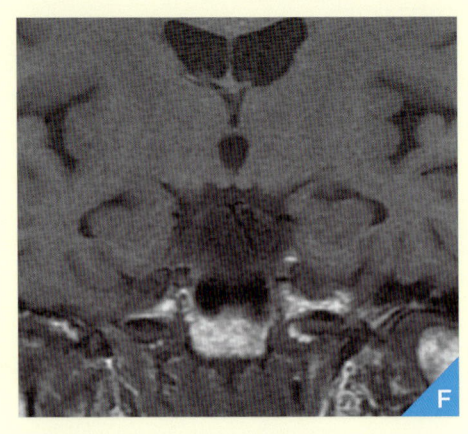

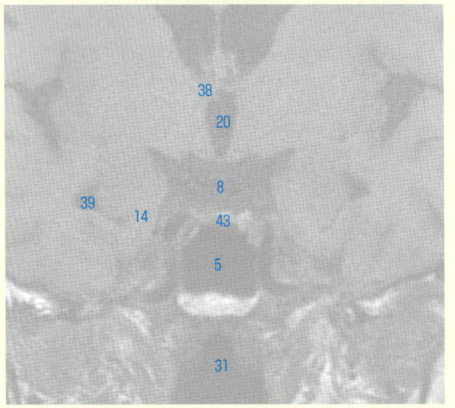

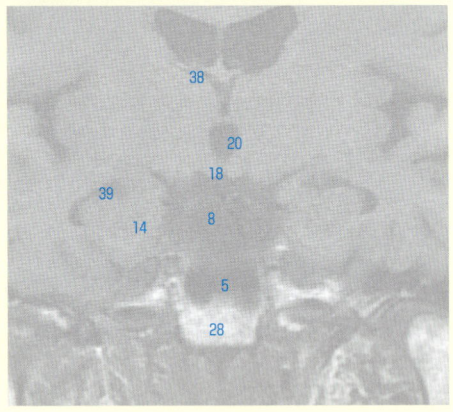

トルコ鞍後部のレベル

5 蝶形骨洞　8 鞍上槽　14 側頭葉（海馬鈎）　18 乳頭体　20 第3脳室　28 斜台　31 上咽頭　38 Monro孔
39 側脳室下角（側頭角）　43 鞍背

傍鞍部MRI矢状断

頭部

傍鞍部MRI矢状断

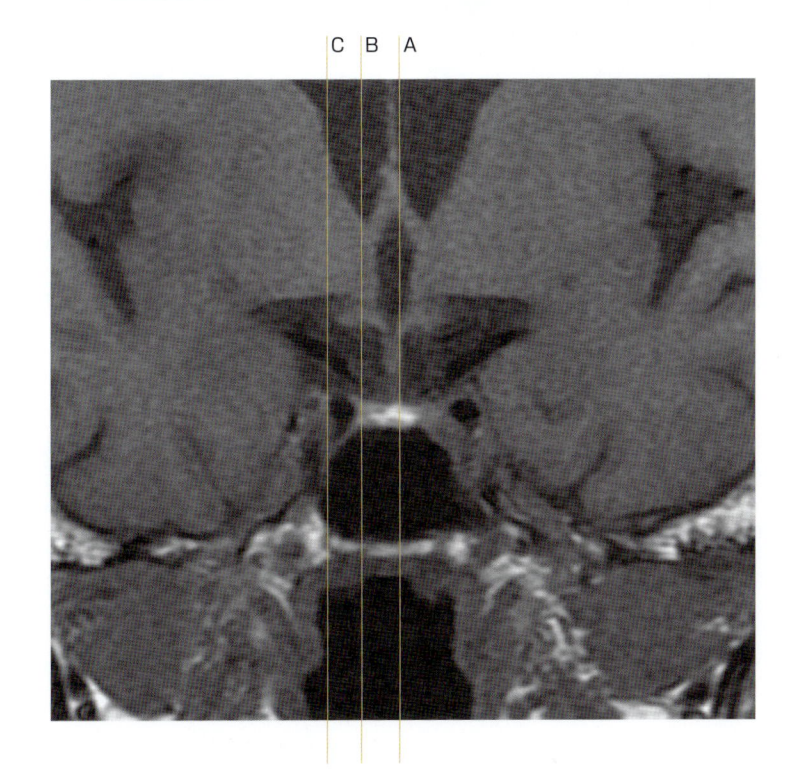

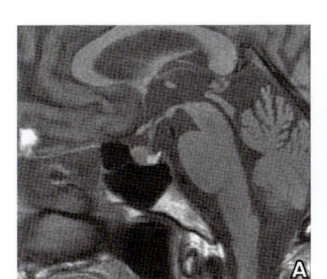

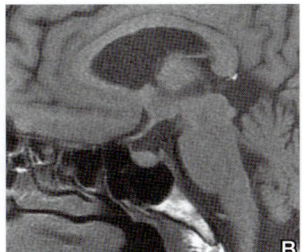

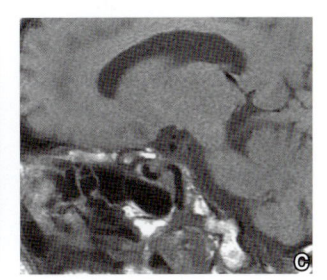

頭部 傍鞍部MRI 矢状断

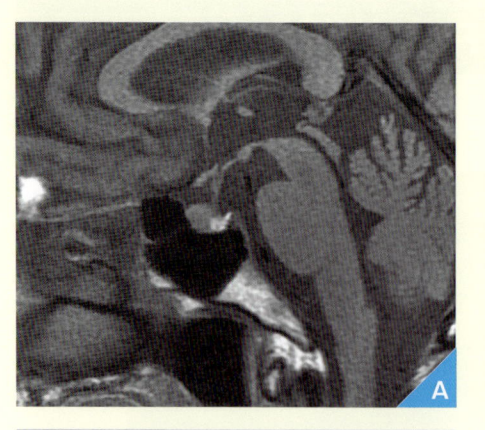

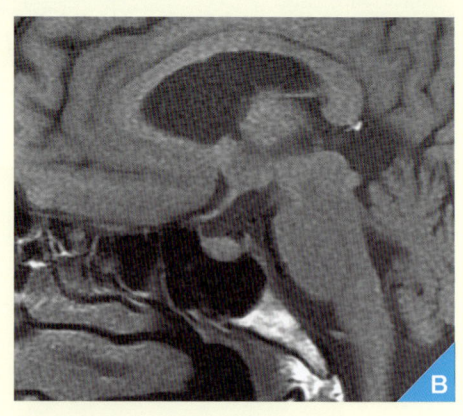

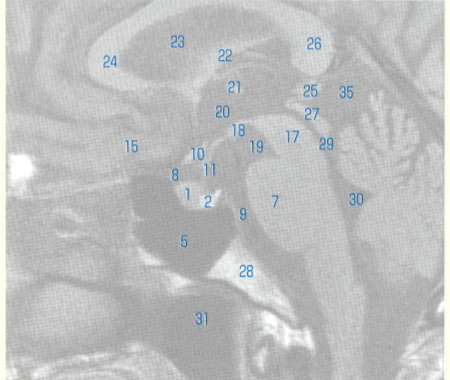

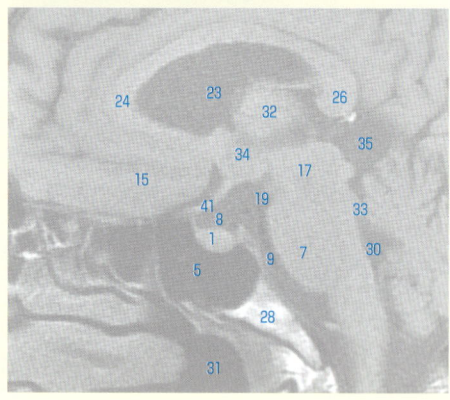

下垂体後葉（2）はT1強調画像で高信号を示し，尿崩症ではこの高信号が消失する．
鞍上槽（8）内に視交叉（10）があり，傍鞍部腫瘍で圧迫されると視野障害となる

1 下垂体前葉　**2** 下垂体後葉　**5** 蝶形骨洞　**7** 橋　**8** 鞍上槽　**9** 橋前槽　**10** 視交叉　**11** 漏斗　**15** 前頭葉（直回）
17 中脳　**18** 乳頭体　**19** 脚間槽　**20** 第3脳室　**21** 視床間橋　**22** 脳弓　**23** 側脳室（体部）　**24** 脳梁膨部
25 松果体　**26** 脳梁膨大部　**27** 四丘板　**28** 斜台　**29** 中脳水道　**30** 第4脳室　**31** 上咽頭　**32** 視床
33 上小脳脚　**34** 視床下部　**35** 松果体槽　**41** 視神経

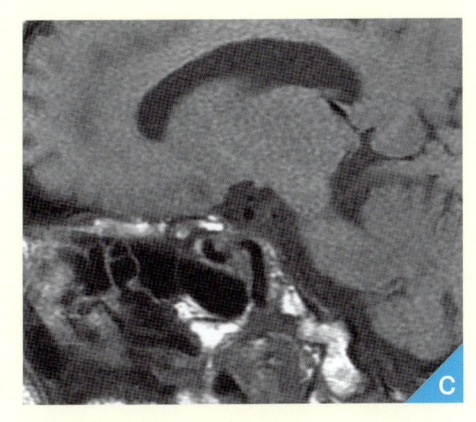

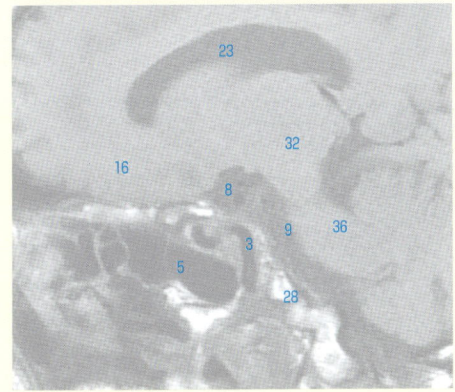

頭部　傍鞍部MRI矢状断

3 内頸動脈　**5** 蝶形骨洞　**8** 鞍上槽　**9** 橋前槽　**16** 前頭葉（眼窩回）　**23** 側脳室（体部）　**28** 斜台　**32** 視床
36 中小脳脚

memo

頭部　傍鞍部MRI矢状断

血管撮影

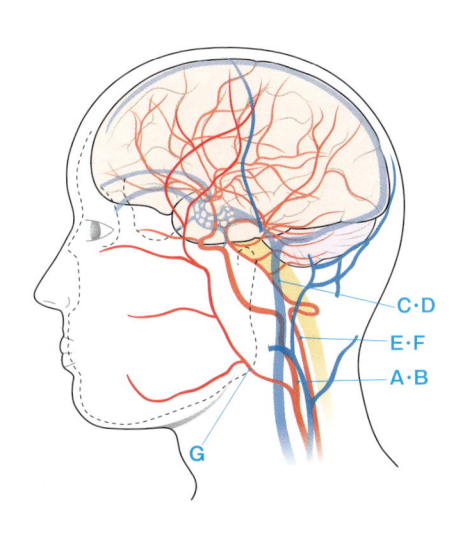

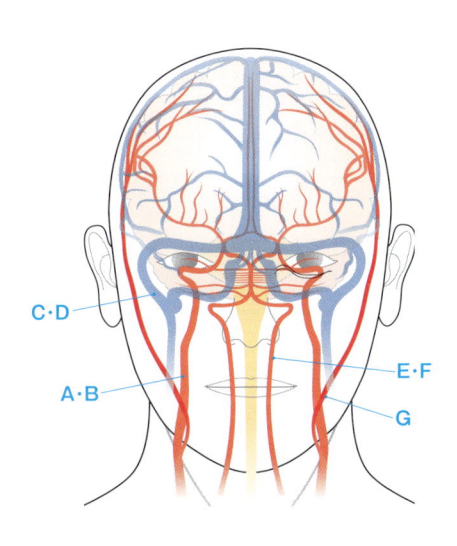

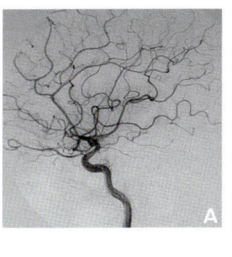

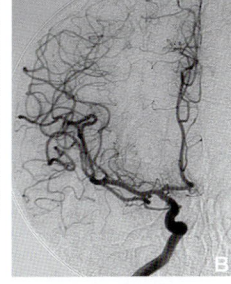

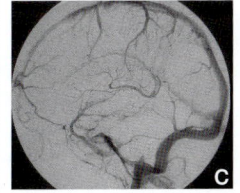

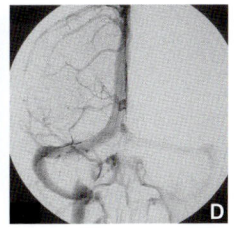

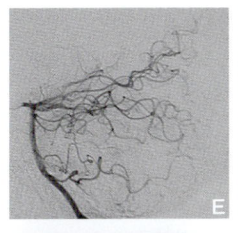

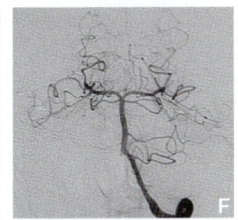

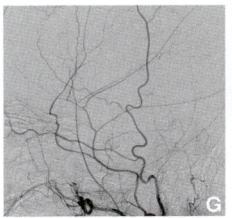

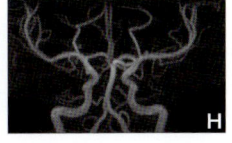

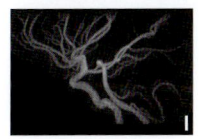

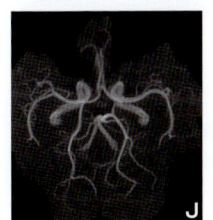

頭部 血管撮影

	C・D	C・D
	E・F	E・F
	A・B	A・B
	G	G

A

B

C

D

E

F

G

H

I

J

37

頭部 血管造影

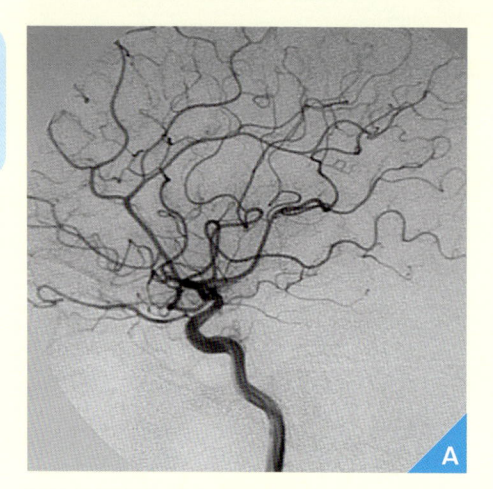

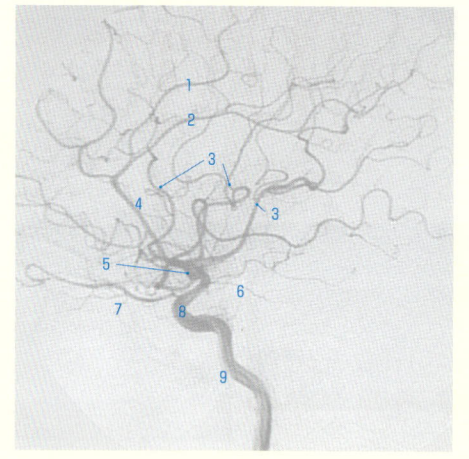

内頸動脈造影（側面像）動脈相

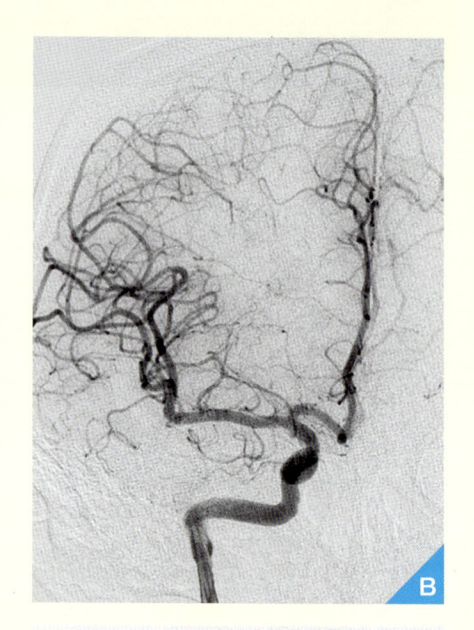

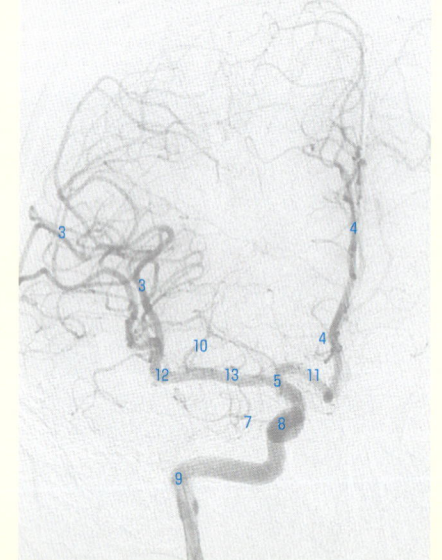

内頸動脈造影（正面像）動脈相

内頸動脈（9）は，内側に向かう前大脳動脈（11），外側に向かう中大脳動脈（3）に二分岐する

1 脳梁辺縁動脈　**2** 脳梁周囲動脈　**3** 中大脳動脈　**4** 前大脳動脈　**5** 内頸動脈分岐部　**6** 前脈絡叢動脈
7 眼動脈　**8** 内頸動脈サイフォン部　**9** 内頸動脈　**10** レンズ核線条体動脈（穿通枝）　**11** 前大脳動脈（水平部）
12 中大脳動脈（分岐部）　**13** 中大脳動脈（水平部）

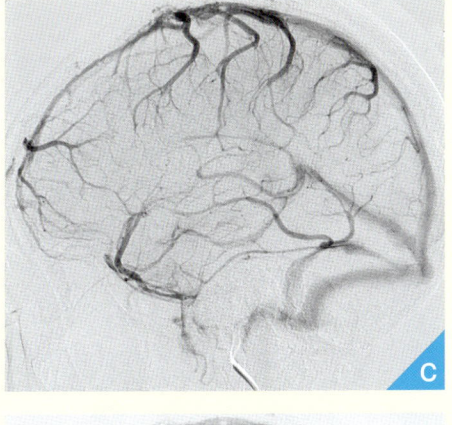

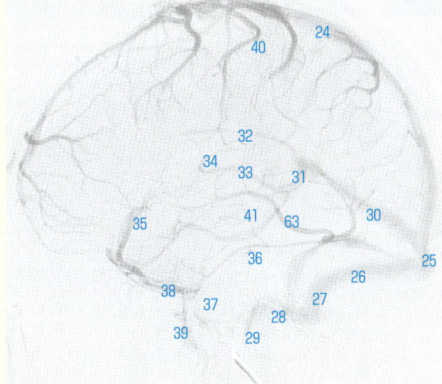

内頸動脈造影（側面像）静脈相

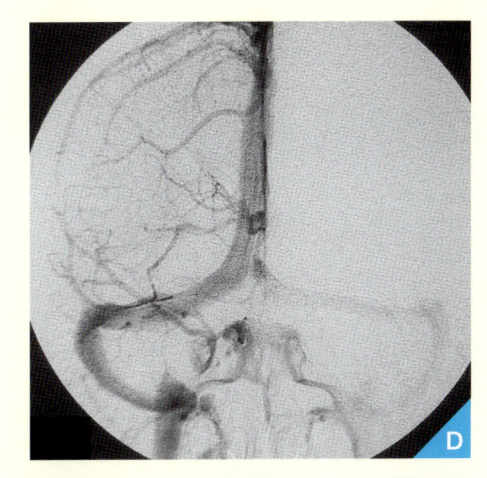

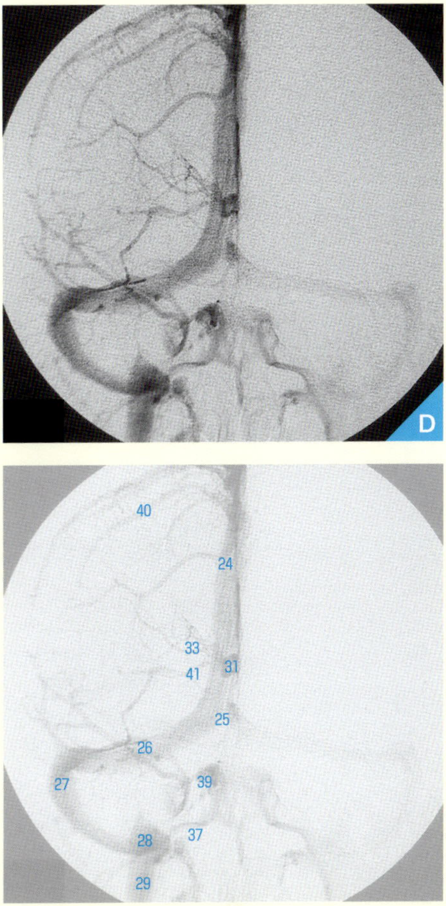

内頸動脈造影（正面像）静脈相

頭蓋内の静脈還流は，上行して上矢状静脈洞（24）に向かう経路，下行して海綿静脈洞（38）～上・下錐体静脈（36, 37）からS字状静脈洞（27）に向かう経路，深部から背側のGalen大脳静脈に向かう経路がある

24 上矢状静脈洞　25 静脈洞交会　26 横静脈洞　27 S字状静脈洞　28 頸静脈球　29 内頸静脈　30 直静脈洞
31 Galen大脳静脈　32 下矢状静脈洞　33 内脳静脈　34 中隔静脈　35 浅中大脳静脈（Sylvius静脈）
36 上錐体静脈洞　37 下錐体静脈洞　38 海綿静脈洞　39 翼突静脈洞　40 上行皮質静脈
41 脳底静脈（Rosenthal静脈）　63 Labbé静脈

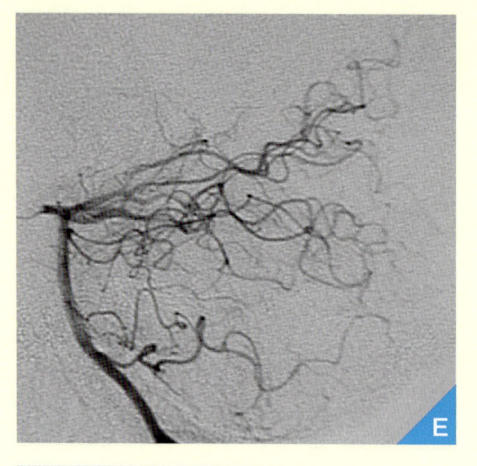

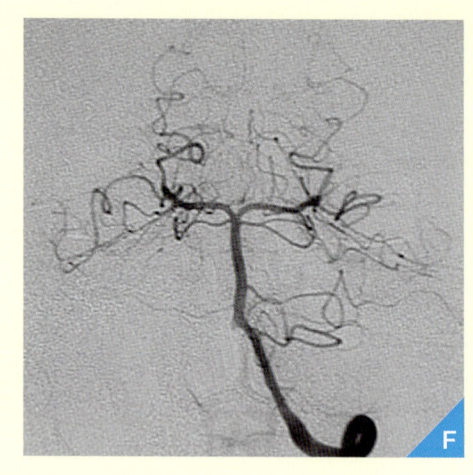

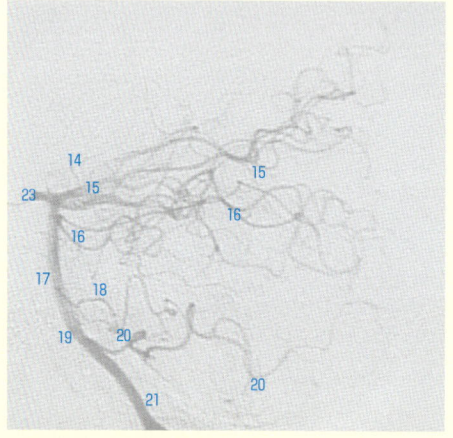

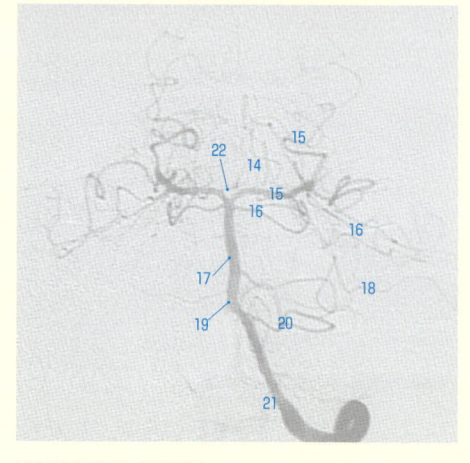

椎骨動脈造影（側面像）

椎骨動脈造影（正面像）

椎骨動脈（21）〜脳底動脈（17）は，小脳，脳幹，大脳後部を支配し，後交通動脈（23）によって，大脳前部を支配する内頸動脈と交通する

14 視床膝動脈（穿通枝）　15 後大脳動脈　16 上小脳動脈　17 脳底動脈　18 前下小脳動脈
19 椎骨動脈－脳底動脈合流部　20 後下小脳動脈　21 椎骨動脈　22 脳底動脈分岐部　23 後交通動脈

頭部 血管撮影

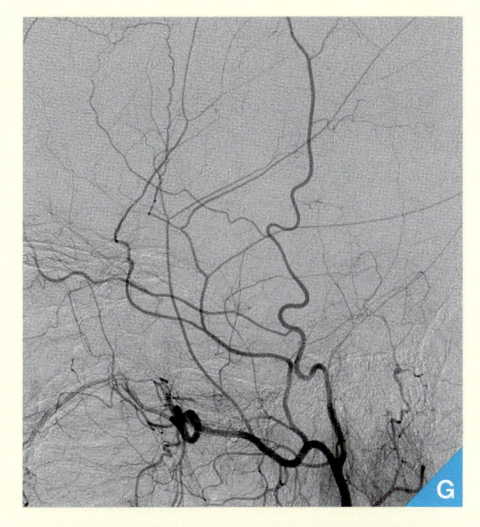

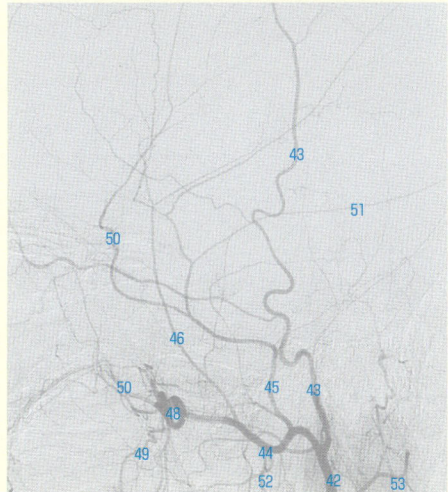

外頸動脈造影（側面像）
中硬膜動脈（45，50，51）は硬膜に分布し髄膜腫の栄養血管となる．浅側頭動脈（43）は頭皮など頭蓋外に分布する

42 外頸動脈　43 浅側頭動脈　44 顎動脈　45 中硬膜動脈　46 深側頭動脈　48 蝶口蓋動脈　49 後上歯槽動脈
50 中硬膜動脈（前枝）　51 中硬膜動脈（後枝）　52 下歯槽動脈　53 後耳介動脈

頭部
血管撮影

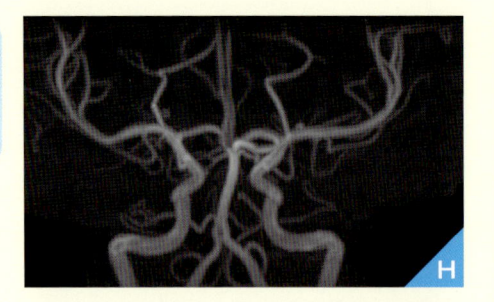

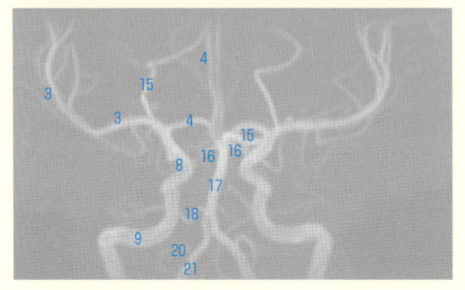

MR 血管撮影（MRA）（正面像）

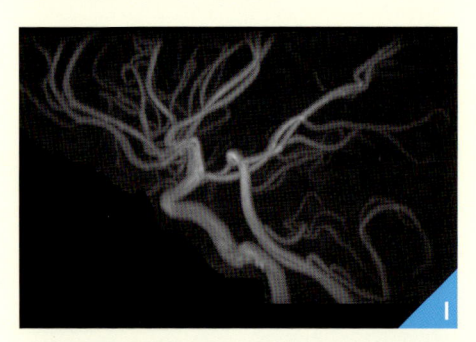

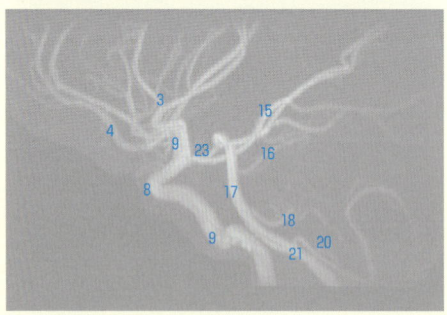

MR 血管撮影（MRA）（側面像）

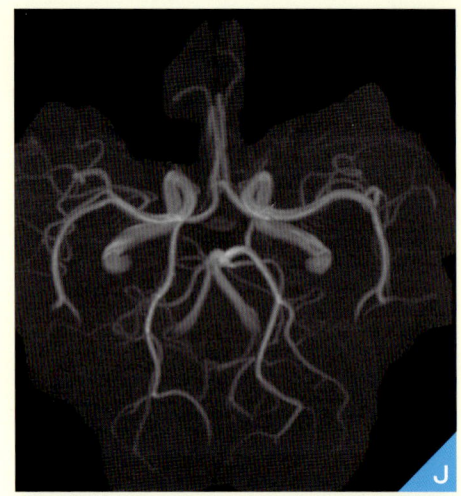

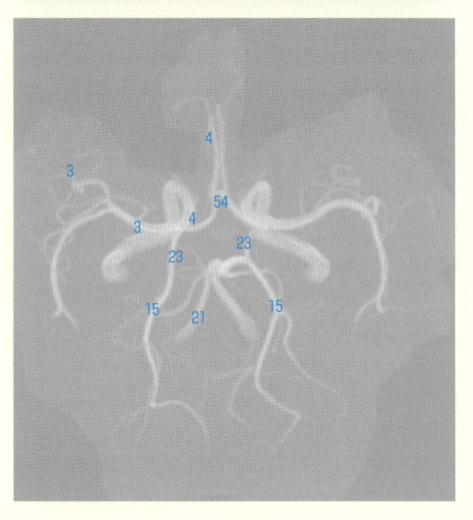

MR 血管撮影（MRA）（軸位像）
MR 血管撮影（MRA）には選択性がないので，内頸動脈系，椎骨脳底動脈が同時に表示される

3 中大脳動脈　4 前大脳動脈　8 内頸動脈サイフォン部　9 内頸動脈　15 後大脳動脈　16 上小脳動脈
17 脳底動脈　18 前下小脳動脈　20 後下小脳動脈　21 椎骨動脈　23 後交通動脈　54 前交通動脈

2 頸部

解剖の基本 …………………………………… 044

- MRI水平断 …………………………………… 049
- MRI冠状断 …………………………………… 055
- MRI矢状断 …………………………………… 061
- 側頭骨 CT水平断 …………………………… 065
- 側頭骨 CT冠状断 …………………………… 071

解剖の基本

頸部

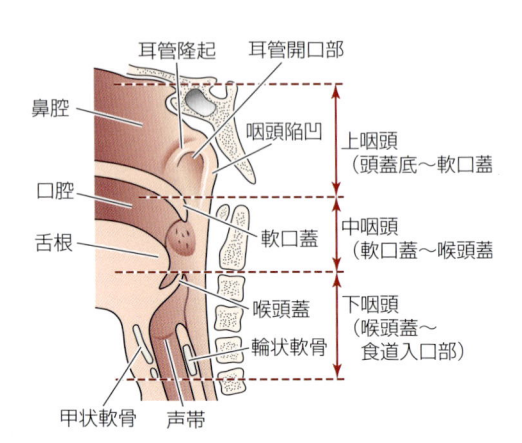

咽頭の解剖区分

- 鼻腔
- 耳管隆起
- 耳管開口部
- 咽頭陥凹
- 口腔
- 舌根
- 軟口蓋
- 喉頭蓋
- 輪状軟骨
- 甲状軟骨
- 声帯

上咽頭（頭蓋底〜軟口蓋）
中咽頭（軟口蓋〜喉頭蓋）
下咽頭（喉頭蓋〜食道入口部）

喉頭の解剖区分

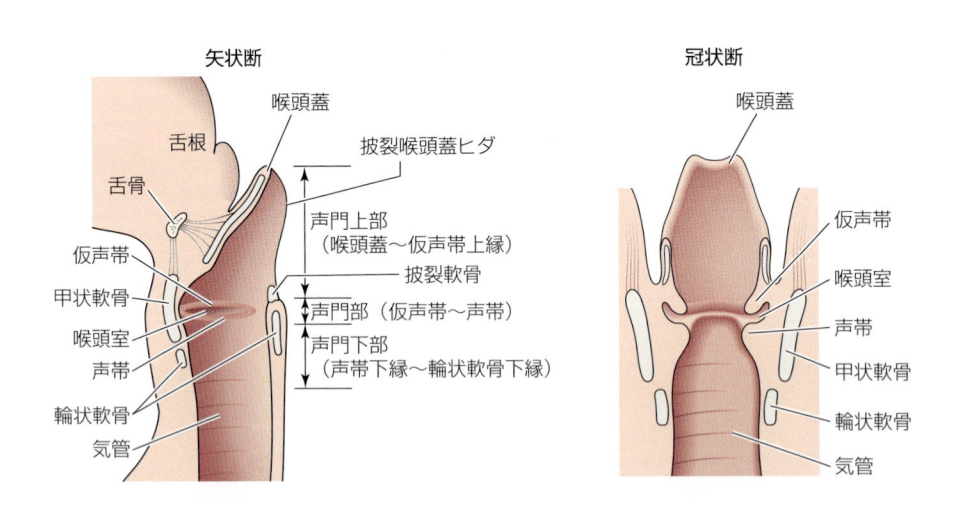

矢状断

- 舌根
- 喉頭蓋
- 舌骨
- 披裂喉頭蓋ヒダ
- 仮声帯
- 甲状軟骨
- 披裂軟骨
- 喉頭室
- 声帯
- 輪状軟骨
- 気管

声門上部（喉頭蓋〜仮声帯上縁）
声門部（仮声帯〜声帯）
声門下部（声帯下縁〜輪状軟骨下縁）

冠状断

- 喉頭蓋
- 仮声帯
- 喉頭室
- 声帯
- 甲状軟骨
- 輪状軟骨
- 気管

頸部リンパ節の区分

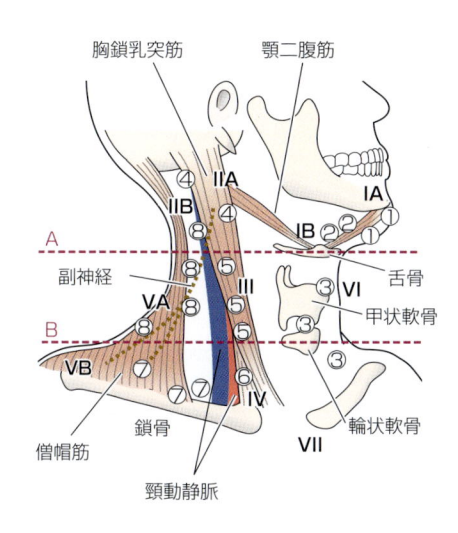

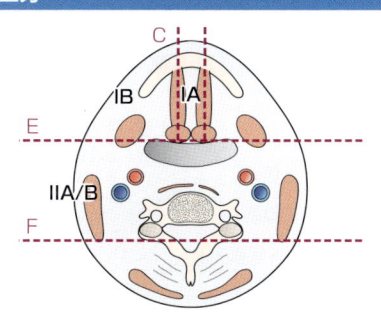

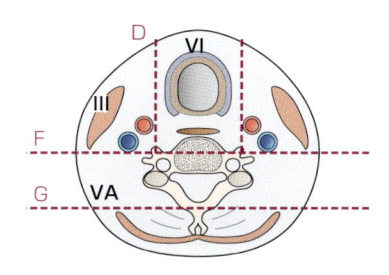

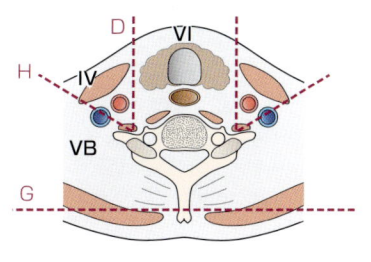

●区分線の凡例

A 舌骨　B 輪状軟骨下縁　C 顎舌骨筋内側縁　D 総頸動脈内側縁　E 顎下腺後縁
F 胸鎖乳突筋後縁　G 僧帽筋前縁　H 前斜角筋外側縁～胸鎖乳突筋後縁

●頭頸部悪性腫瘍取扱い規約とレベル分類の対応

頭頸部悪性腫瘍取扱い規約	レベル分類
① オトガイ下リンパ節	IA
② 顎下リンパ節	IB
③ 前頸部リンパ節	VI
側頸リンパ節－内深頸リンパ節	
④ 上内深頸リンパ節	IIA
⑤ 中内深頸リンパ節	III
⑥ 下内深頸リンパ節	IV
側頸リンパ節－外神経リンパ節	
⑦ 鎖骨上窩リンパ節	VB
⑧ 副神経リンパ節	IIB-VA-VB
上縦隔リンパ節	VII

耳下腺管・顎下腺管の走行

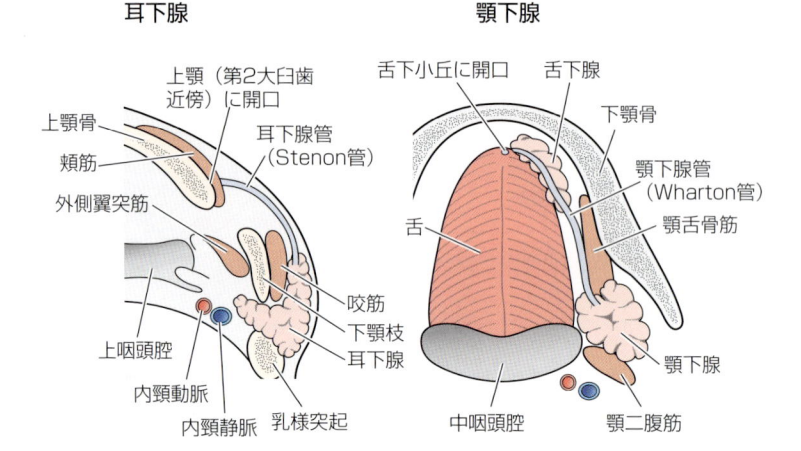

耳下腺

- 上顎骨
- 頬筋
- 外側翼突筋
- 上咽頭腔
- 内頸動脈
- 内頸静脈
- 上顎（第2大臼歯近傍）に開口
- 耳下腺管（Stenon管）
- 咬筋
- 下顎枝
- 耳下腺
- 乳様突起

顎下腺

- 舌下小丘に開口
- 舌下腺
- 下顎骨
- 顎下腺管（Wharton管）
- 顎舌骨筋
- 舌
- 顎下腺
- 中咽頭腔
- 顎二腹筋

中耳・耳小骨の構造

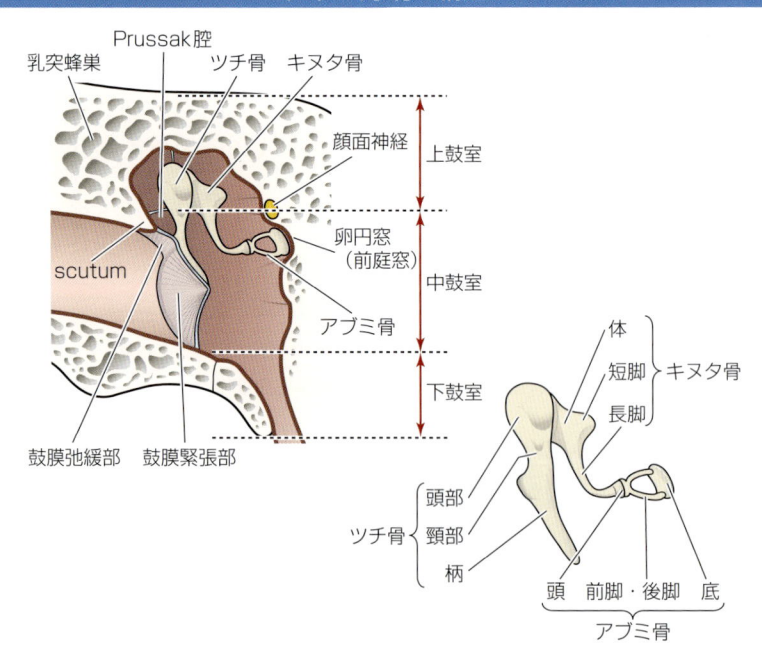

- 乳突蜂巣
- Prussak腔
- ツチ骨
- キヌタ骨
- 顔面神経
- 上鼓室
- scutum
- 卵円窓（前庭窓）
- 中鼓室
- アブミ骨
- 下鼓室
- 鼓膜弛緩部
- 鼓膜緊張部

ツチ骨：頭部、頸部、柄
キヌタ骨：体、短脚、長脚
アブミ骨：頭、前脚・後脚、底

鼓室の正面像．鼓室は鼓膜輪の上縁，下縁を境界として上・中・下鼓室に分けられる．耳小骨の上部は上鼓室内にある．鼓膜弛緩部に接する上鼓室外側の Prussak腔は，真珠腫の好発部位である．ツチ骨柄は鼓膜に接しており，ツチ骨を介して連続するアブミ骨底が卵円窓（前庭窓）にはまっている．鼓室内側壁には顔面神経が走行している

内耳（迷路）の構造

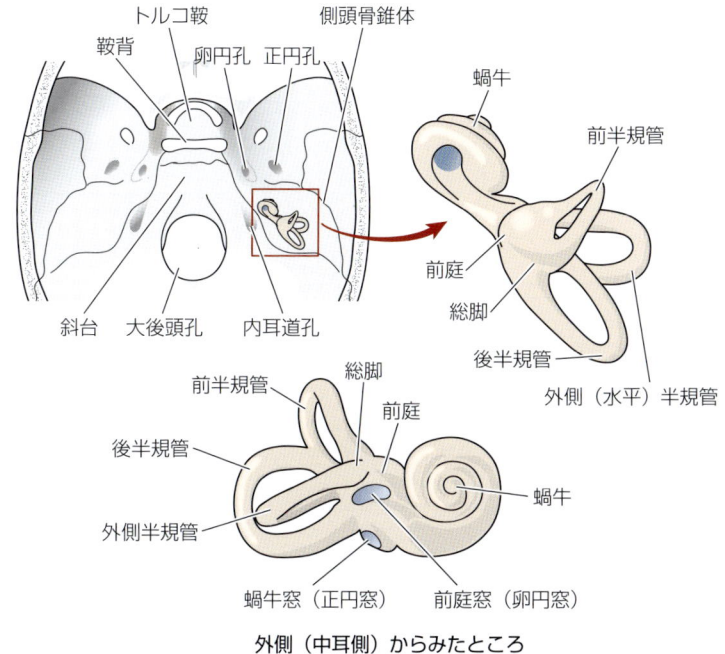

外側（中耳側）からみたところ

迷路は，側頭骨錐体の中にあり，前方から蝸牛－前庭－半規管の順に並ぶ．蝸牛は約 $2\frac{1}{2}$ 回転しており，画像では 2〜3 層に見える．3 本の半規管はほぼ直交する

memo

頸部

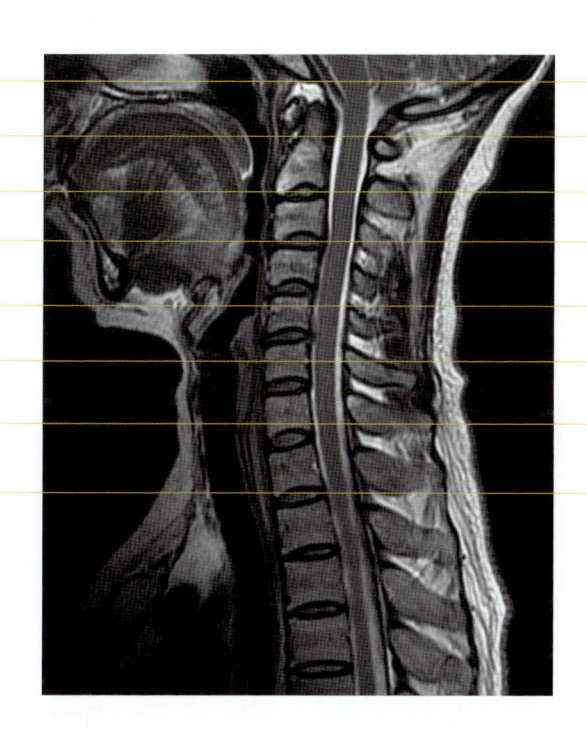

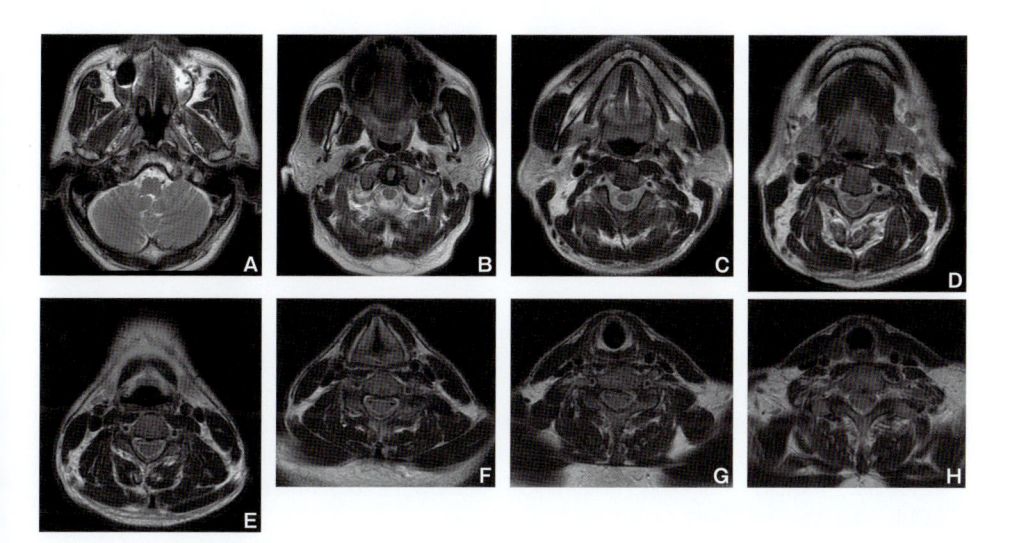

MRI水平断

頸部

MRI水平断

49

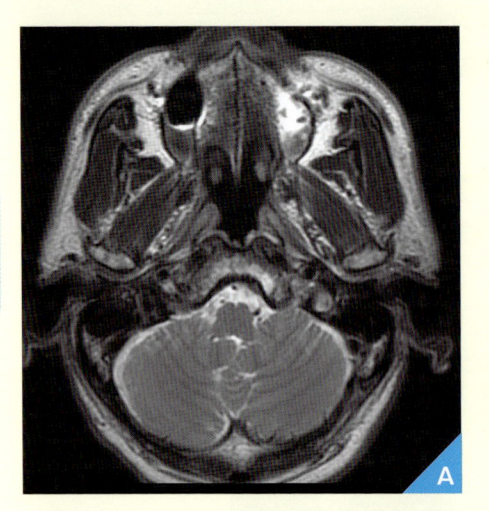

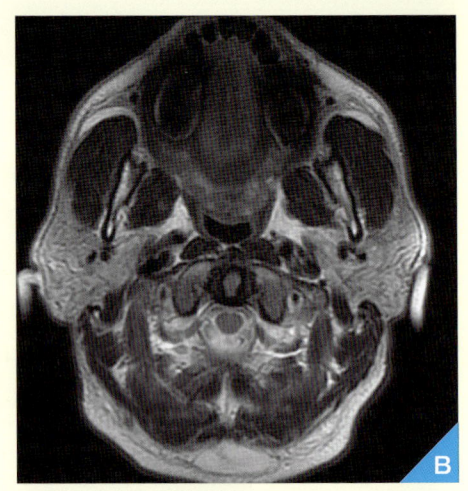

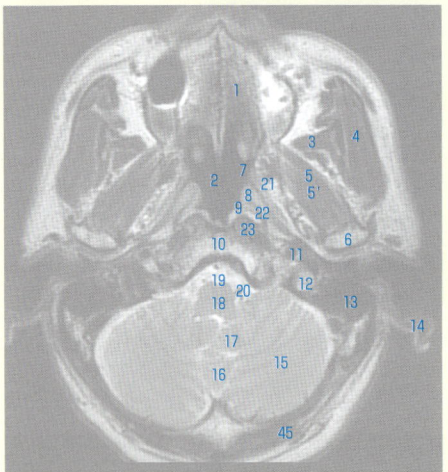

頭部 MRI水平断

上咽頭のレベル．外側陥凹（9）は上咽頭癌の好発部位．初期の上咽頭癌は外側陥凹の非対称が診断の手がかりとなる

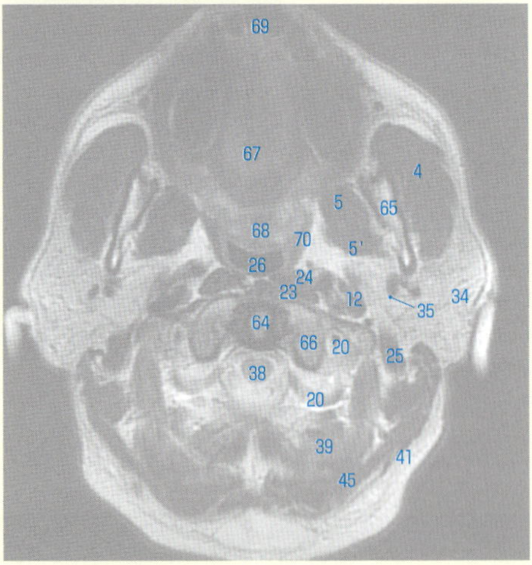

軟口蓋のレベル

1 硬口蓋　2 上咽頭　3 側頭筋　4 咬筋　5 外側翼突筋　5' 内側翼突筋　6 下顎骨筋突起　7 耳管咽頭口
8 耳管隆起　9 外側陥凹（Rosenmüller窩）　10 斜台　11 内頸動脈　12 内頸静脈　13 乳突蜂巣　14 耳介
15 小脳半球　16 小脳下虫部　17 小脳扁桃　18 延髄　19 脳底動脈　20 椎骨動脈　21 口蓋帆張筋
22 口蓋帆挙筋　23 頸長筋　24 頭長筋　25 顎二腹筋　26 中咽頭　34 耳下腺　35 下頸後静脈　38 頸髄
39 下頭斜筋　41 僧帽筋　45 頭半棘筋　64 軸椎歯突起　65 下顎枝（下顎骨）　66 環椎外側塊　67 軟口蓋　68 口蓋垂　69 上顎骨　70 口蓋扁桃

頸部 MRI 水平断

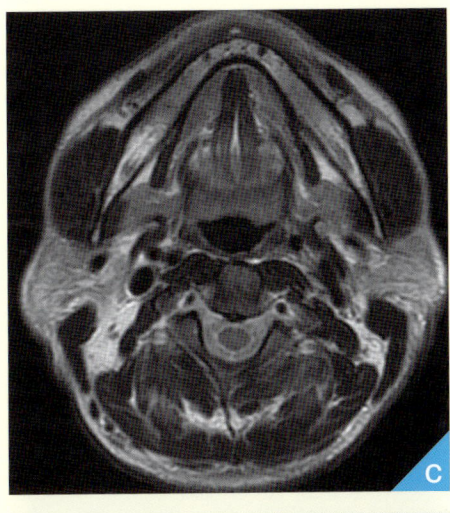

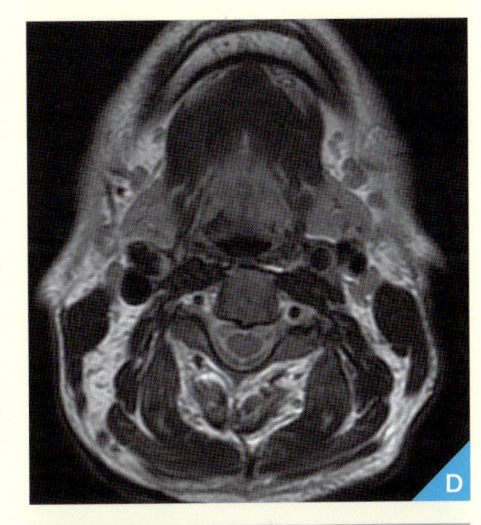

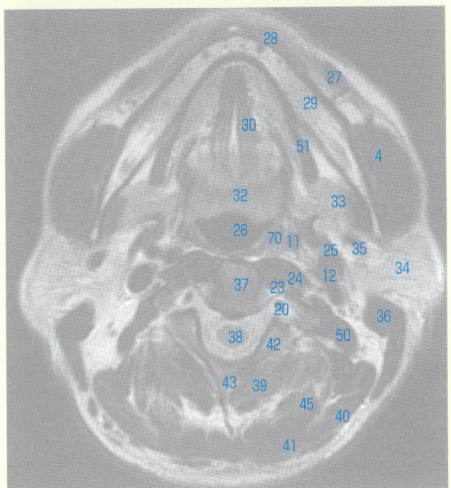

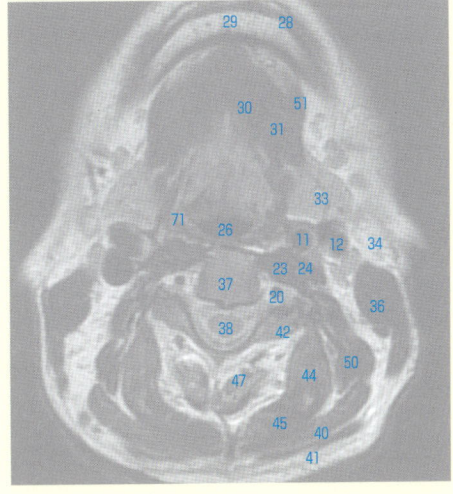

舌体部のレベル．耳下腺（34）は浅葉，深葉からなり，両者の境界に顔面神経，下顎後静脈（35）が走る

口腔底のレベル．顎舌骨筋（51）は，口腔底をつくるシート状の薄い筋肉で，口腔と頸部の境界面となる

4 咬筋	11 内頸動脈	12 内頸静脈	20 椎骨動脈	23 頸長筋	24 頭長筋	25 顎二腹筋	26 中咽頭
27 口角下制筋	28 口輪筋	29 下顎骨	30 オトガイ舌筋	31 舌骨舌筋	32 舌根扁桃	33 顎下腺	34 耳下腺
35 下顎後静脈	36 胸鎖乳突筋	37 頸椎椎体	38 頸髄	39 下頭斜筋	40 頭板状筋	41 僧帽筋	42 頸椎椎弓
43 頸椎棘突起	44 頸板状筋	45 頭半棘筋	47 頸棘筋	50 肩甲挙筋	51 顎舌骨筋	70 口蓋扁桃	71 舌骨

頸部 MRI 水平断

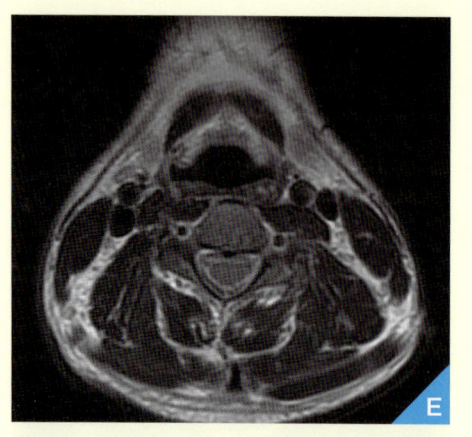

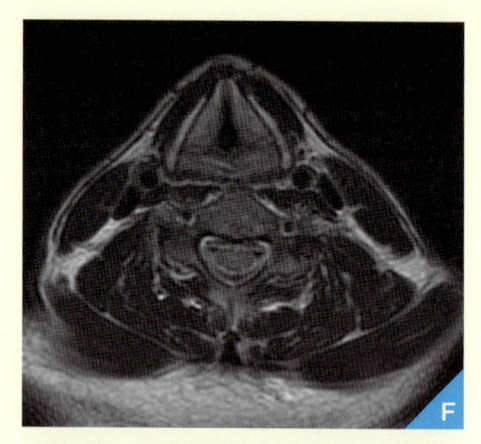

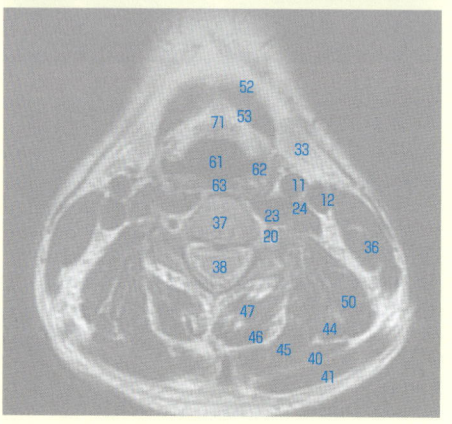

梨状陥凹のレベル．下咽頭の梨状陥凹は下咽頭癌の好発部位で，非対称な場合は癌を疑う

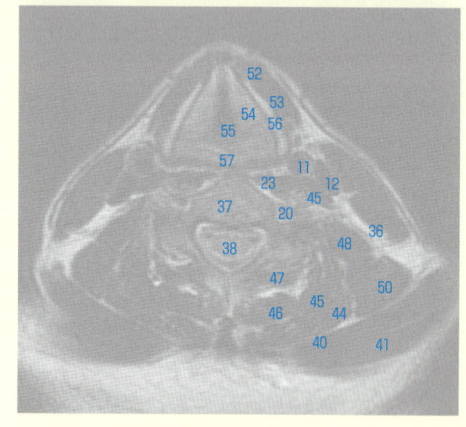

声門のレベル．声門（55）をはさむ声帯ヒダ（54）に非対称がある場合は病変を疑う

11 内頸動脈　12 内頸静脈　20 椎骨動脈　23 頸長筋　24 頭長筋　33 顎下腺　36 胸鎖乳突筋　37 頸椎椎体
38 頸髄　40 頭板状筋　41 僧帽筋　44 頸板状筋　45 頭半棘筋　46 頸半棘筋　47 頸棘筋　48 中・後斜角筋
50 肩甲挙筋　52 胸骨舌骨筋　53 甲状舌骨筋　54 声帯ヒダ　55 声門　56 甲状軟骨　57 食道　61 下咽頭
62 梨状陥凹　63 下咽頭収縮筋　71 舌骨

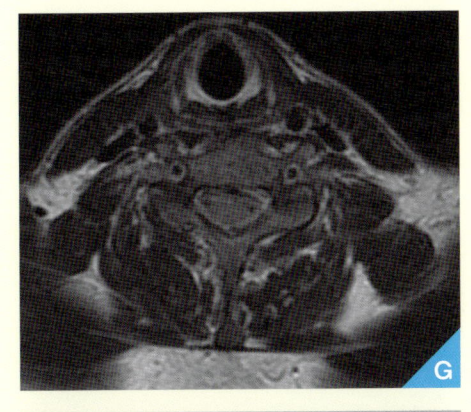

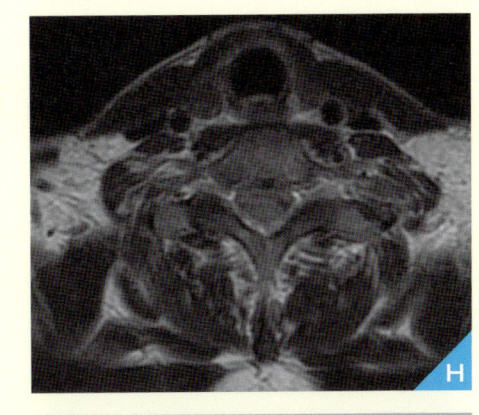

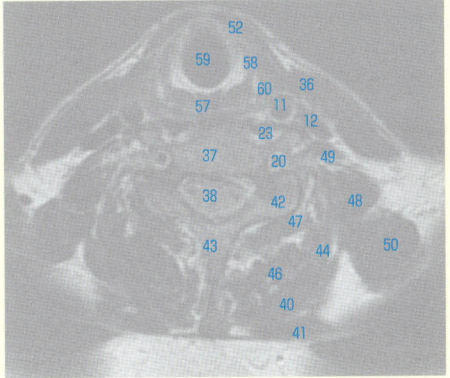

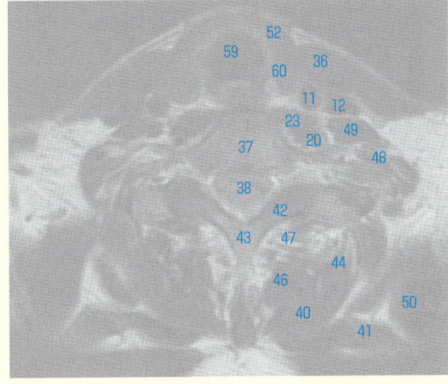

声門下のレベル．気道は声門（55）より上部は三角形（喉頭上部）だが，声門より下は類円形（気管：59）なので，形状でレベルを判断できる（写真D, E）

甲状腺のレベル．内頸動脈（11）−内頸静脈（12）は，前内側−後外側の関係にある

11 内頸動脈　12 内頸静脈　20 椎骨動脈　23 頸長筋　36 胸鎖乳突筋　37 頸椎椎体　38 頸髄　40 頭板状筋
41 僧帽筋　42 頸椎椎弓　43 頸椎棘突起　44 頸板状筋　46 頸半棘筋　47 頸棘筋　48 中・後斜角筋
49 前斜角筋　50 肩甲挙筋　52 胸骨舌骨筋　57 食道　58 輪状軟骨　59 気管　60 甲状腺

memo

頸部 MRI 水平断

MRI冠状断

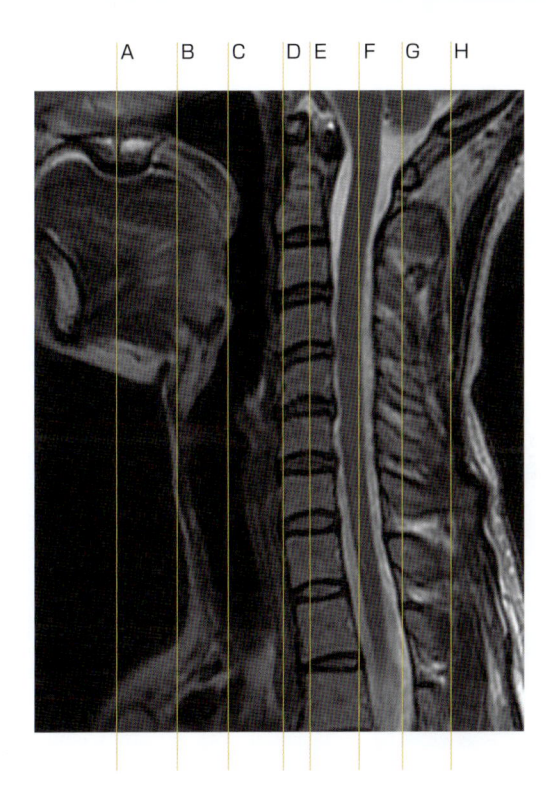

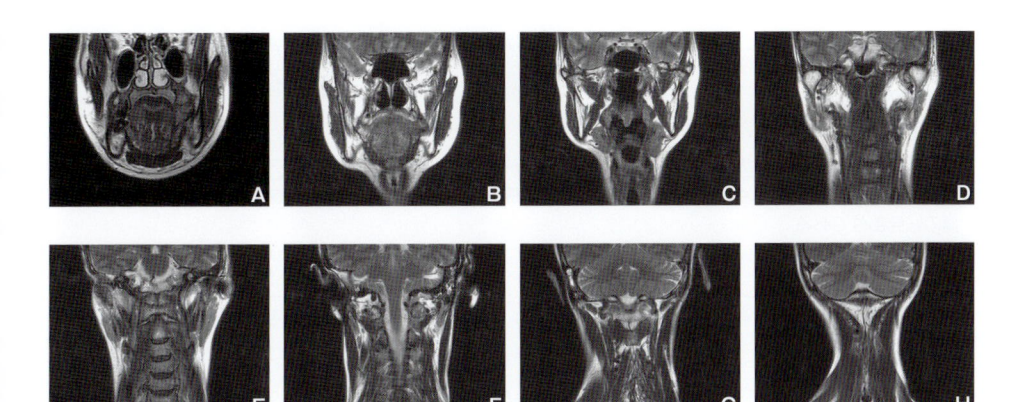

頸部 MRI冠状断

55

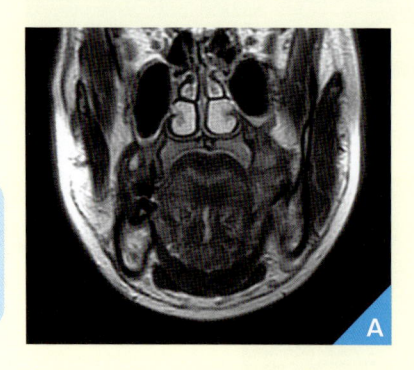

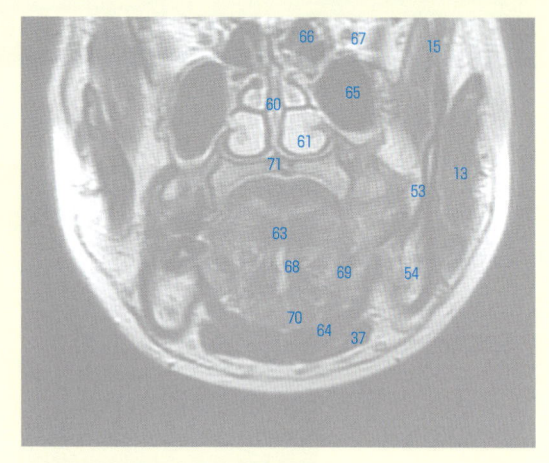

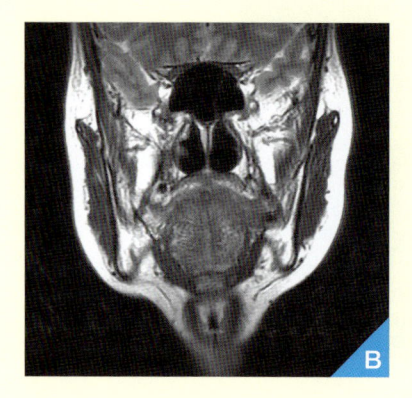

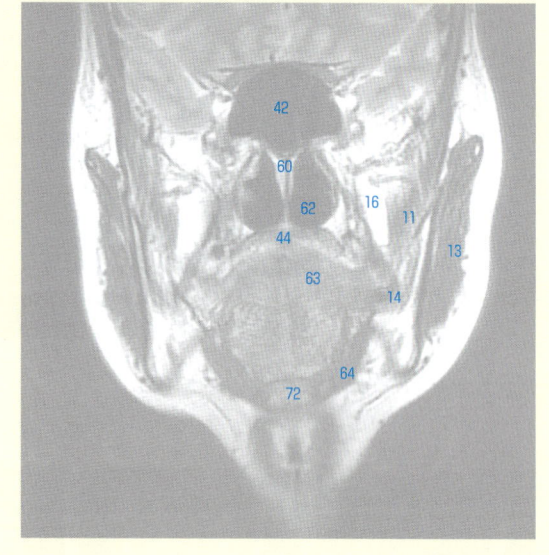

鼻腔のレベル
- 顎舌骨筋（64）よりも上方は口腔，下方は口腔底となる
- 後鼻孔（62）～上咽頭（43）の外側に接する副咽頭腔（16）は，正常では脂肪織が占めるが，いろいろな腫瘍の好発部位である

11 内側翼突筋	13 咬筋	14 外側翼突筋	15 側頭筋	16 副咽頭腔	37 顎二腹筋	42 蝶形骨洞	53 下顎枝
54 下顎骨体部	60 鼻中隔	61 鼻腔	62 後鼻孔	63 舌	64 顎舌骨筋	65 上顎洞	66 篩骨洞	67 眼窩
68 オトガイ舌筋	69 舌骨舌筋	70 オトガイ舌骨筋	71 硬口蓋	72 舌骨

頸部 MRI冠状断

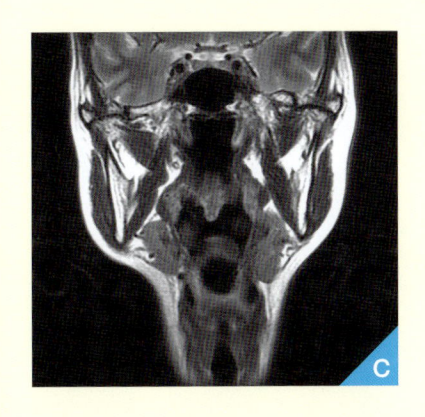

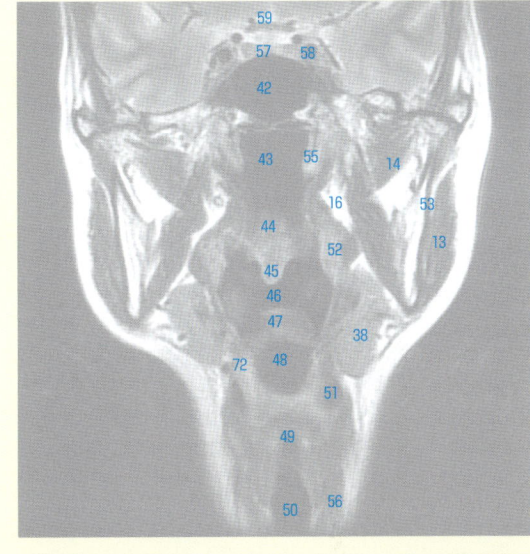

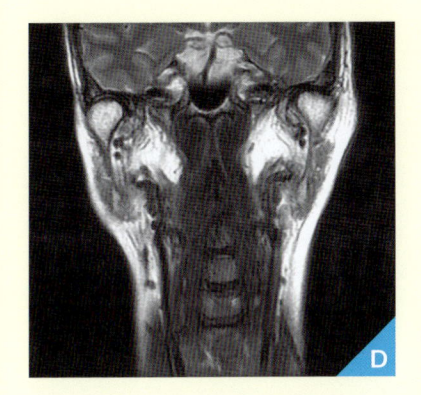

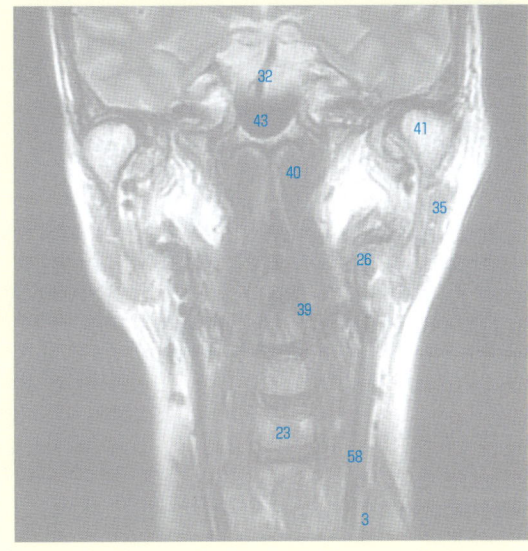

上咽頭のレベル．口腔底の外側には，顎下腺（38）が位置する

---

3 前斜角筋　13 咬筋　14 外側翼突筋　16 副咽頭腔　23 第5頸椎　26 椎骨動脈　32 脳底動脈　35 耳下腺
38 顎下腺　39 頸長筋　40 頭長筋　41 下顎骨関節突起　42 蝶形骨洞　43 上咽頭　44 軟口蓋　45 口蓋垂
46 中咽頭　47 喉頭蓋　48 声門上部　49 食道入口部　50 声門下部　51 梨状陥凹　52 口蓋扁桃　53 下顎枝
55 耳管隆起（軟骨）　56 甲状腺　57 下垂体　58 内頸動脈　59 視交叉　72 舌骨

頸部 MRI 冠状断

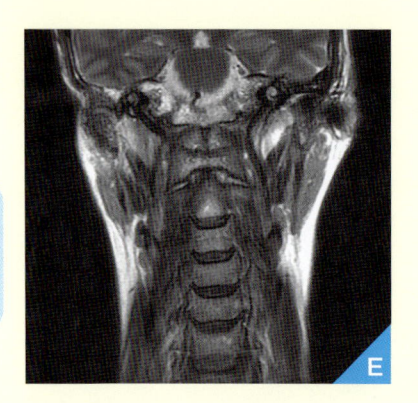

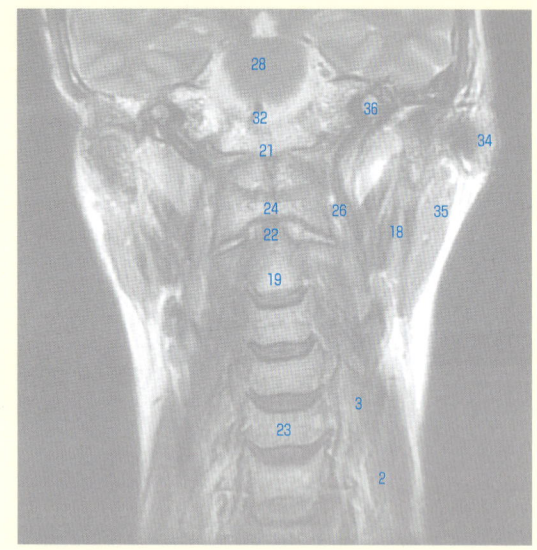

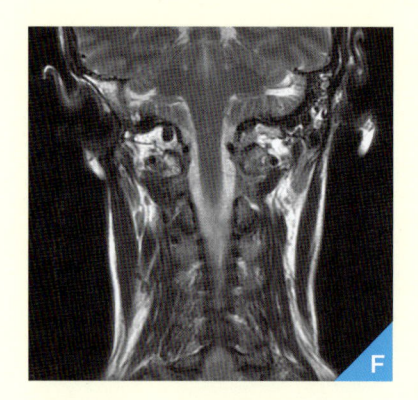

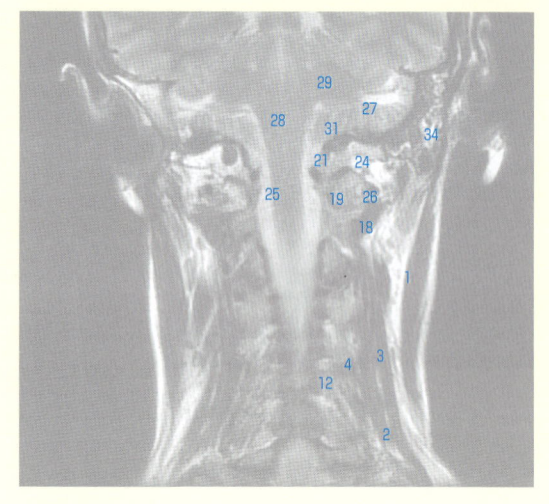

頸椎のレベル

1 胸鎖乳突筋	2 中・後斜角筋	3 前斜角筋	4 肩甲挙筋	12 頸棘筋	18 下頭斜筋	19 軸椎	21 大後頭孔
22 軸椎歯突起	23 第5頸椎	24 環椎	25 頸髄	26 椎骨動脈	27 小脳半球	28 延髄	29 中小脳脚
31 小脳扁桃	32 脳底動脈	34 乳様突起	35 耳下腺	36 蝸牛			

頸部 MRI冠状断

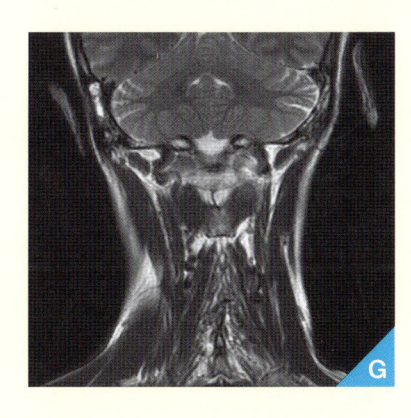

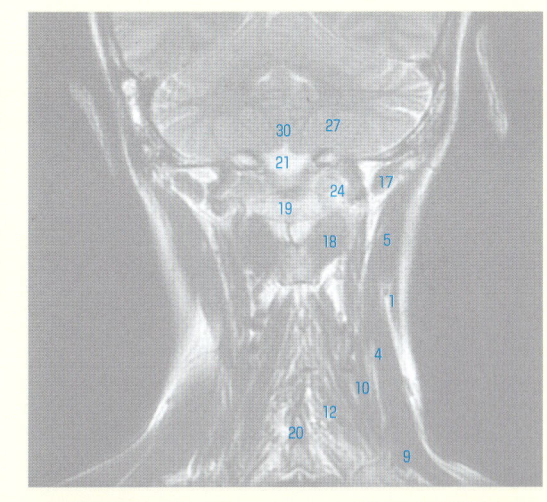

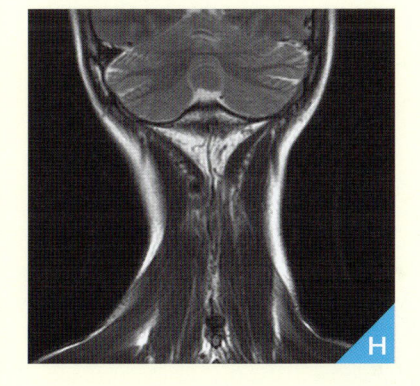

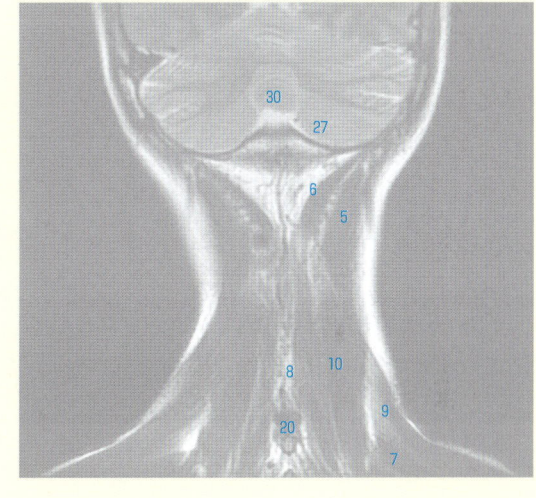

後頸部のレベル

1 胸鎖乳突筋　4 肩甲挙筋　5 頭板状筋　6 後頭直筋　7 棘上筋　8 頸半棘筋　9 僧帽筋　10 頸板状筋
12 頸棘筋　17 上頭斜筋　18 下頭斜筋　19 軸椎　20 頸椎棘突起　21 大後頭孔　24 環椎　27 小脳半球
30 小脳虫部

memo

頸部 MRI 冠状断

MRI矢状断

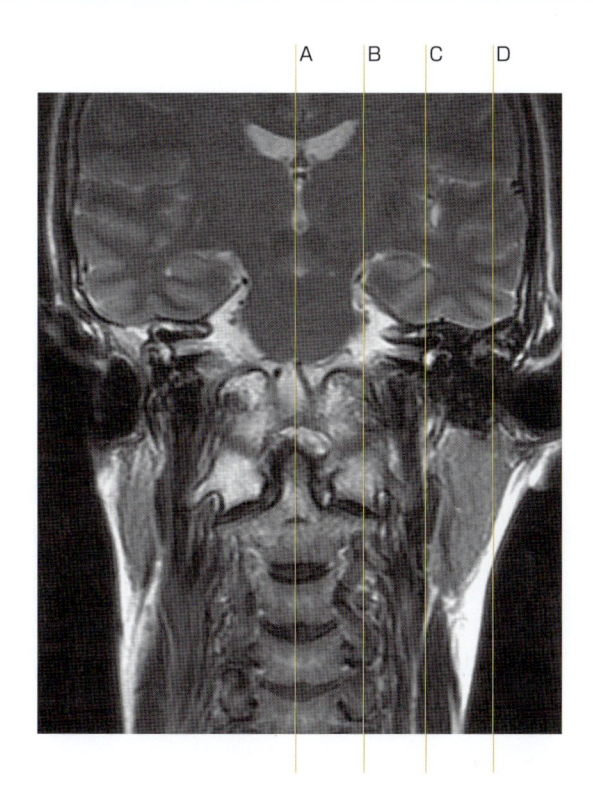

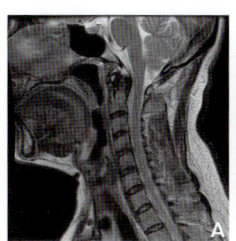

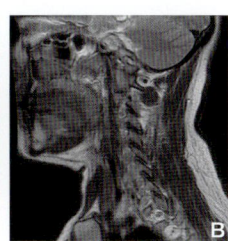

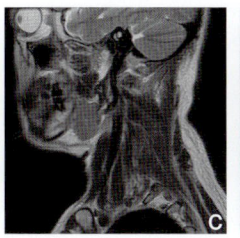

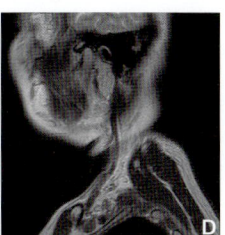

頸部 MRI矢状断

61

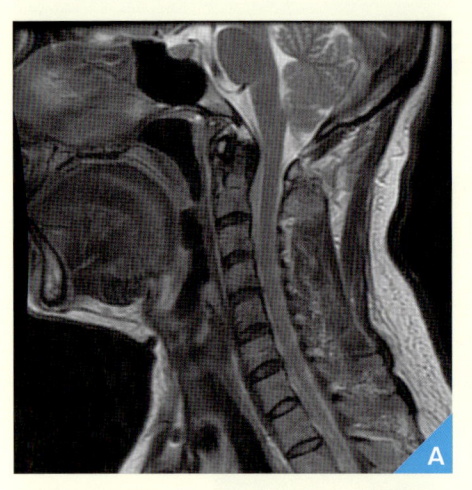

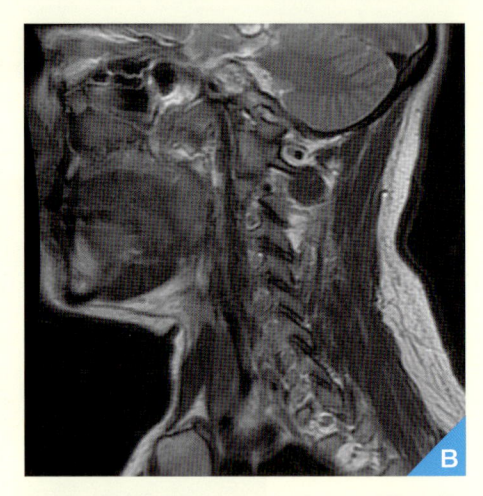

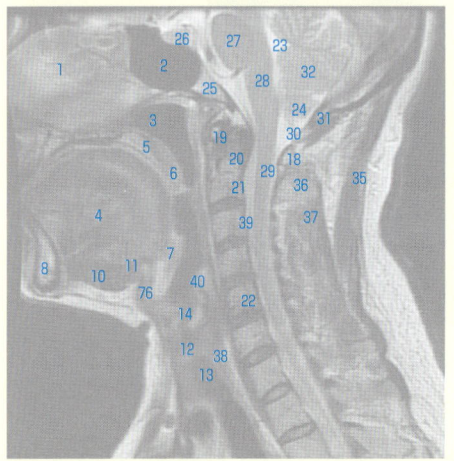

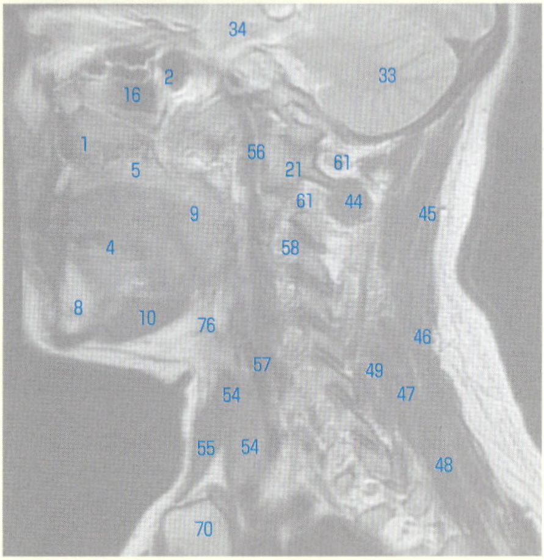

正中のレベル．小脳扁桃（24）下縁が大後頭孔（30）より下垂している場合は Chiari 奇形を考える

椎間孔のレベル

1 鼻腔　2 蝶形骨洞　3 上咽頭腔　4 舌　5 軟口蓋　6 口蓋垂　7 喉頭蓋　8 下顎骨　9 口蓋扁桃　10 顎舌骨筋　11 オトガイ舌骨筋　12 声帯　13 声門下部　14 声門上部　16 篩骨洞　18 環椎後弓　19 環椎前弓　20 軸椎歯突起　21 軸椎　22 第5頸椎　23 第4脳室　24 小脳扁桃　25 斜台　26 下垂体　27 橋　28 延髄　29 頸髄　30 大後頭孔　31 後頭骨下縁　32 小脳下虫部　33 小脳半球　34 側頭葉　35 項靱帯　36 軸椎棘突起　37 棘間靱帯　38 食道　39 後縦靱帯　40 下咽頭　44 下頭斜筋　45 頭半棘筋　46 僧帽筋　47 頸半棘筋　48 頸板状筋　49 多裂筋　54 胸骨舌骨筋　55 胸鎖乳突筋　56 頭長筋　57 咽頭収縮筋　58 椎間孔　61 椎骨動脈　70 鎖骨　76 舌骨

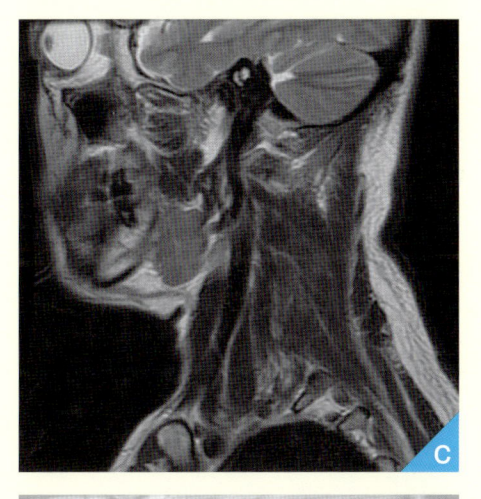

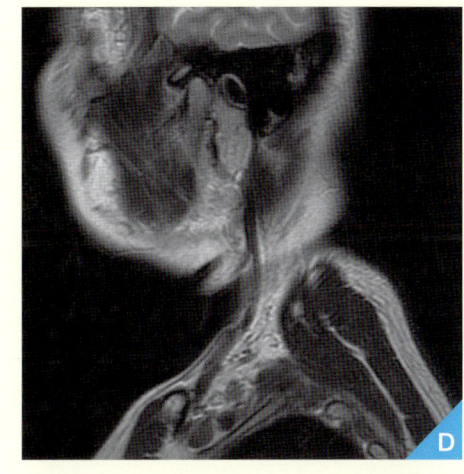

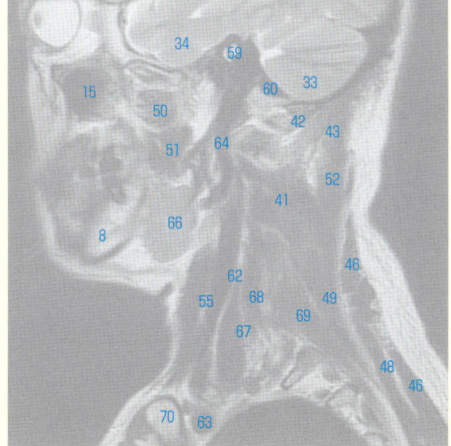

頸動脈静脈のレベル．下顎角（8）の内側に顎下腺（66）が位置する

側頸部のレベル．乳突洞（74）の直上には側頭葉（34）が位置するので，中耳炎・乳突洞炎が頭蓋内波及して髄膜炎，脳膿瘍の原因となる

頸部 MRI−矢状断

8 下顎骨	15 上顎洞	33 小脳半球	34 側頭葉	41 肩甲挙筋	42 小後頭直筋	43 大後頭直筋	46 僧帽筋
48 頸板状筋	49 多裂筋	50 外側翼突筋	51 内側翼突筋	52 頭板状筋	55 胸鎖乳突筋	59 蝸牛	
60 S字状静脈洞	62 内頸静脈	63 鎖骨下動脈	64 内頸動脈	65 耳下腺	66 顎下腺	67 前斜角筋	
68 中斜角筋	69 後斜角筋	70 鎖骨	71 大胸筋	72 咬筋	73 外耳道	74 乳突蜂巣	75 下顎骨関節突起

memo

頸部

MRI矢状断

側頭骨CT水平断

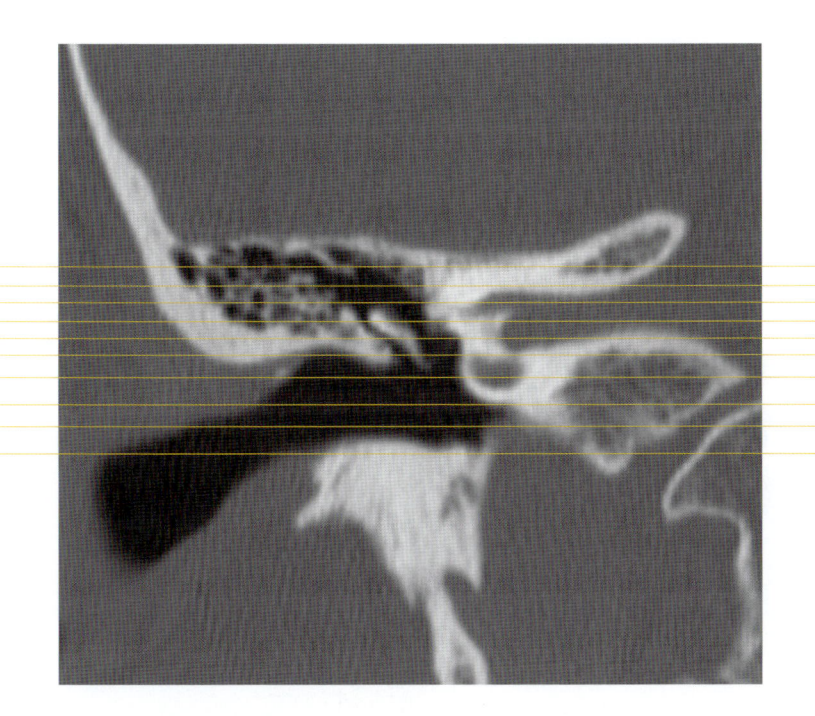

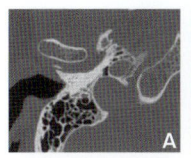

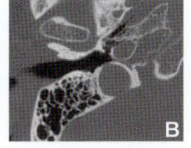

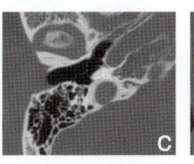

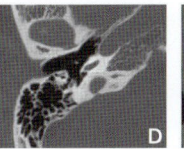

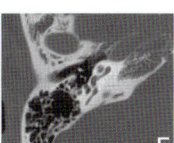

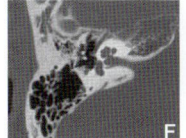

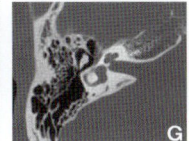

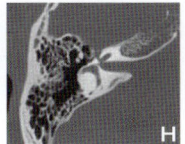

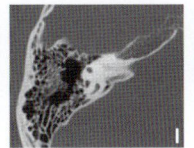

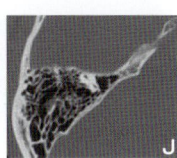

頸部 側頭骨CT水平断

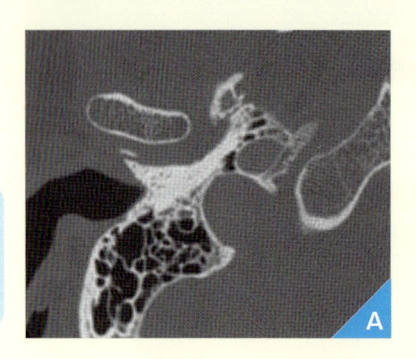

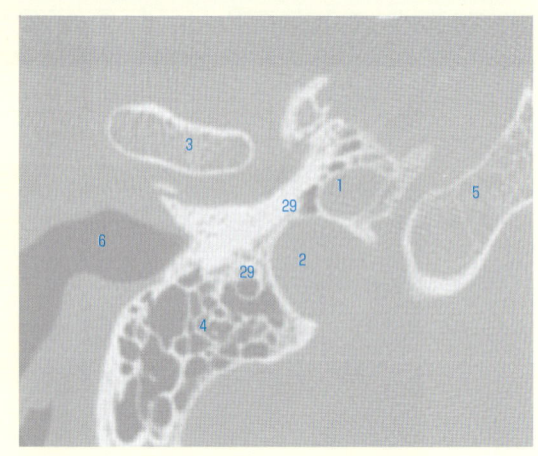

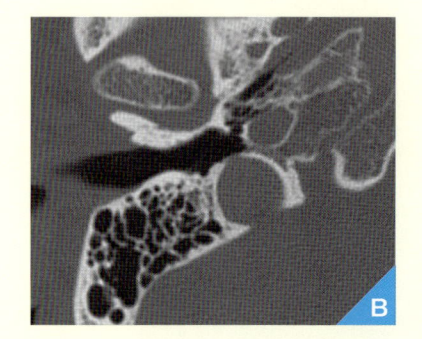

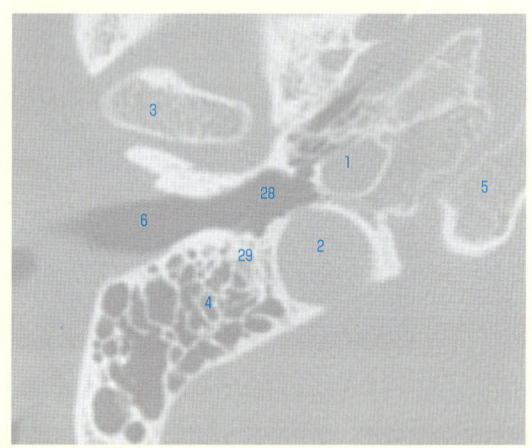

経静脈窩（2）には左右差があり，右側は大きく鼓室（28）に接していることが多い

1 頸動脈管　2 頸静脈窩　3 下顎骨関節突起　4 乳突蜂巣　5 斜台　6 外耳道　28 下鼓室
29 顔面神経垂直部（顔面神経管）

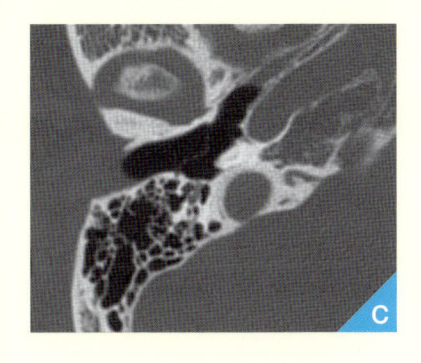

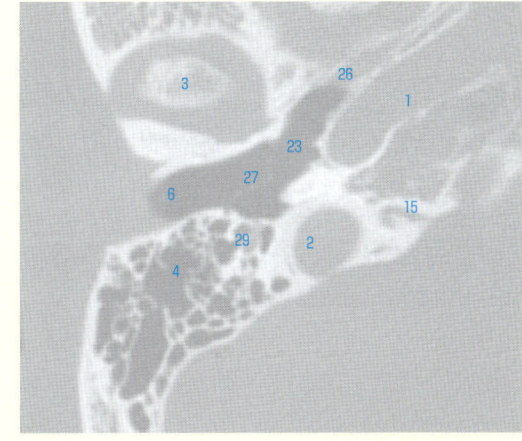

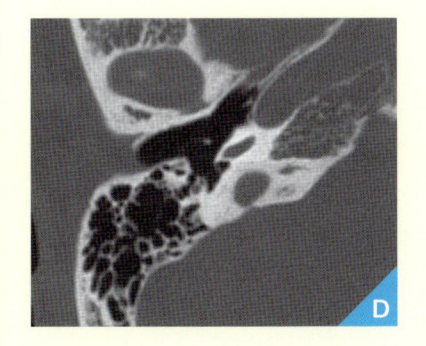

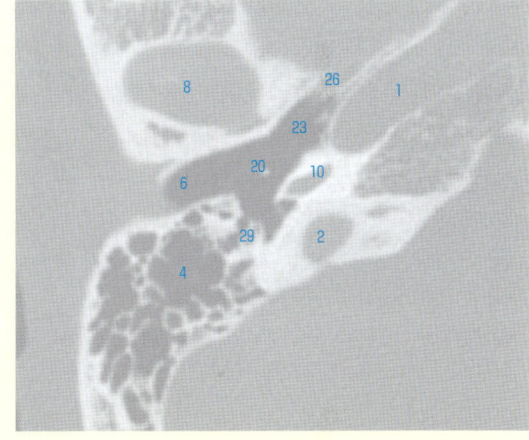

正常鼓膜（27）は，CTでは淡く細い線状陰影として見える．くっきりと幅をもって見える場合は肥厚を疑う
鼓室（23）の後壁には顔面神経垂直部（顔面神経管：29）が走る

1 頸動脈管　2 頸静脈窩　3 下顎骨関節突起　4 乳突蜂巣　6 外耳道　8 顎関節窩　15 蝸牛水管　20 キヌタ骨
23 中鼓室　26 耳管　27 鼓膜　29 顔面神経垂直部（顔面神経管）

頸部 側頭骨CT 水平断

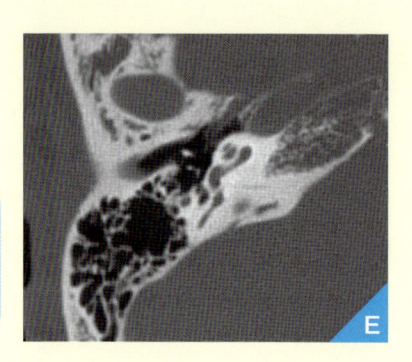

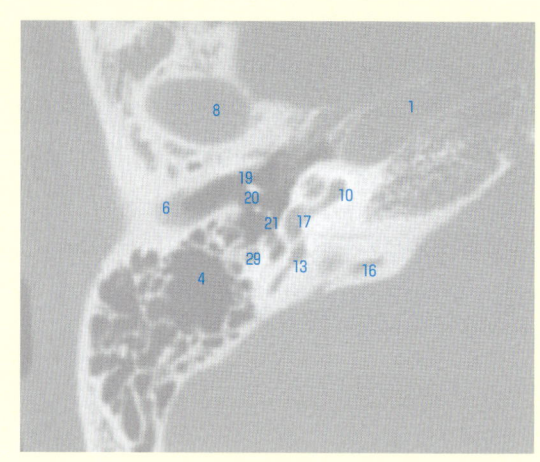

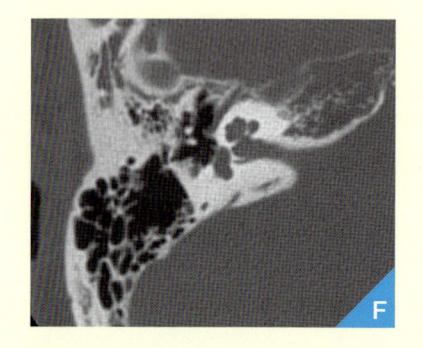

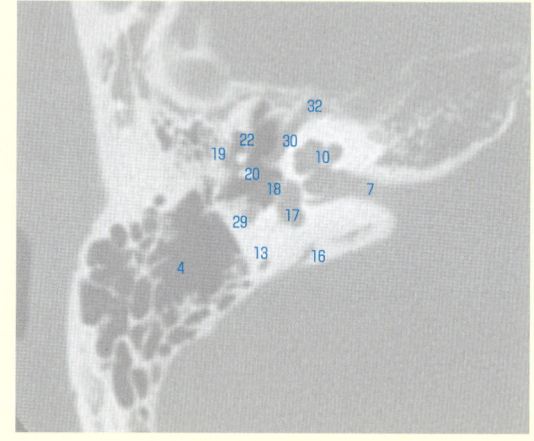

鼓室の外側壁には，顔面神経水平部（30）が位置するので，真珠腫や中耳腫瘍が顔面神経麻痺の原因となる

1 頸動脈管　4 乳突蜂巣　6 外耳道　7 内耳道　8 顎関節窩　10 蝸牛　13 後半規管　16 前庭水管　17 前庭
18 前庭窓　19 ツチ骨　20 キヌタ骨　21 アブミ骨　22 上鼓室　29 顔面神経垂直部（顔面神経管）
30 顔面神経水平部　32 大錐体神経

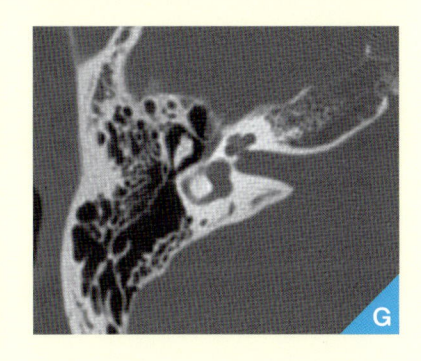

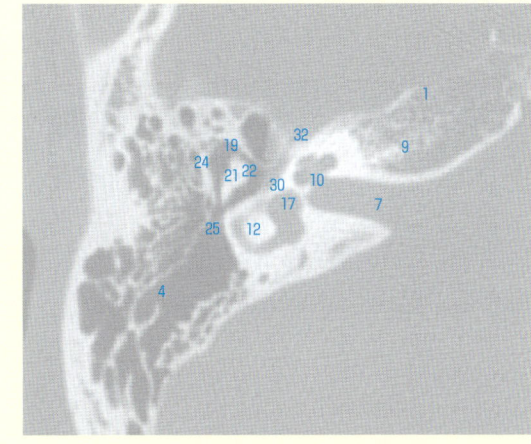

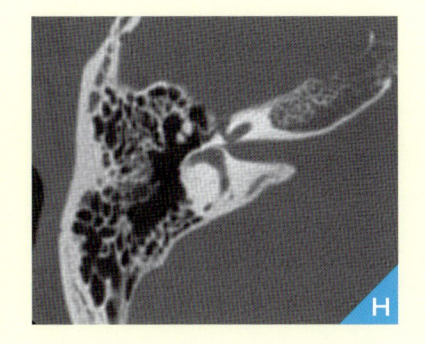

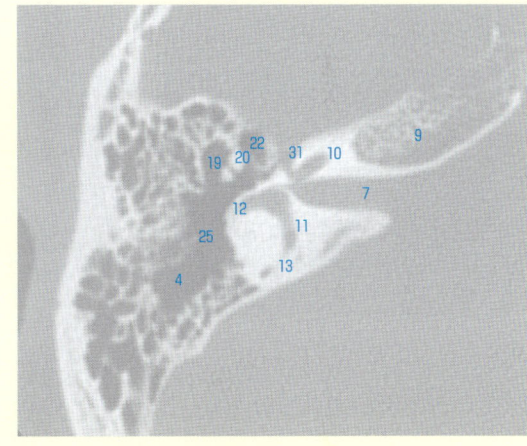

上鼓室外側のPrussak腔（24）は真珠腫の好発部位で，真珠腫により破壊される
迷路には，前方から蝸牛（10），前庭（17），半規管（11, 12, 13）が並ぶ

1 頸動脈管	4 乳突蜂巣	7 内耳道	9 錐体尖	10 蝸牛	11 総脚	12 外側半規管（水平半規管）	13 後半規管
17 前庭	19 ツチ骨	20 キヌタ骨	21 アブミ骨	22 上鼓室	24 Prussak腔	25 乳突洞口
30 顔面神経水平部	31 顔面神経膝部	32 大錐体神経

頸部　側頭骨CT 水平断

頸部 側頭骨CT水平断

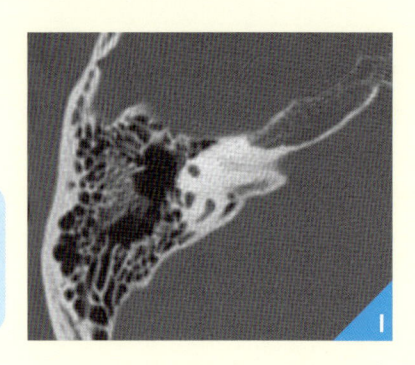

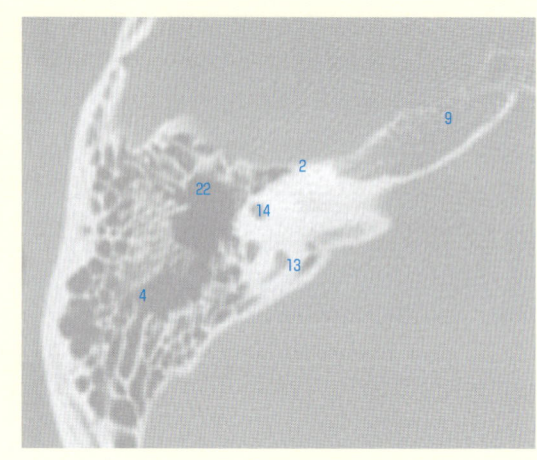

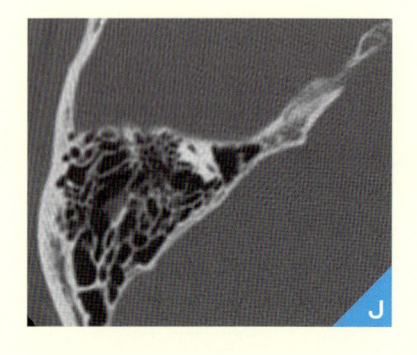

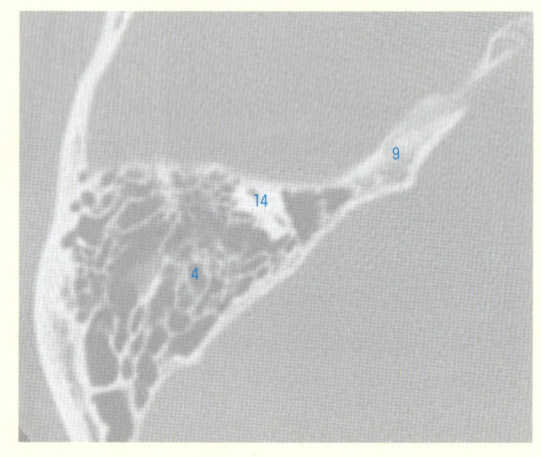

乳突蜂巣（4）の発達には個人差があるが，乳突洞炎では含気不良，骨硬化が認められる

2 頸静脈窩　4 乳突蜂巣　9 錐体尖　13 後半規管　14 前半規管　22 上鼓室

側頭骨CT冠状断

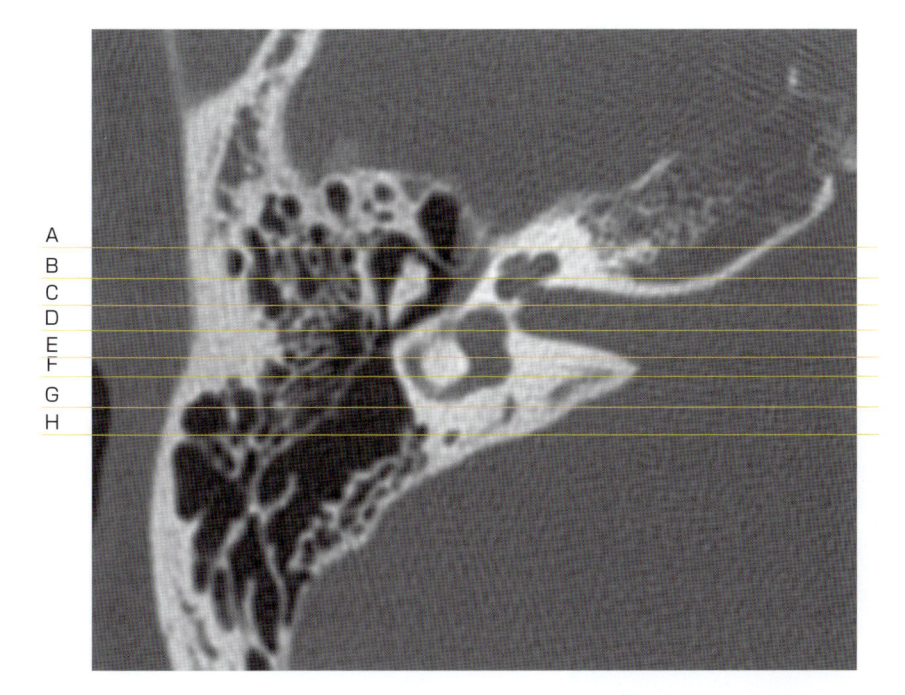

A
B
C
D
E
F
G
H

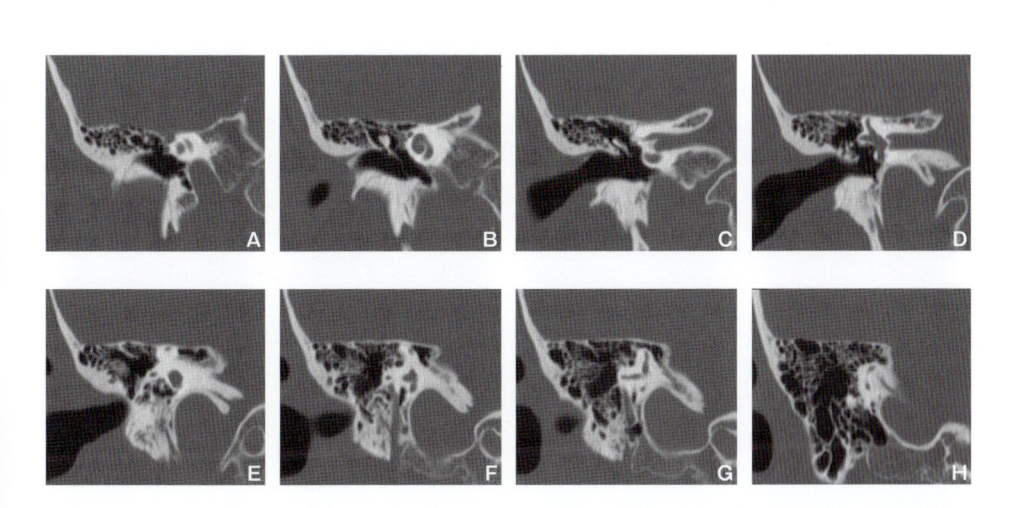

A B C D

E F G H

頸部

側頭骨CT冠状断

71

頸部　側頭骨CT冠状断

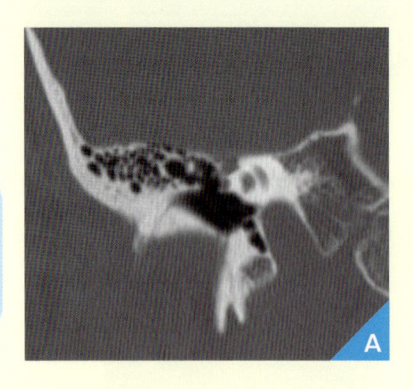

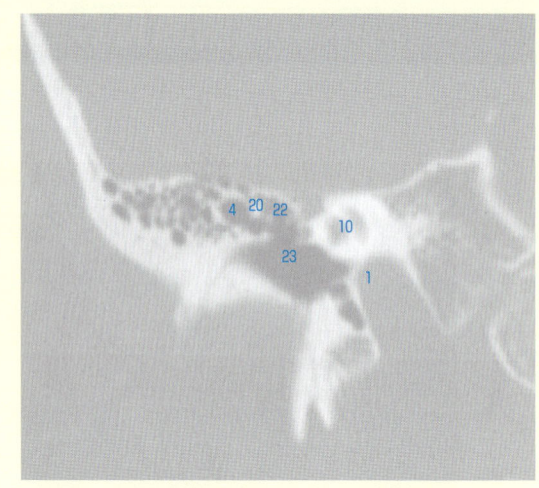

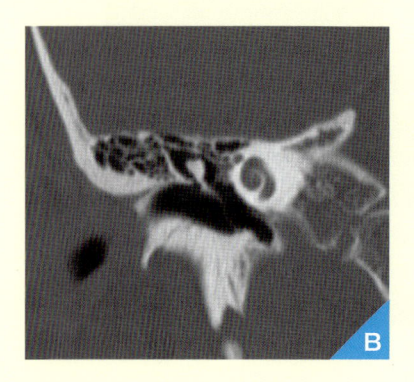

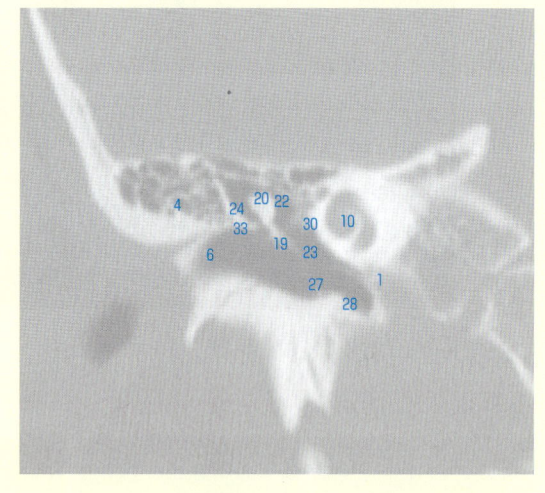

外耳道（6）上壁内側のScutum（33）は鋭角に突出し，その上方に真珠腫の好発部位であるPrussak腔（24）が位置する．Scutum（33）より上部にある上鼓室（22）は耳鏡では観察できず，画像診断が重要である

1頸動脈管　4乳突蜂巣　6外耳道　10蝸牛　19ツチ骨　20キヌタ骨　22上鼓室　23中鼓室　24Prussak腔　27鼓膜　28下鼓室　30顔面神経水平部　33Scutum

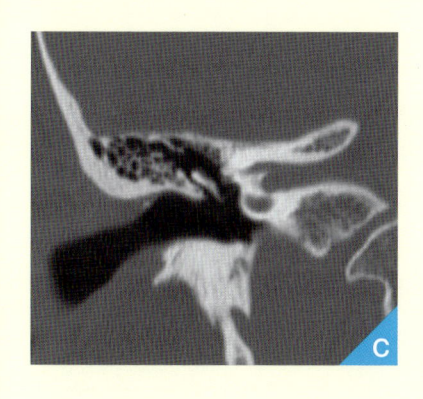

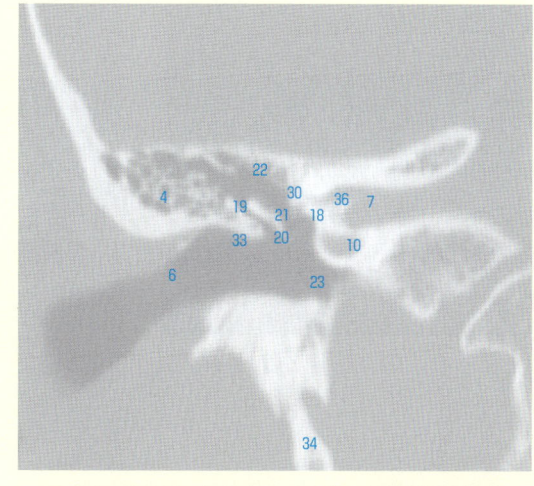

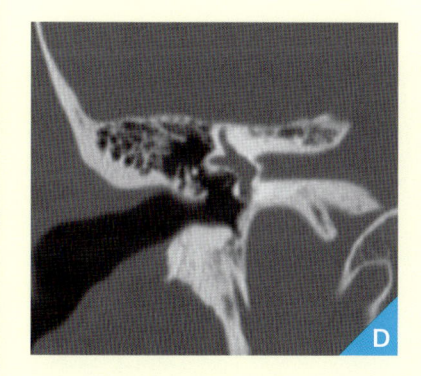

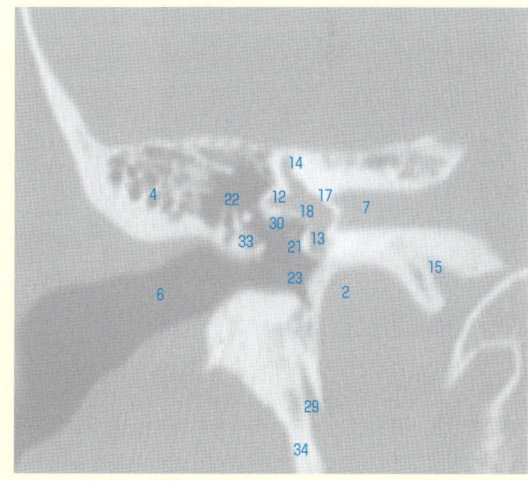

外側（水平）半規管（12）は，上鼓室（22）内に突出するため，このため鼓室病変で破壊されてめまいなど瘻孔症状の原因となる

2 頸静脈窩	4 乳突蜂巣	6 外耳道	7 内耳道	10 蝸牛	12 外側半規管（水平半規管）	13 後半規管
14 前半規管	15 蝸牛水管	17 前庭	18 前庭窓	19 ツチ骨	20 キヌタ骨	21 アブミ骨	22 上鼓室
23 中鼓室	29 顔面神経垂直部（顔面神経管）	30 顔面神経水平部	33 Scutum	34 茎状突起	36 横稜

頸部　側頭骨CT冠状断

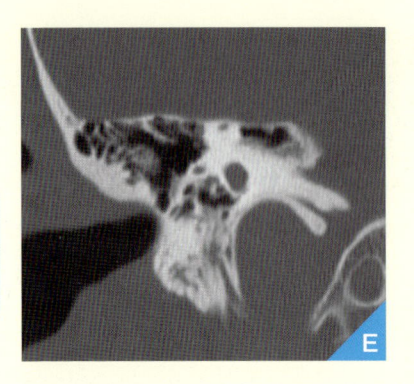

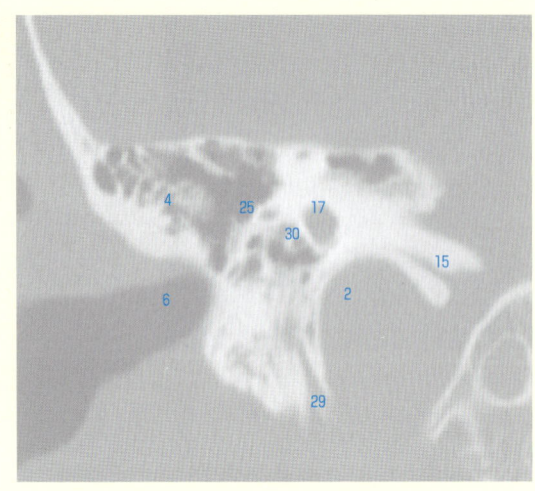

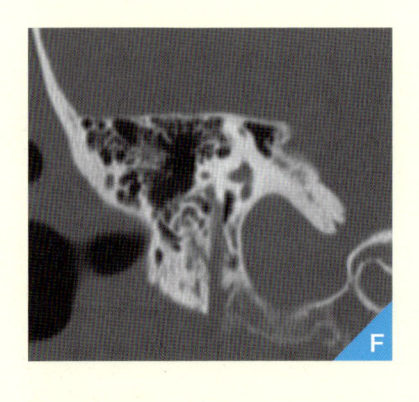

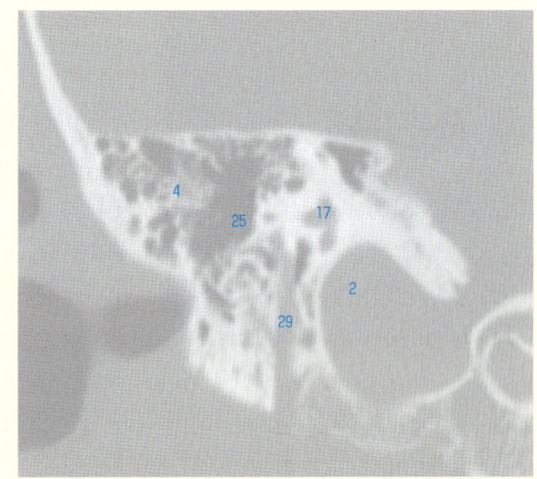

顔面神経は鼓室後縁の顔面神経管（29）を下行し，耳下腺内に入る

2 頸静脈窩　　4 乳突蜂巣　　6 外耳道　　15 蝸牛水管　　17 前庭　　25 乳突洞口　　29 顔面神経垂直部（顔面神経管）
30 顔面神経水平部

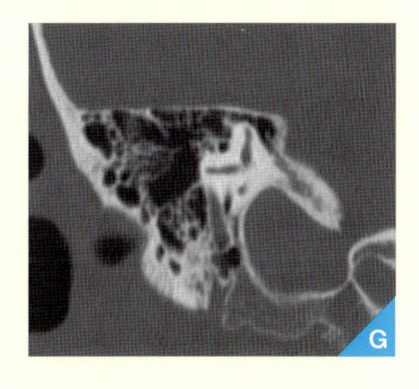

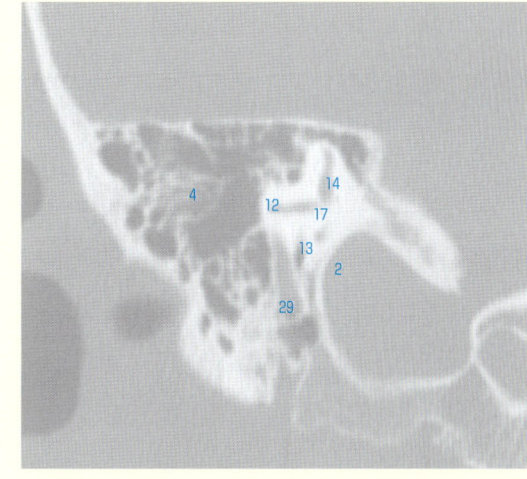

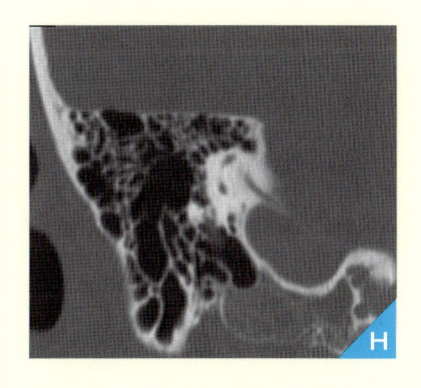

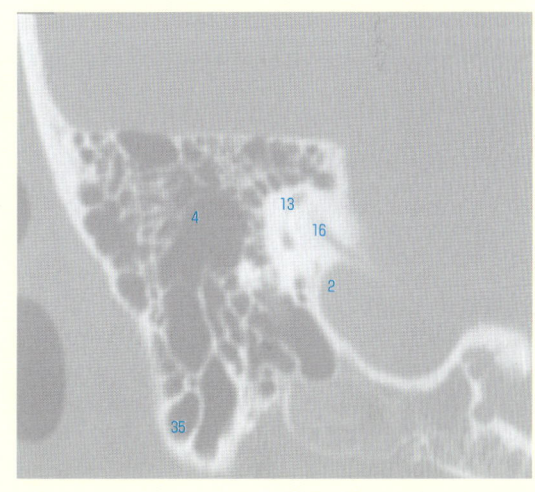

頸部 側頭骨CT 冠状断

前庭水管（16）は前庭（17）から頭蓋底に開口する

2 頸静脈窩　4 乳突蜂巣　12 外側半規管（水平半規管）　13 後半規管　14 前半規管　16 前庭水管　17 前庭
29 顔面神経垂直部（顔面神経管）　35 乳様突起

3 胸部

解剖の基本 …………………………… 078

- エックス線 …………………………… 081
- 肺野CT ……………………………… 085
- 縦隔CT水平断 ……………………… 091
- 縦隔CT冠状断 ……………………… 097
- 縦隔CT矢状断 ……………………… 103
- 血管撮影 …………………………… 109

解剖の基本

肺区域の解剖

胸部

右肺　　　　　　　　　左肺

● 解剖名

右肺上葉：S1 肺尖区　S2 後上葉区　S3 前上葉区
　　中葉：S4 外側中葉区　S5 内側中葉区
　　下葉：S6 上下葉区　S7 内側肺底区　S8 前肺底区　S9 外側肺底区　S10 後肺底区
左肺上葉：S1+2 肺尖後区　S3 前上葉区　S4 上舌区　S5 下舌区
　　下葉：S6 上下葉区　S8 前肺底区　S9 外側肺底区　S10 後肺底区

心大血管の解剖

● 心陰影のなりたち

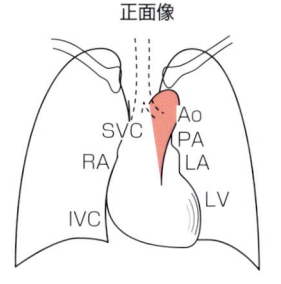

正面像

側面像

第1斜位像（右前斜位）

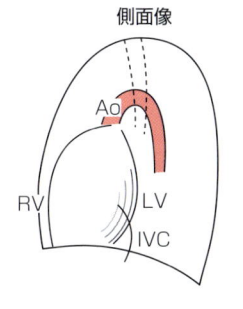

第2斜位像（左前斜位）

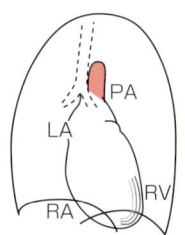

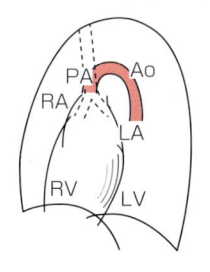

Ao：大動脈
IVC：下大静脈
LA：左心房
LV：左心室
RA：右心房
RV：右心室
SVC：上大静脈
PA：肺動脈

● 胸部エックス線写真と心大血管

正面像（右心系）

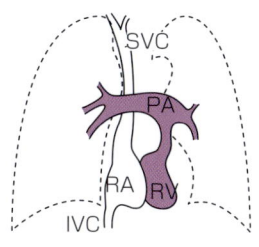

正面像（左心系）

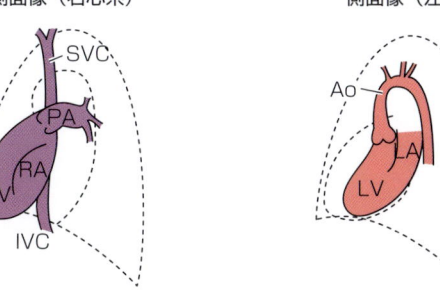

側面像（右心系）

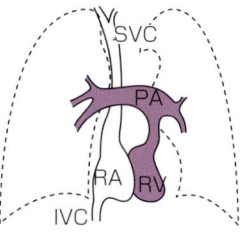

側面像（左心系）

Ao：大動脈
IVC：下大静脈
LA：左心房
LV：左心室
RA：右心房
RV：右心室
SVC：上大静脈
PA：肺動脈

胸部

肺門の解剖

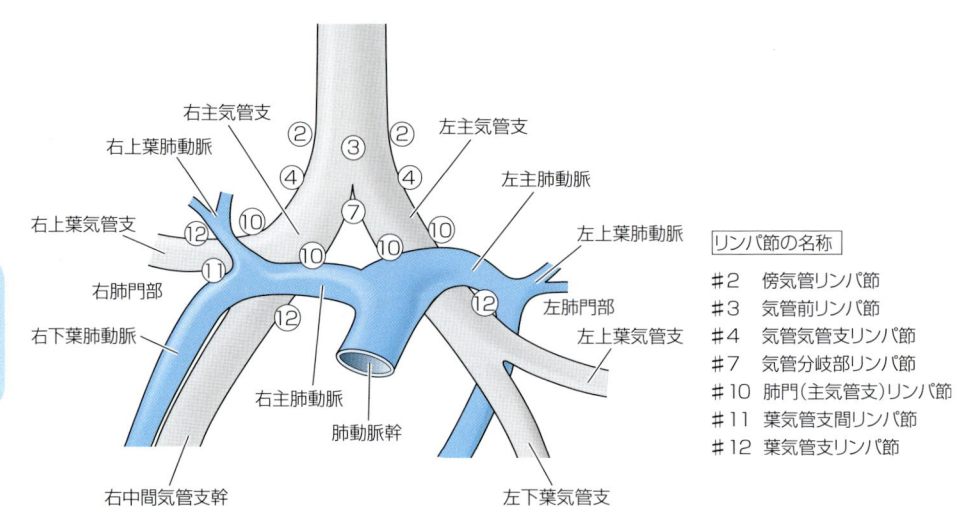

リンパ節の名称	
♯2	傍気管リンパ節
♯3	気管前リンパ節
♯4	気管気管支リンパ節
♯7	気管分岐部リンパ節
♯10	肺門（主気管支）リンパ節
♯11	葉気管支間リンパ節
♯12	葉気管支リンパ節

図中の名称：
- 右主気管支
- 右上葉肺動脈
- 右上葉気管支
- 右肺門部
- 右下葉肺動脈
- 右中間気管支幹
- 右主肺動脈
- 肺動脈幹
- 左主気管支
- 左主肺動脈
- 左上葉肺動脈
- 左肺門部
- 左上葉気管支
- 左下葉気管支

胸部

エックス線

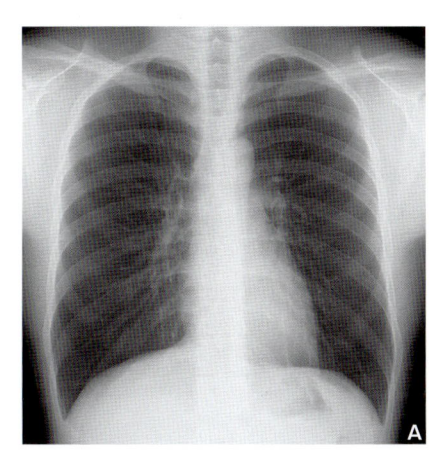

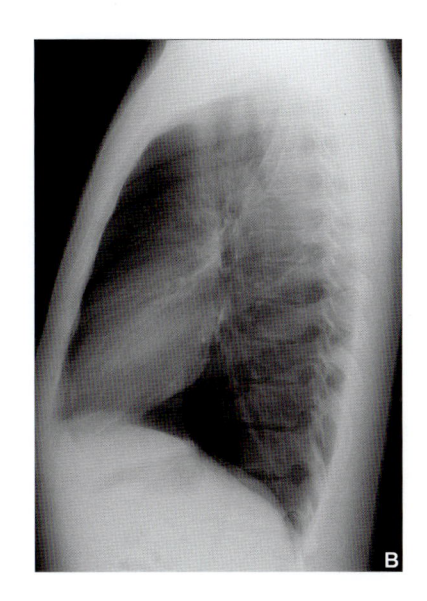

胸部
エックス線

胸部 エックス線

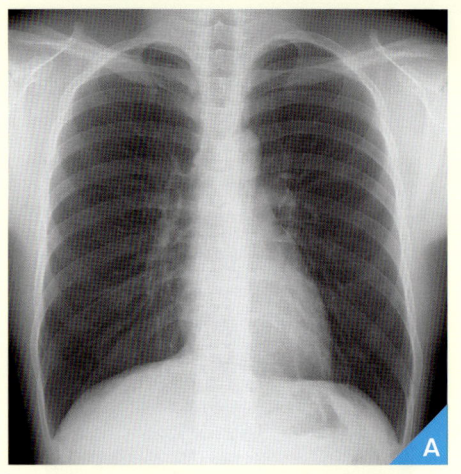

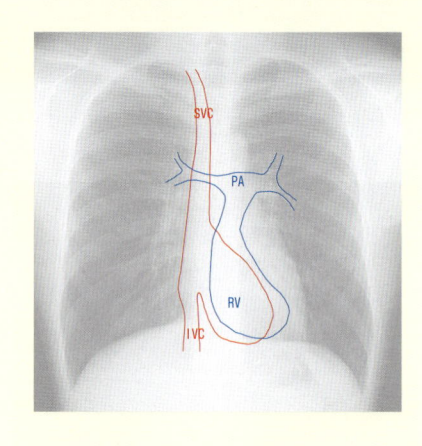

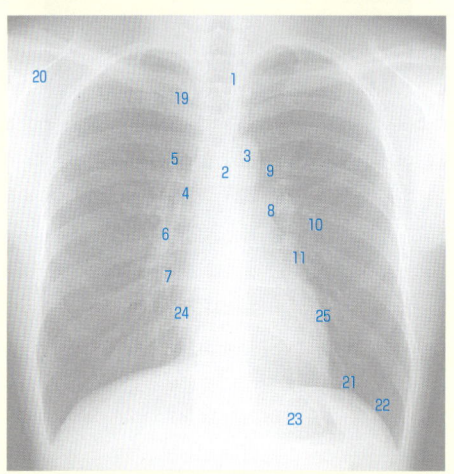

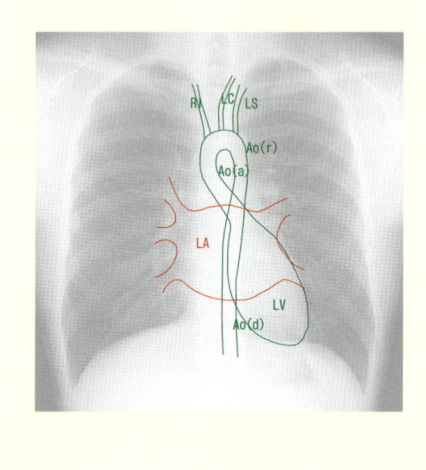

- 中央に位置する縦隔陰影は，主に心大血管からなる．陰影の辺縁を構成する解剖学的構造は知っておく必要がある（→解剖の基本）
- 肺野の肺紋理は，肺動静脈枝からなり，肺野の外側 1/3 付近まで追跡できる．これより末梢まで明瞭に見える場合は血管拡張を疑う

1 気管　2 気管分岐部　3 大動脈弓　4 右主肺動脈　5 肺動脈右上葉枝　6 肺動脈右中葉枝　7 肺動脈右下葉枝
8 左主肺動脈　9 肺動脈左上葉枝　10 肺動脈左舌区枝　11 肺動脈左下葉枝　19 鎖骨　20 肩甲骨　21 横隔膜
22 肋骨横隔膜角　23 胃泡　24 心陰影右縁（右心室）　25 心陰影左縁（左心室）　Ao(a) 上行大動脈
Ao(d) 下行大動脈　Ao(r) 大動脈弓部　LA 左心房　LV 左心室　PA 肺動脈　RV 右心室　IVC 下大静脈
SVC 上大静脈　RI 右腕頭動脈　LC 左総頸動脈　LS 左鎖骨下動脈

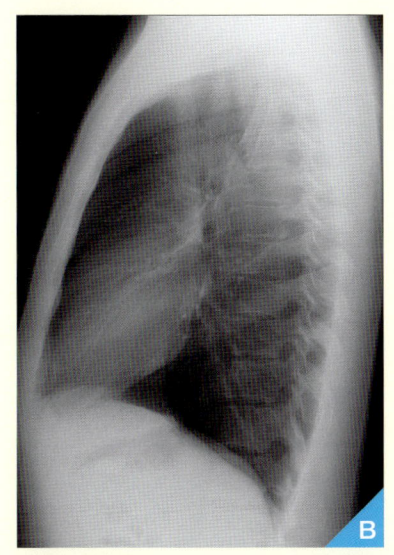

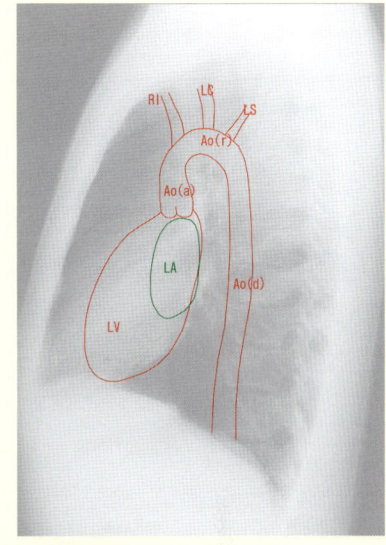

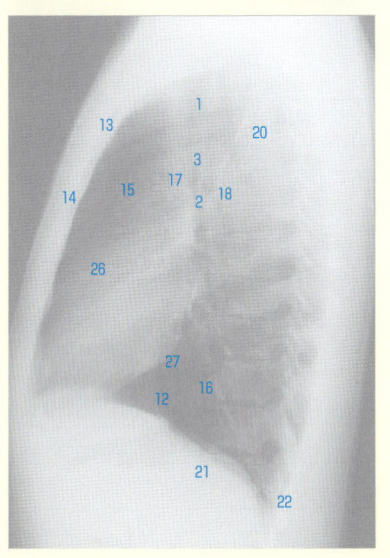

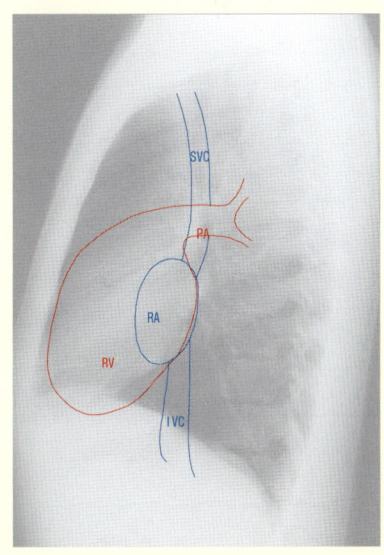

- 心陰影の前縁は右心室，後縁上部は左心房，後縁下部は左心室から成る（→解剖の基本）．したがって右心拡大では前方に，左心拡大では背側が膨隆する．
- 胸骨後腔（15），心後腔（16）は，正常では黒い透亮像として見える．ここが白い場合は，肺炎，占拠性病変などを疑う

1 気管　2 気管分岐部　3 大動脈弓　12 下大静脈　13 胸骨柄　14 胸骨体部　15 胸骨後腔　16 心後腔　17 上行大動脈　18 下行大動脈　20 肩甲骨　21 横隔膜　22 肋骨横隔膜角　26 心陰影前縁（右心室）　27 心陰影後縁（左心室）　Ao(a) 上行大動脈　Ao(d) 下行大動脈　Ao(r) 大動脈弓部　LA 左心房　LV 左心室　PA 肺動脈　RA 右心房　RV 右心室　IVC 下大静脈　SVC 上大静脈　RI 右腕頭動脈　LC 左総頸動脈　LS 左鎖骨下動脈

memo

胸部
エックス線

肺野CT

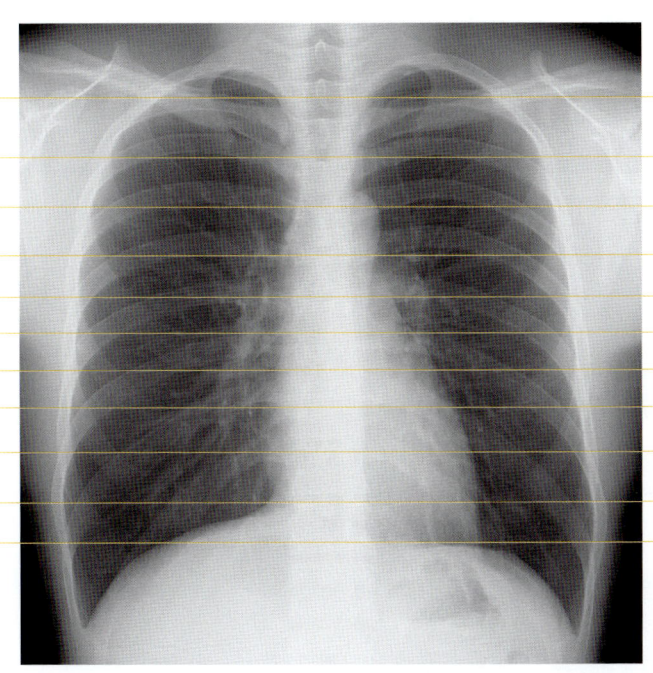

A
B
C
D
E
F
G
H
I
J
K

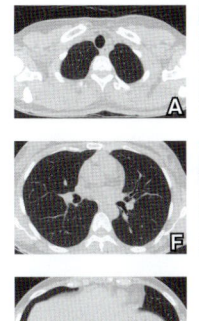

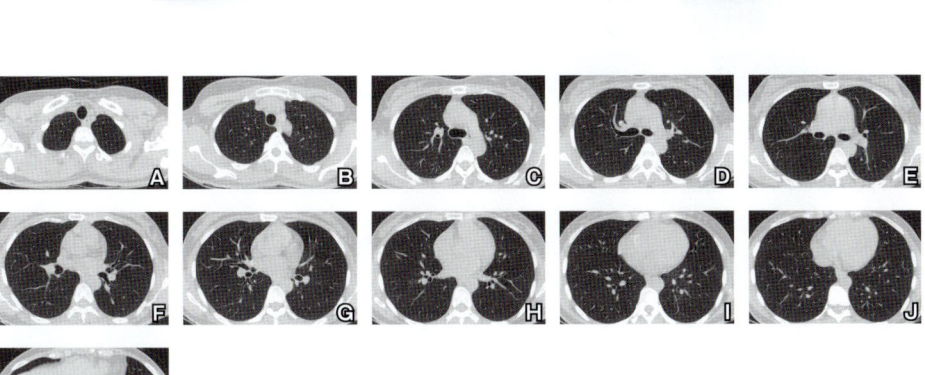

胸部 肺野CT

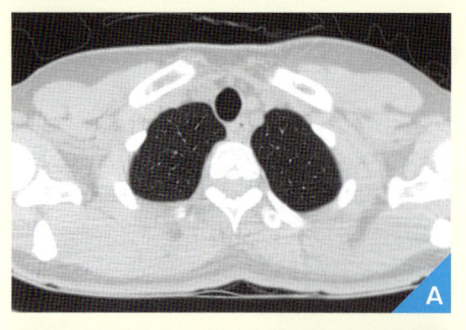

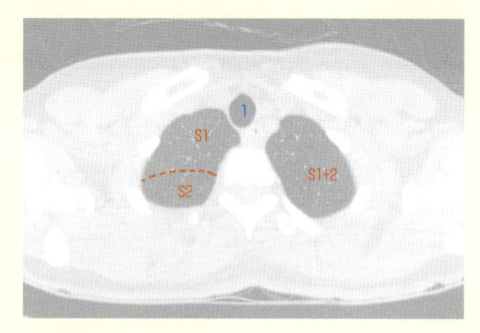

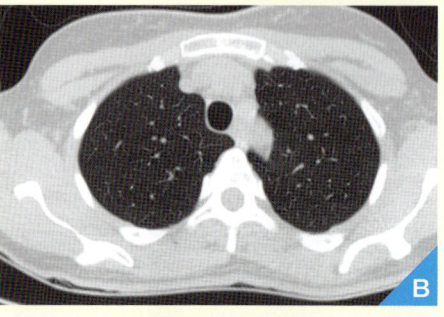

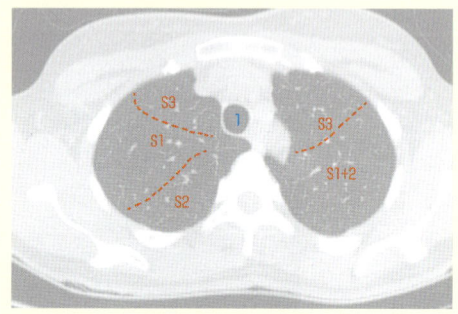

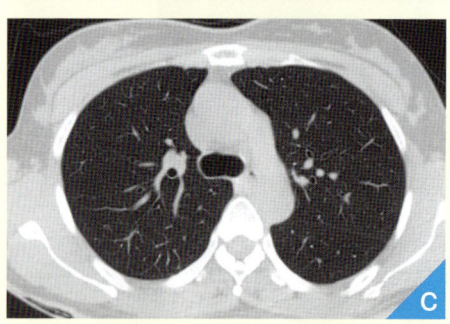

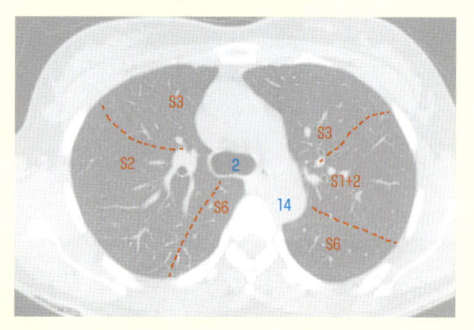

A：右上葉は S1，S2，S3，左上葉は S1＋2，S3 からなる．肺結核の好発部位である
B：S3 は腹側，S1，S2，S1＋2 は常にその背側に位置する
C：下葉上区 S6 は，上葉の背側にあり，上葉とともに肺結核の好発部位として重要である

1 気管　2 気管分岐部　14 下行大動脈

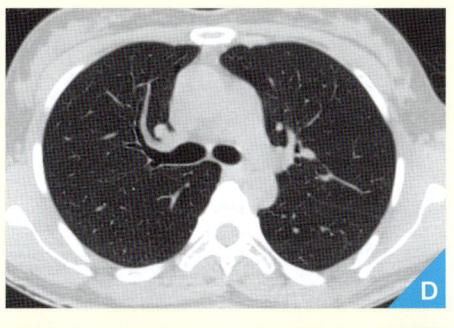

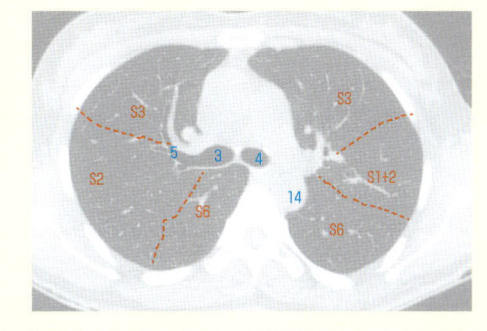

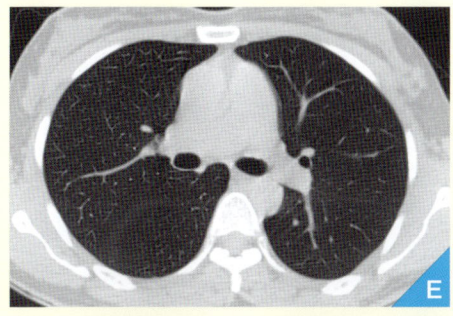

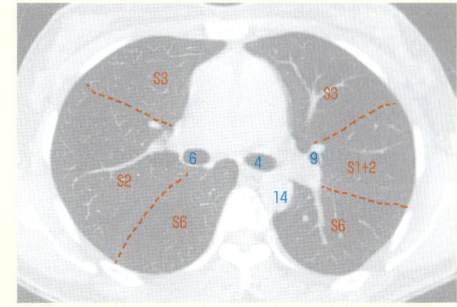

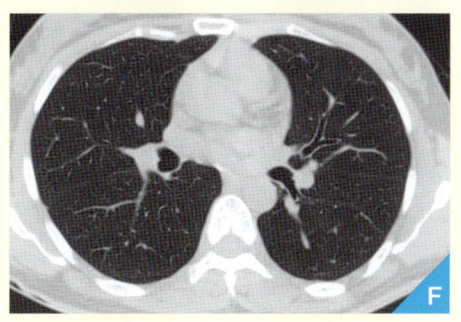

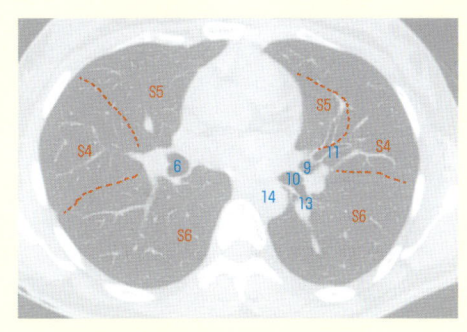

D：気管分岐部の高位．右上葉気管支はほぼこの高さで，左上葉気管支はやや尾側で分岐する
E：右上葉気管支を分岐した後の気管支は中間気管支幹（6）とよばれる（右側のみ）
F：左肺には中葉（S4，S5）がないが，上葉舌区（S4，S5）がこれに相当する

胸部 肺野CT

3 右主気管支　**4** 左主気管支　**5** 右上葉気管支　**6** 右中間気管支幹　**9** 左上葉気管支　**10** 左下葉気管支
11 左上葉舌区気管支　**13** 左下葉上区域気管支　**14** 下行大動脈

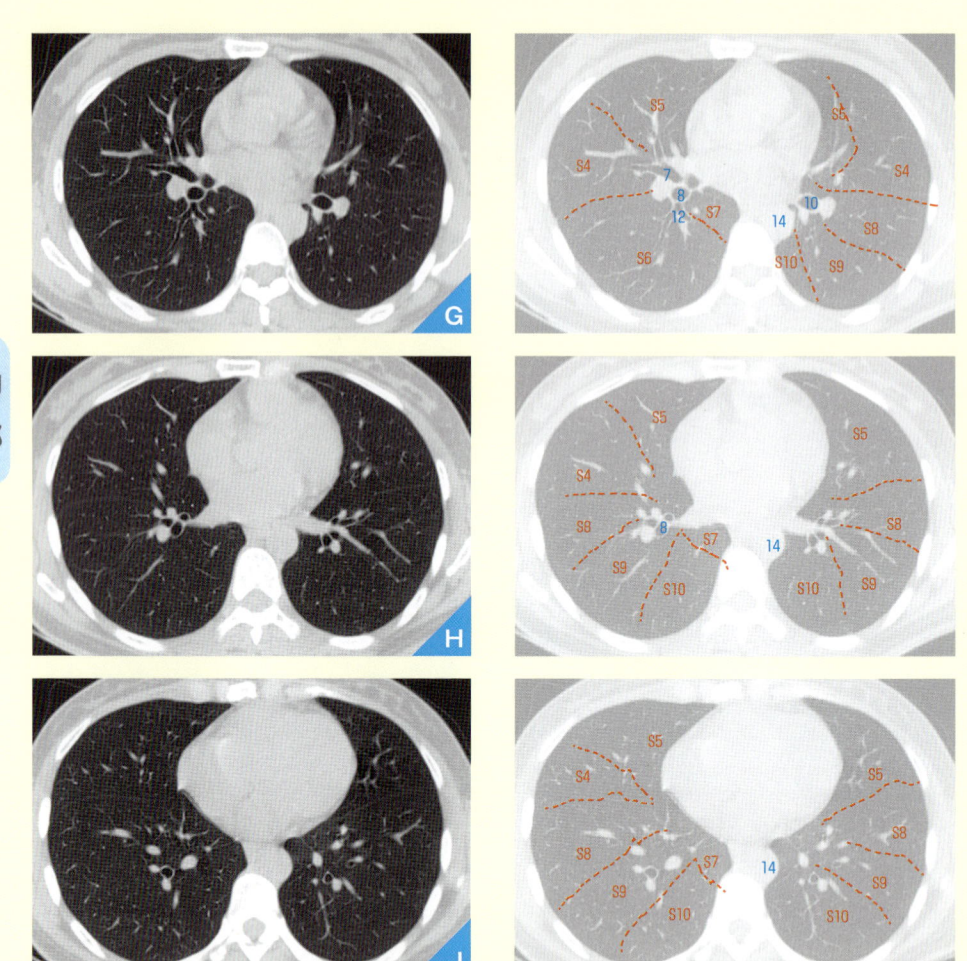

G：中葉，舌区は胸郭前部にあって心臓に接し，下葉は胸郭後半に位置して心臓には接しない．このため，心右縁の輪郭は，中葉の肺炎では消失し，下葉の肺炎では保たれる（シルエットサイン）
H：右下葉はS7〜S10からなるが，左下葉はS7を欠き，S8〜S10からなる
I：S4, S5は，右中葉では外側—内側，左舌区では上—下の関係にあるので，左尾側ではS5のみとなる

| 7 右中葉気管支 | 8 右下葉気管支 | 10 左下葉気管支 | 12 右下葉上区域気管支 | 14 下行大動脈 |

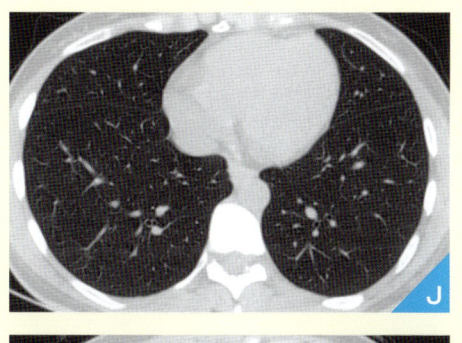

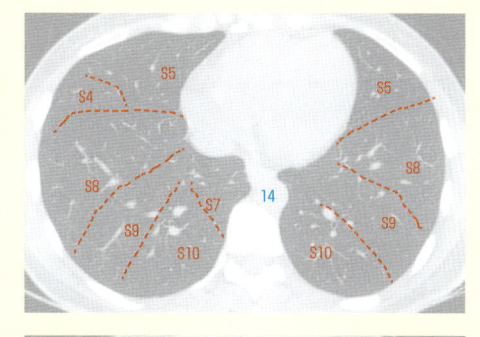

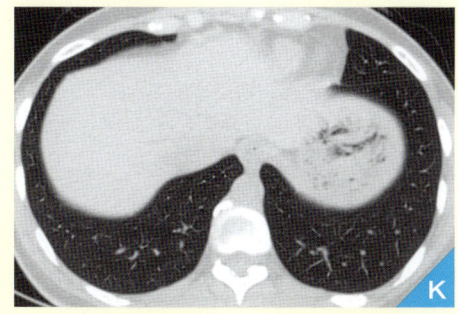

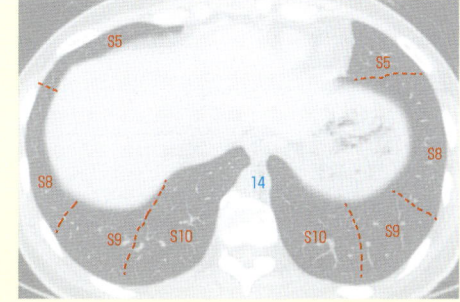

J：大動脈には左下葉 S10 が接する．S10 の部位の病変では胸部エックス線写真で下行大動脈の輪郭が消失する（シルエットサイン）
K：横隔膜には下葉が接するので，下葉の病変では胸部エックス線写真で横隔膜の輪郭が消失する（シルエットサイン）

14 下行大動脈

memo

縦隔CT水平断

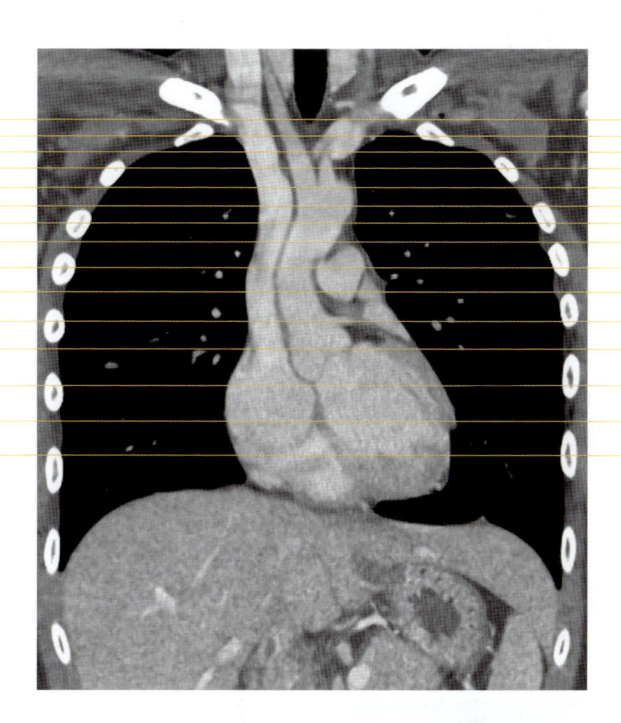

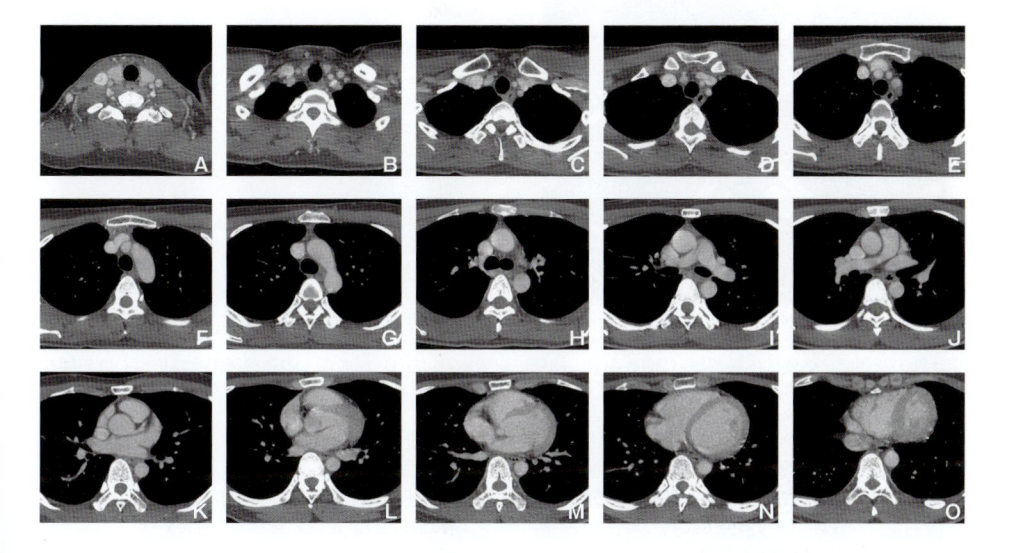

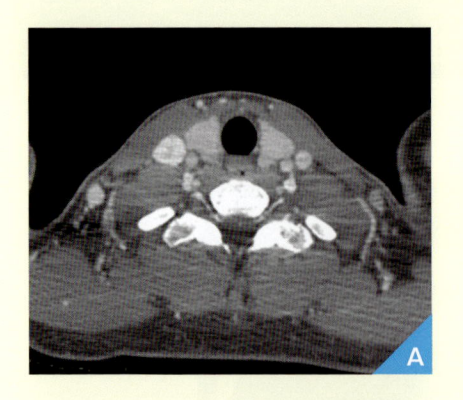

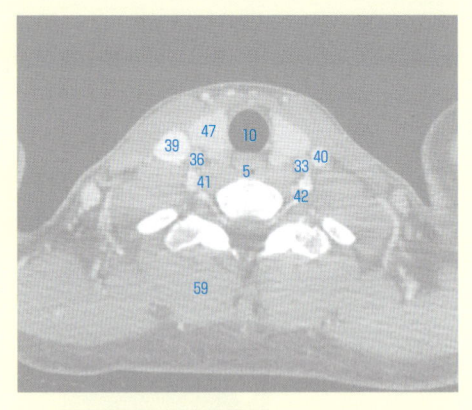

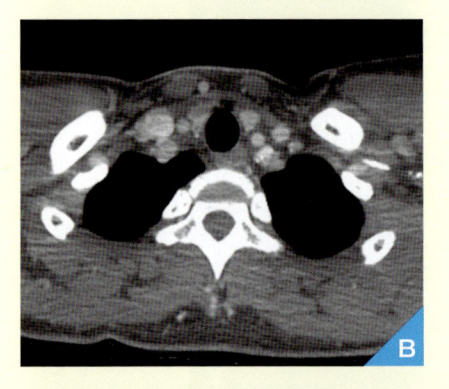

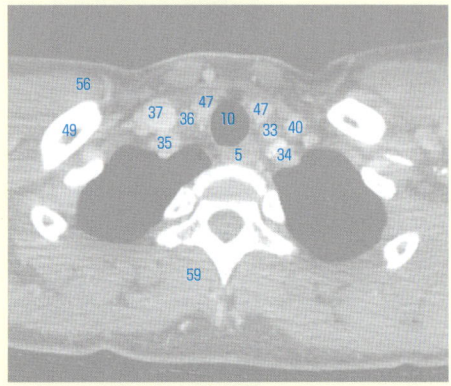

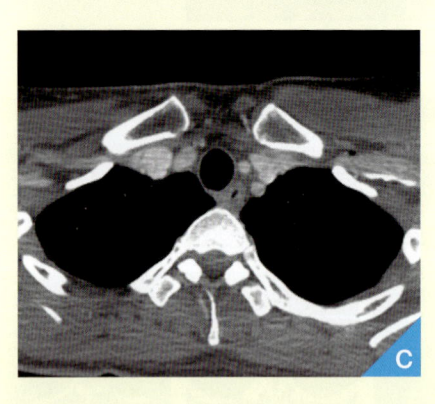

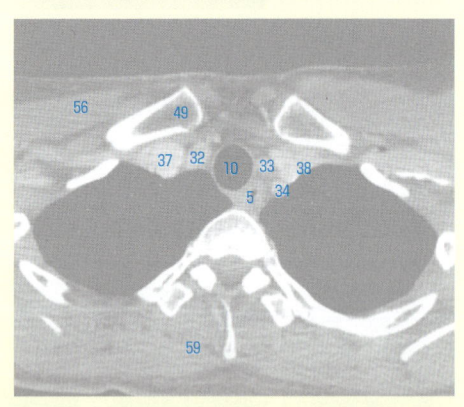

甲状腺の背側に，外側に内頸静脈（39，40），内側に総頸動脈（36）が並ぶ．内頸静脈の太さにはしばしば左右差がある

5 食道	**10** 気管	**32** 右腕頭動脈	**33** 左総頸動脈	**34** 左鎖骨下動脈 **35** 右鎖骨下動脈 **36** 右総頸動脈
37 右鎖骨下静脈	**38** 左鎖骨下静脈	**39** 右内頸静脈	**40** 左内頸静脈	**41** 右椎骨動脈 **42** 左椎骨動脈
47 甲状腺	**49** 鎖骨	**56** 大胸筋	**59** 脊柱起立筋	

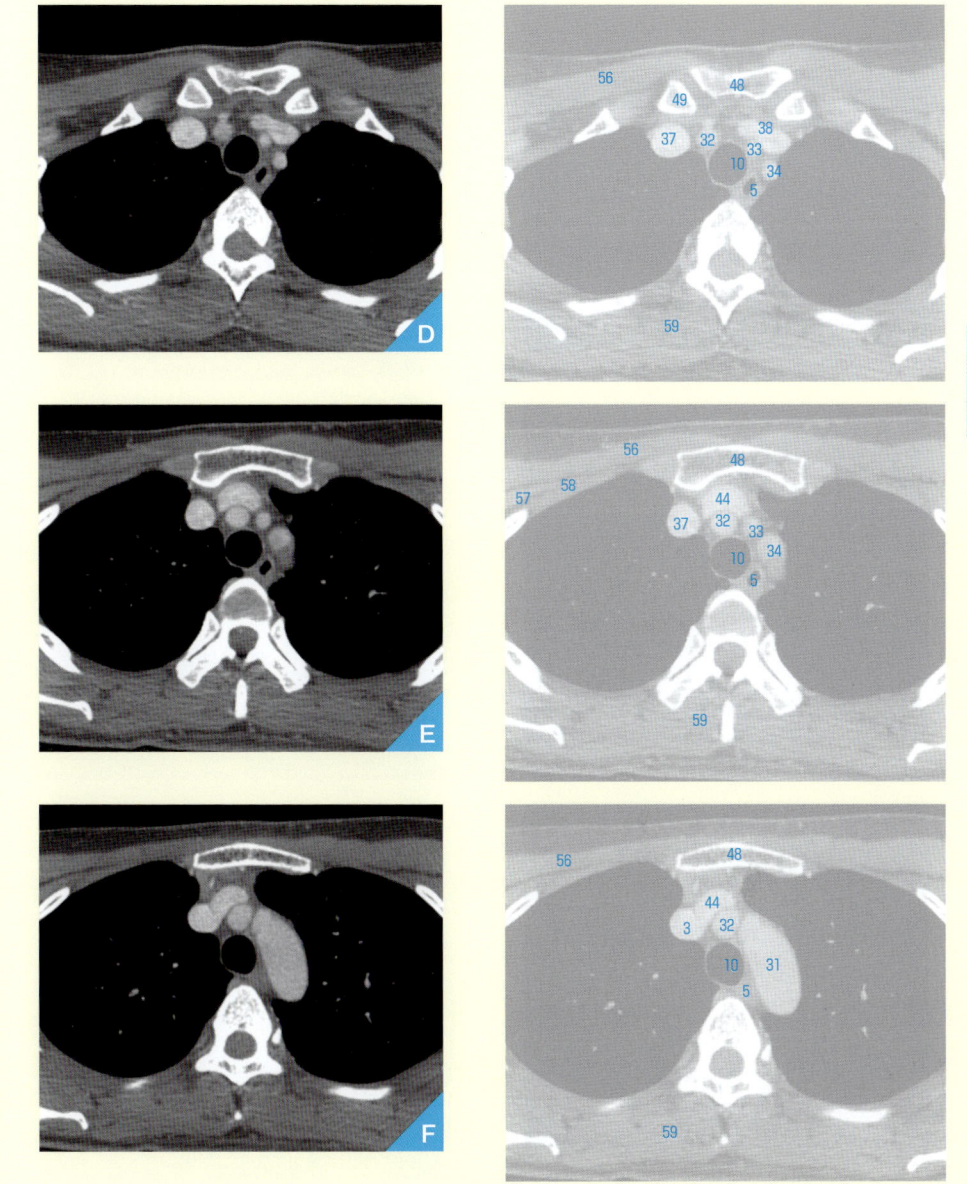

大動脈弓部から分岐する主要分枝は，右から右腕頭動脈（32），左総頸動脈（33），左鎖骨下動脈（34）の順に並ぶ

| 3 上大静脈 | 5 食道 | 10 気管 | 31 大動脈弓部 | 32 右腕頭動脈 | 33 左総頸動脈 | 34 左鎖骨下動脈 |
| 37 右鎖骨下静脈 | 38 左鎖骨下静脈 | 44 左腕頭静脈 | 48 胸骨 | 49 鎖骨 | 56 大胸筋 | 57 前鋸筋 | 58 肋間筋 |
| 59 脊柱起立筋 |

胸部 縦隔CT水平断

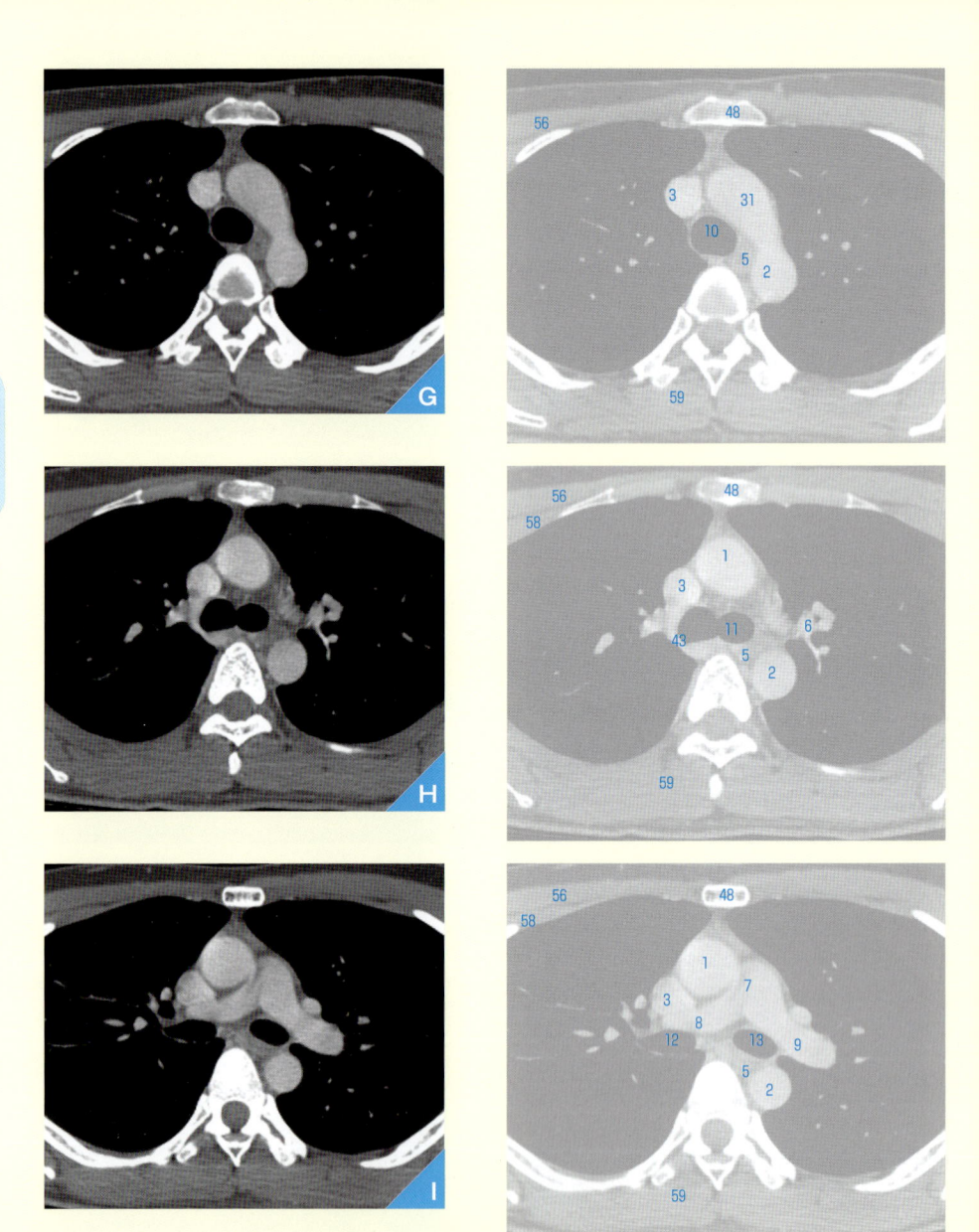

気管分岐部（11）の直上で肺動脈幹（7）が左右の肺動脈（8, 9）に分岐する

1 上行大動脈　2 下行大動脈　3 上大静脈　5 食道　6 左上葉肺動脈　7 肺動脈幹　8 右肺動脈　9 左肺動脈
10 気管　11 気管分岐部　12 右主気管支　13 左主気管支　31 大動脈弓部　43 奇静脈　48 胸骨　56 大胸筋
58 肋間筋　59 脊柱起立筋

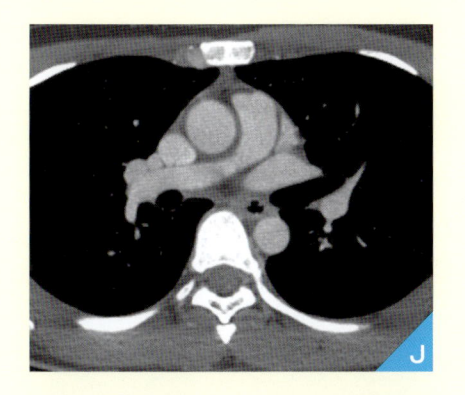

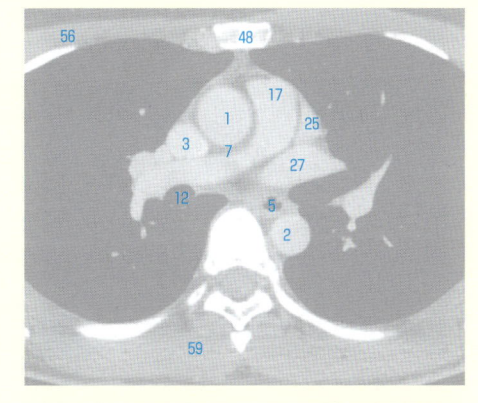

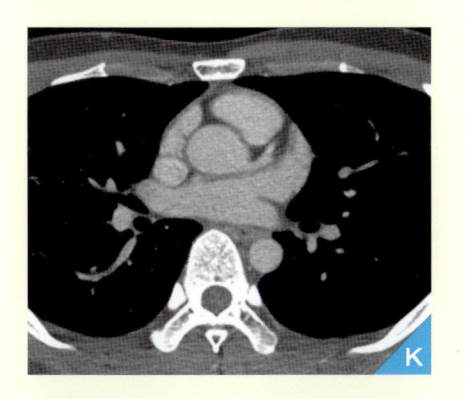

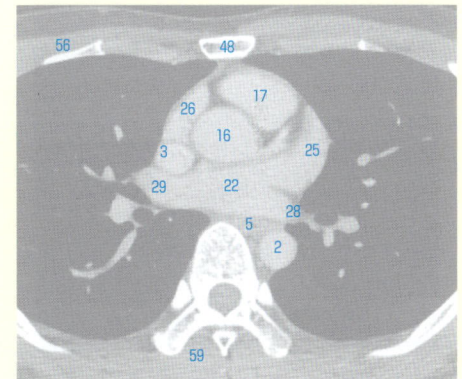

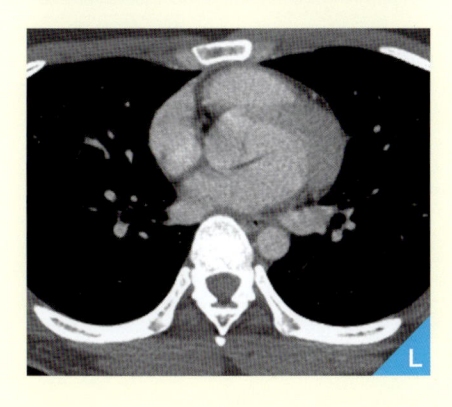

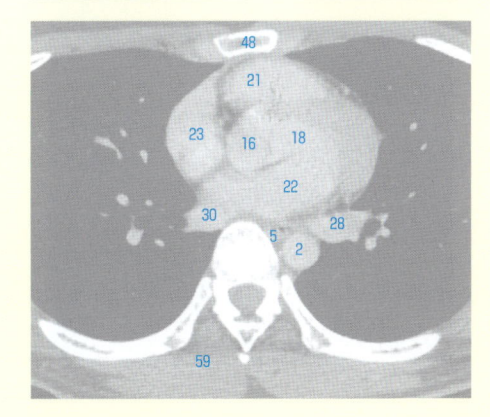

胸部　縦隔CT水平断

・大動脈起始部（16）は心臓の中央，肺動脈幹（17）の右背側に位置する
・気管分岐部の直下に位置する左心房（22）は，常に心臓の最背側に位置する

| 1 上行大動脈　2 下行大動脈　3 上大静脈　5 食道　7 肺動脈幹　12 右主気管支　16 大動脈起始部
17 肺動脈幹起始部　18 大動脈弁　21 右心室　22 左心房　23 右心房　25 左心耳　26 右心耳　27 左上肺静脈
28 左下肺静脈　29 右上肺静脈　30 右下肺静脈　48 胸骨　56 大胸筋　59 脊柱起立筋 |

胸部 縦隔CT水平断

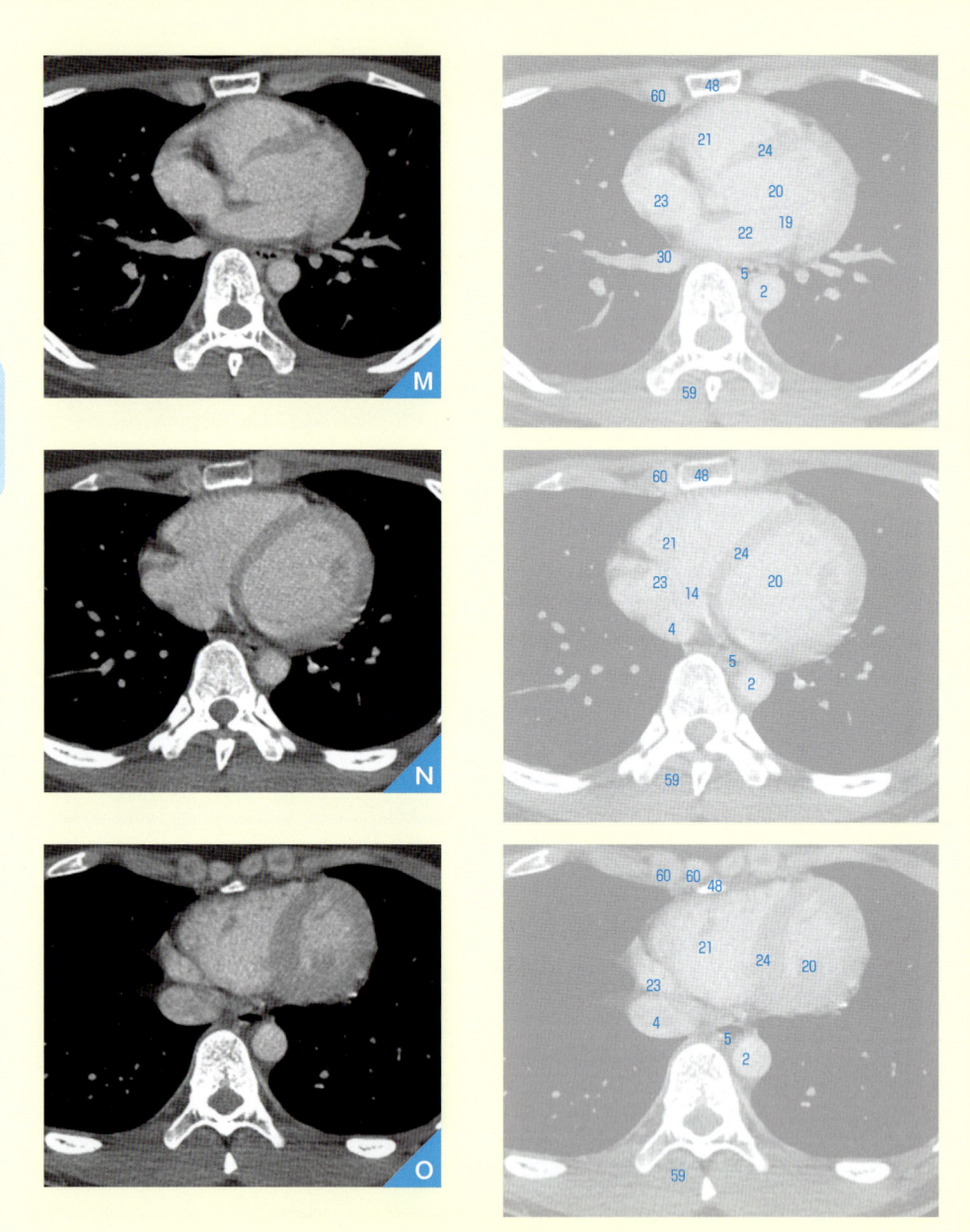

右心室（21），左心室（20）は，右-左，前-後の関係にある

2 下行大動脈　**4** 下大静脈　**5** 食道　**14** 三尖弁　**19** 僧帽弁　**20** 左心室　**21** 右心室　**22** 左心房　**23** 右心房　**24** 心室中隔　**30** 右下肺静脈　**48** 胸骨　**59** 脊柱起立筋　**60** 肋軟骨

縦隔CT冠状断

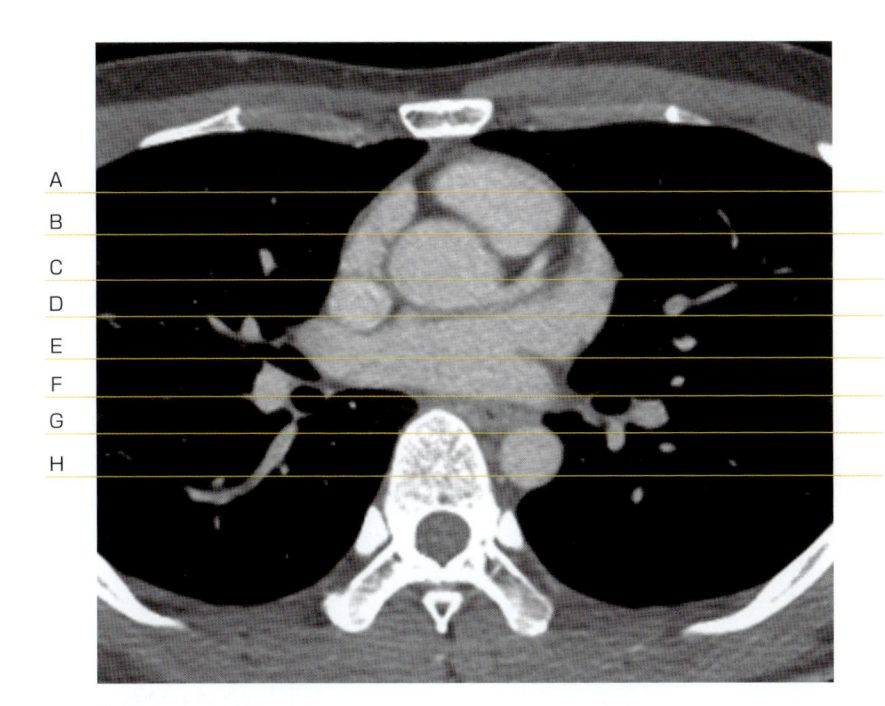

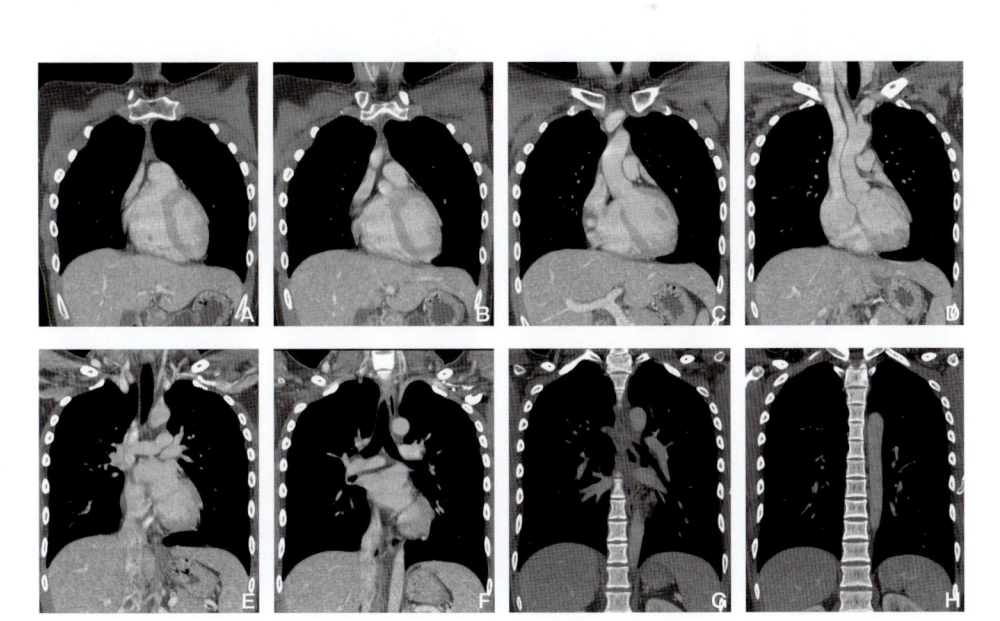

胸部 縦隔CT冠状断

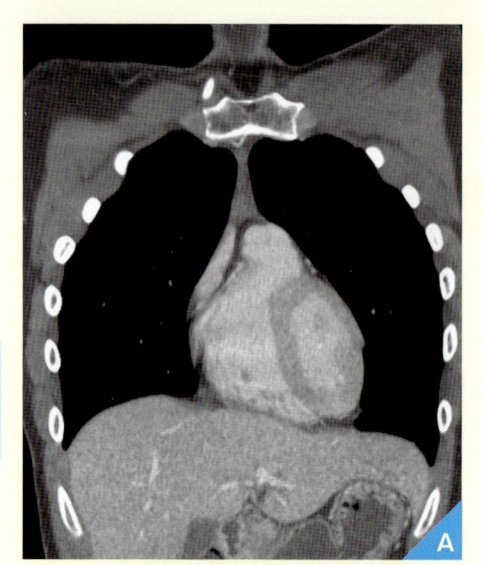

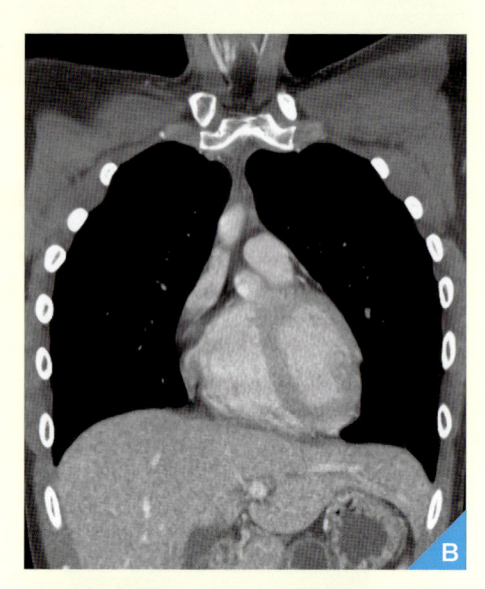

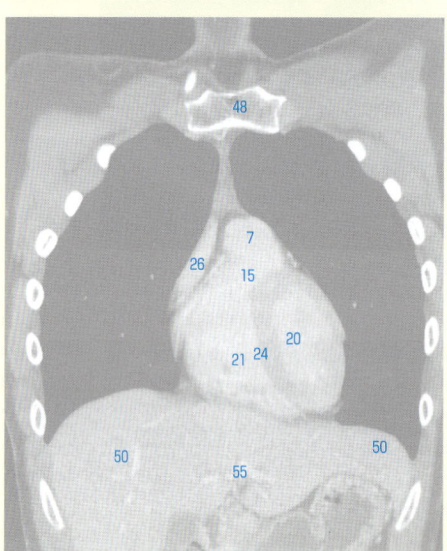

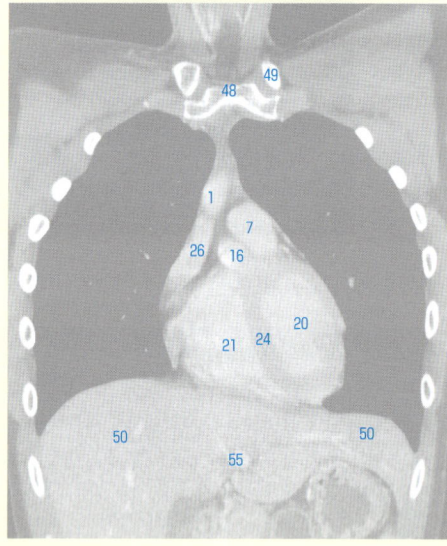

縦隔最前面のレベル．左心室（20）〜中隔壁（24）は，正常でも厚く認められる

1 上行大動脈　**7** 肺動脈幹　**15** 肺動脈弁　**16** 大動脈起始部　**20** 左心室　**21** 右心室　**24** 心室中隔　**26** 右心耳
48 胸骨　**49** 鎖骨　**50** 肝　**55** 門脈

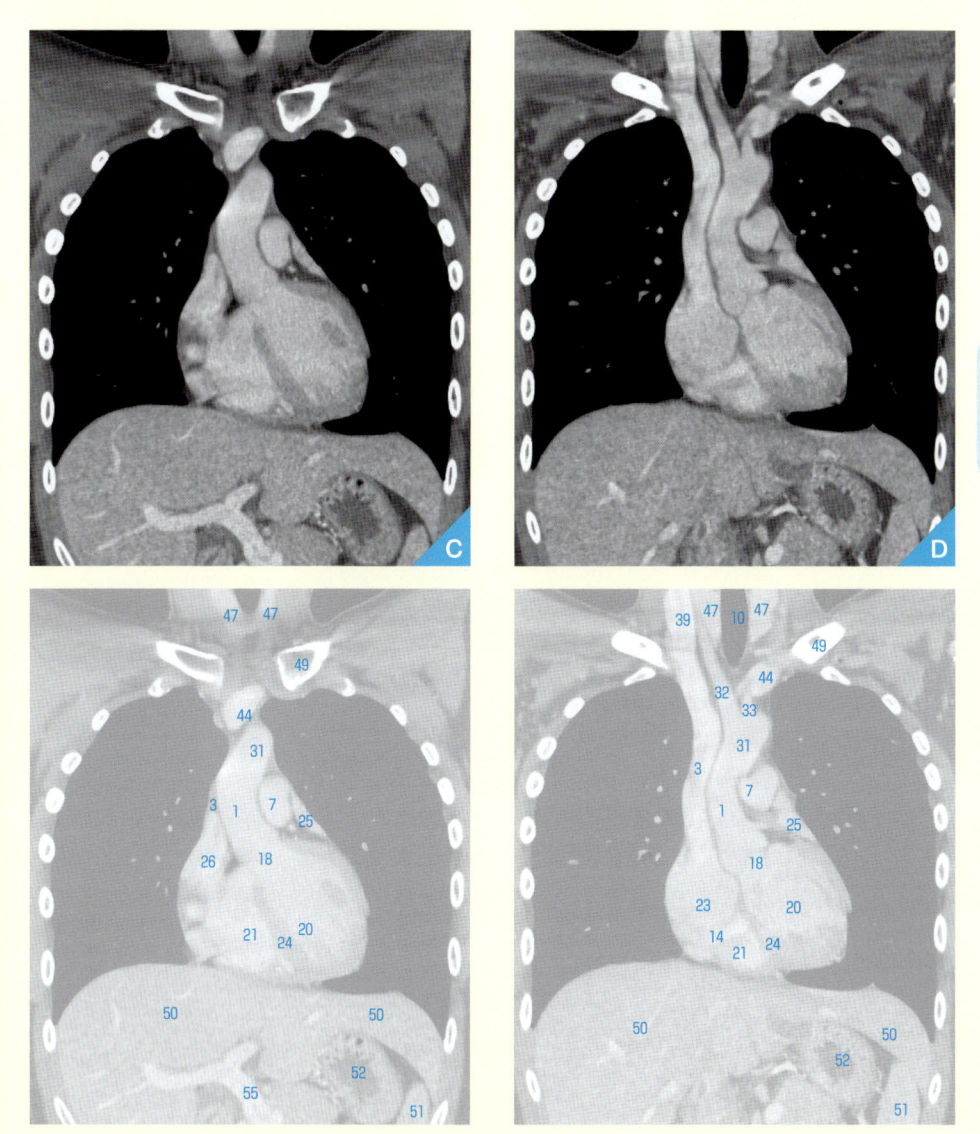

左心室（20）〜上行大動脈起始部（1）のレベル．心右縁を構成するのは上大静脈（3）〜右心房（23, 26），左心縁は左心耳（25）〜左心室（20）

1 上行大動脈　3 上大静脈　7 肺動脈幹　10 気管　14 三尖弁　18 大動脈弁　20 左心室　21 右心室　23 右心房
24 心室中隔　25 左心耳　26 右心耳　31 大動脈弓部　32 腕頭動脈　33 左総頸動脈　39 右内頸静脈
44 左腕頭静脈　47 甲状腺　49 鎖骨　50 肝　51 脾　52 胃穹隆部　55 門脈

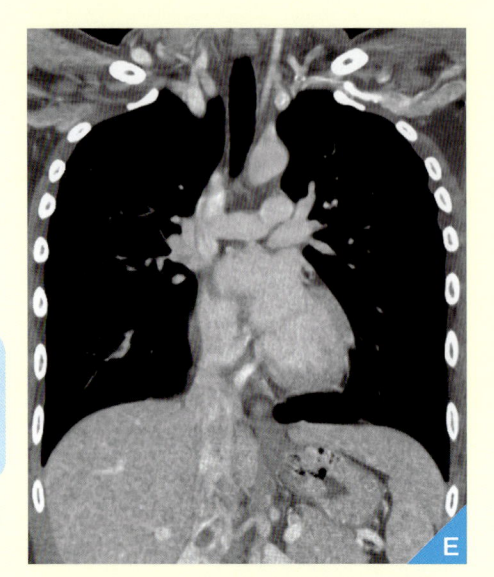

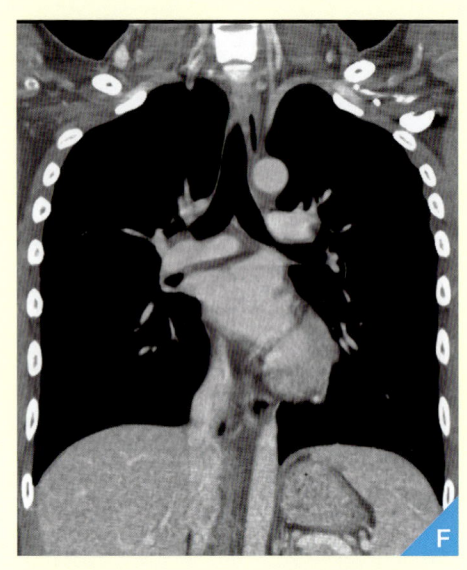

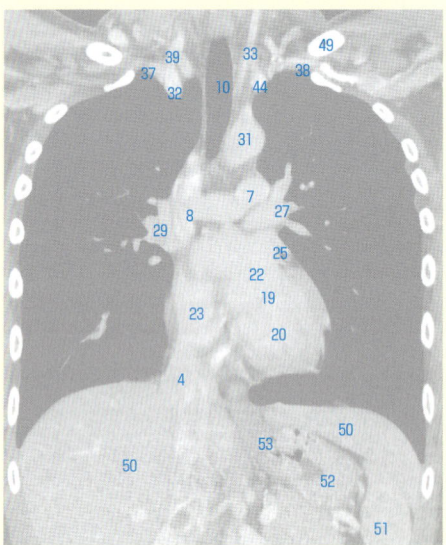

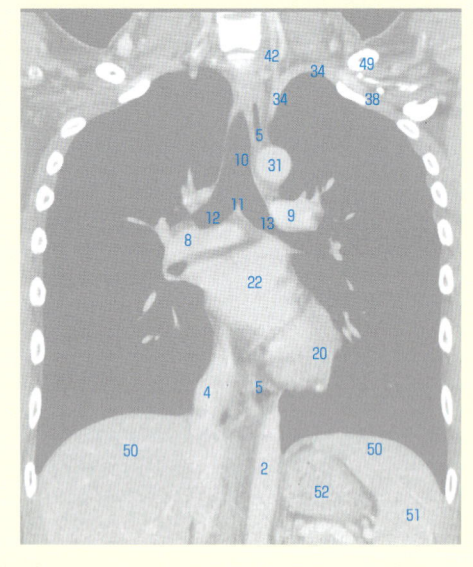

心大血管最背面のレベル．左心房（22）は気管分岐部（11）の直下に位置するので，左心房拡大では胸部エックス線写真で気管分岐角が開大する

2 下行大動脈　4 下大静脈　5 食道　7 肺動脈幹　8 右肺動脈　9 左肺動脈　10 気管　11 気管分岐部
12 右主気管支　13 左主気管支　19 僧帽弁　20 左心室　22 左心房　23 右心房　25 左心耳　27 左上肺静脈
29 右上肺静脈　31 大動脈弓部　32 右腕頭動脈　33 左総頸動脈　34 左鎖骨下動脈　37 右鎖骨下静脈
38 左鎖骨下静脈　39 右内頸静脈　42 左椎骨動脈　44 腕頭静脈　49 鎖骨　50 肝　51 脾　52 胃穹隆部
53 噴門

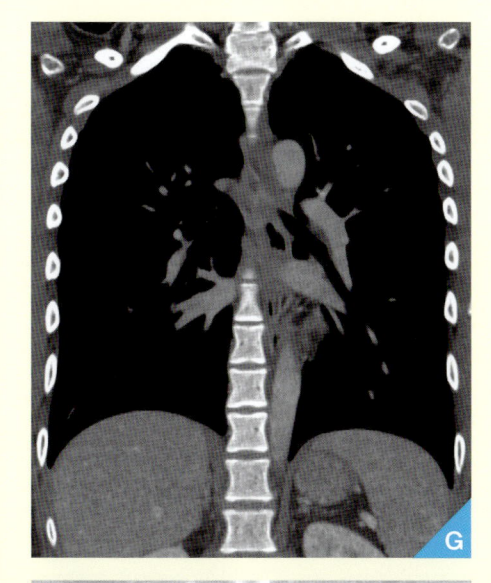

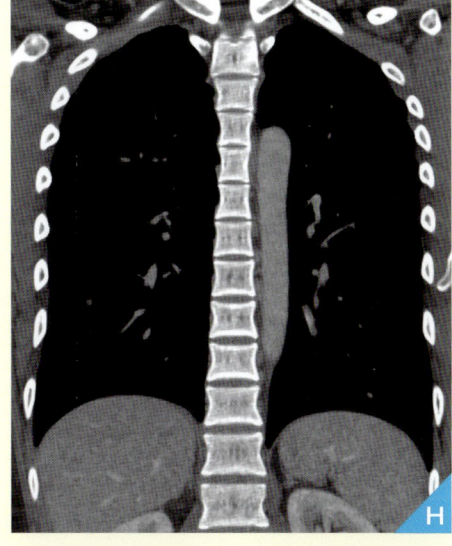

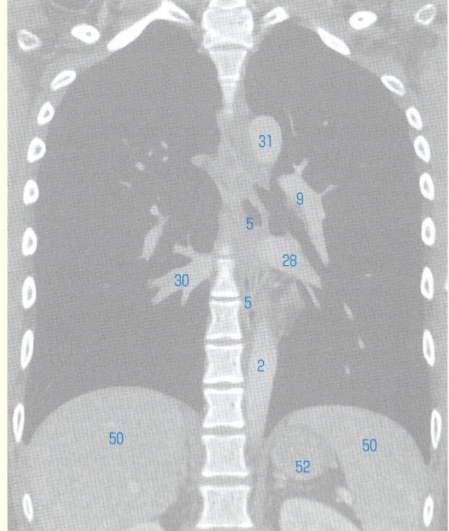

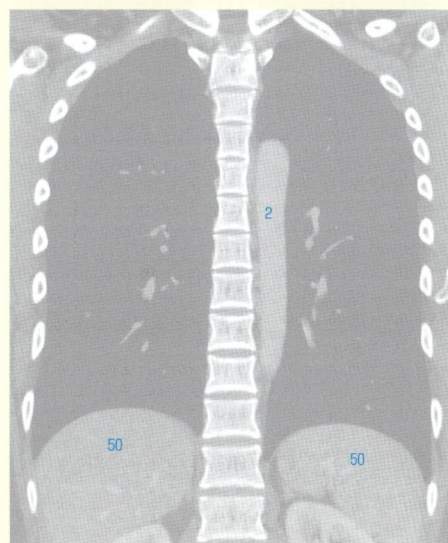

脊椎のレベル．心背面に位置する左心房に流入する肺静脈（28，30）下行大動脈（2）が見える

2 下行大動脈　5 食道　9 左肺動脈　28 左下肺静脈　30 右下肺静脈　31 大動脈弓部　50 肝　52 胃穹隆部

胸部 縦隔CT 冠状断

memo

胸部 / 縦隔CT 冠状断

縦隔CT矢状断

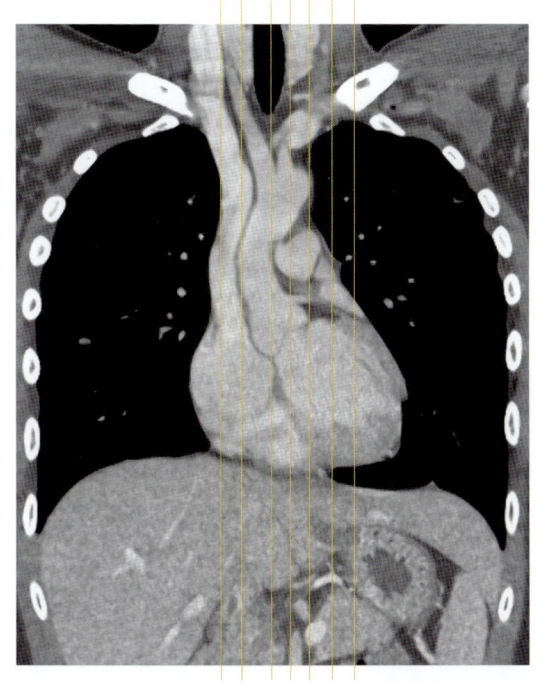

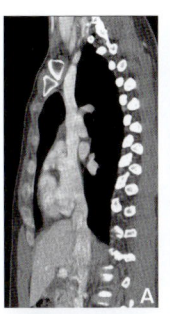

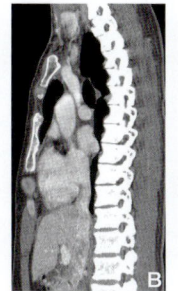

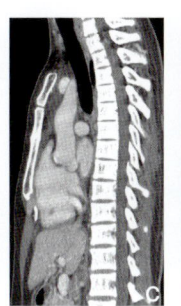

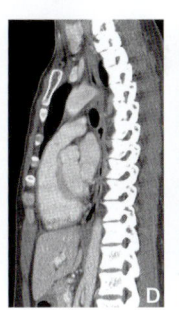

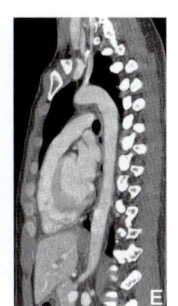

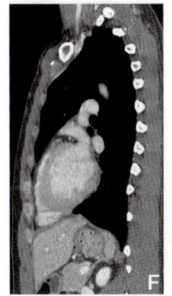

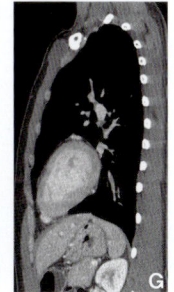

胸部 縦隔CT矢状断

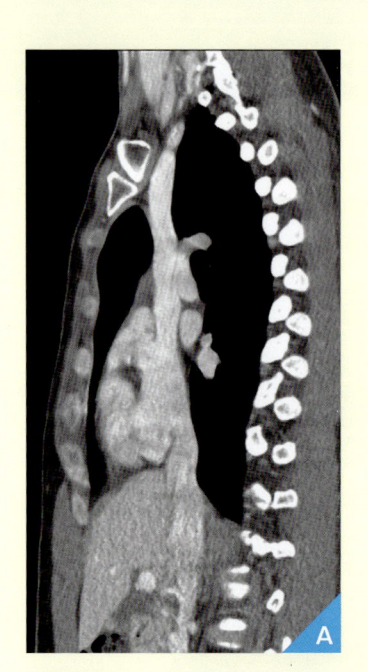

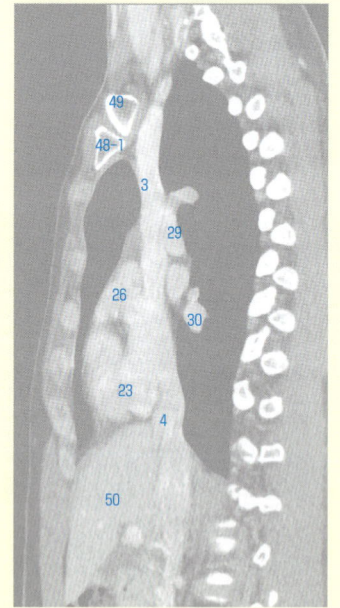

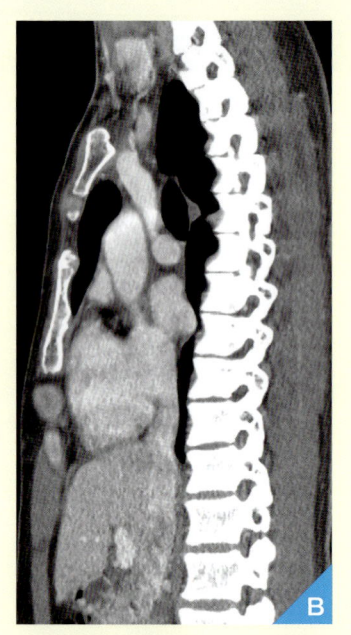

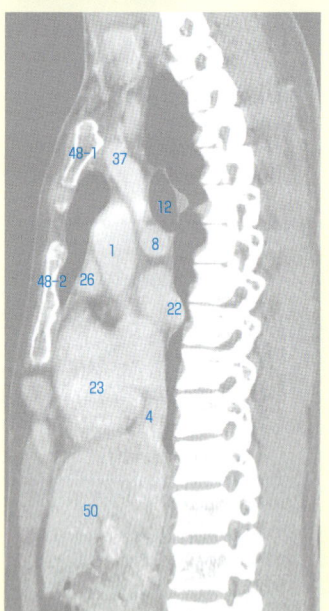

縦隔右縁のレベル．上大静脈（3），下大静脈（4）が右心房（23）に流入する

| **1** 上行大動脈 | **3** 上大静脈 | **4** 下大静脈 | **8** 右肺動脈 | **12** 右主気管支 | **22** 左心房 | **23** 右心房 | **26** 右心耳 |
| **29** 右上肺静脈 | **30** 右下肺静脈 | **37** 右鎖骨下静脈 | **48-1** 胸骨柄 | **48-2** 胸骨体 | **49** 鎖骨 | **50** 肝 | |

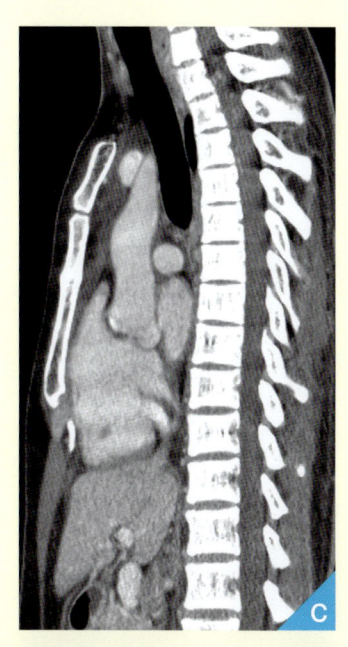

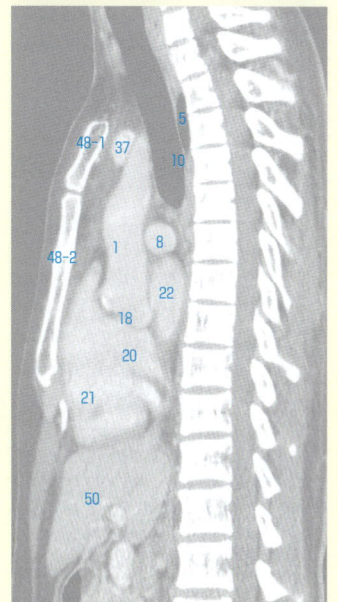

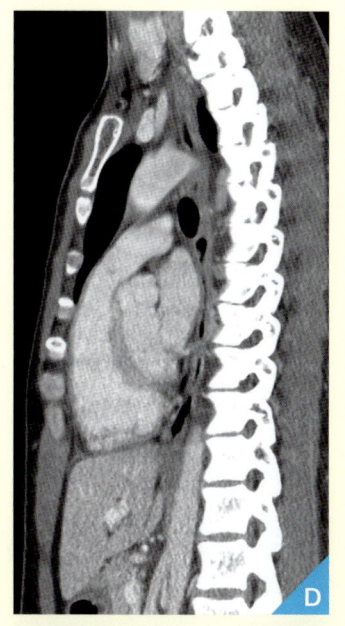

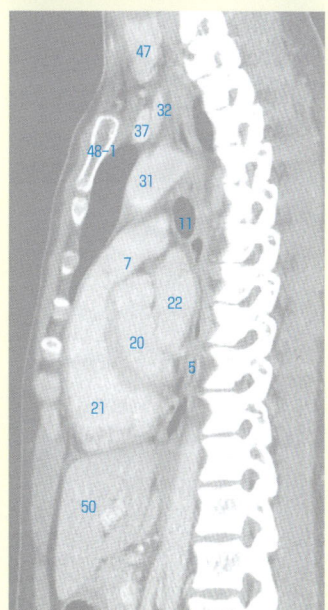

大動脈・肺動脈起始部のレベル．右心室（21）と左心室（20）は，常に前－後の関係にある

1 上行大動脈	5 食道	7 肺動脈幹	8 右肺動脈	10 気管	11 気管分岐部	18 大動脈弁	20 左心室
21 右心室	22 左心房	31 大動脈弓部	32 右腕頭動脈	37 右鎖骨下静脈	47 甲状腺	48-1 胸骨柄
48-2 胸骨体	50 肝

胸部　縦隔CT矢状断

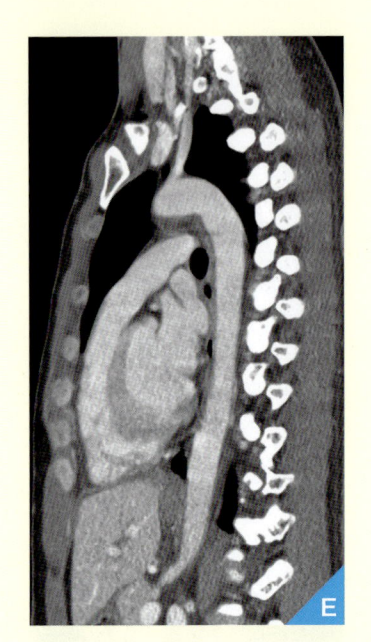

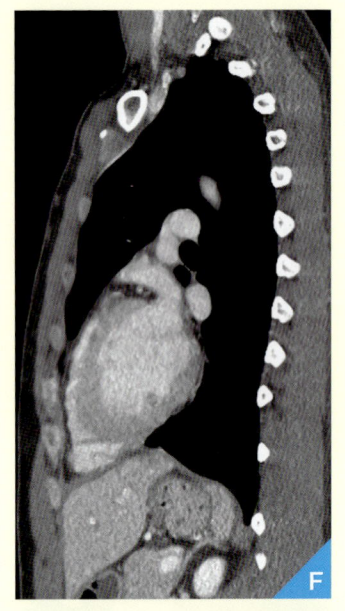

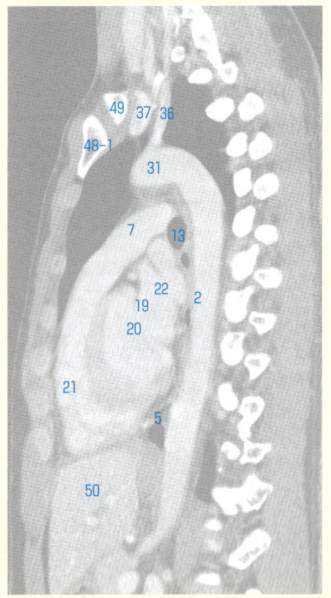

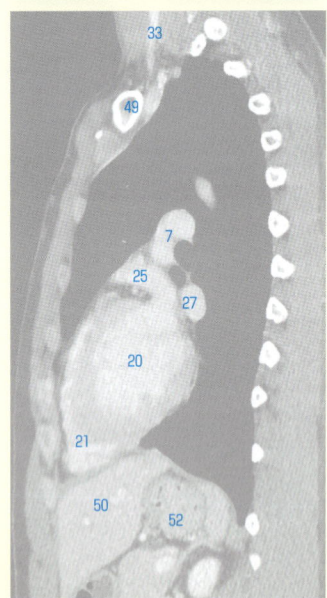

縦隔左縁のレベル．下行大動脈（2）は心後縁を下行する．頭側から大動脈弓部（31），肺動脈幹（7），左主気管支（13），左心房（22）の順に並ぶ

2 下行大動脈　5 食道　7 肺動脈幹　13 左主気管支　19 僧帽弁　20 左心室　21 右心室　22 左心房　25 左心耳
27 左上肺静脈　31 大動脈弓部　33 左総頸動脈　36 右総頸動脈　37 右鎖骨下静脈　48-1 胸骨柄　49 鎖骨
50 肝　52 胃穹隆部

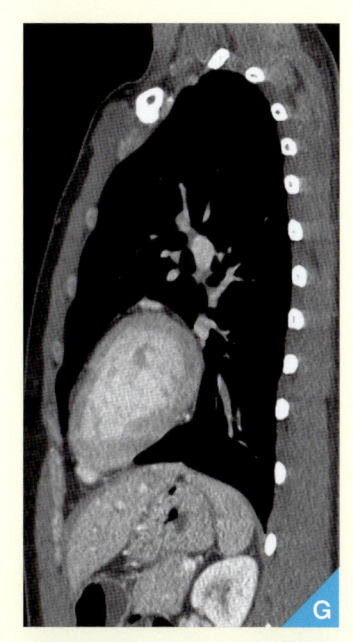

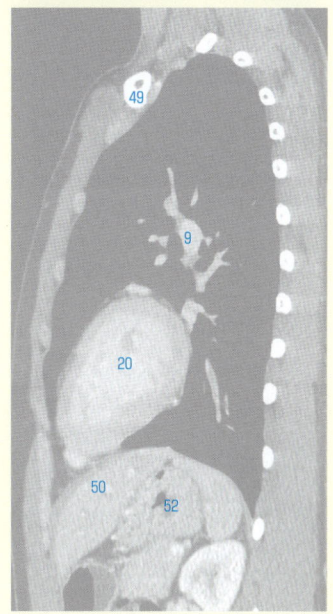

胸部

縦隔CT矢状断

9 左肺動脈　20 左心室　49 鎖骨　50 肝　52 胃穹隆部

memo

胸部 — 縦隔CT矢状断

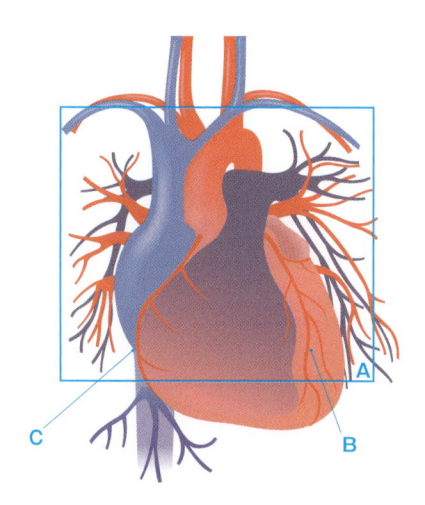

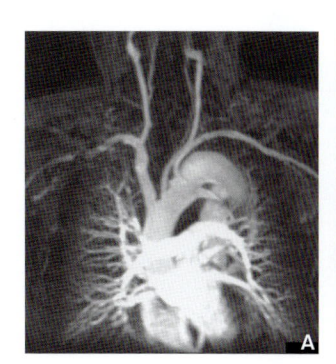

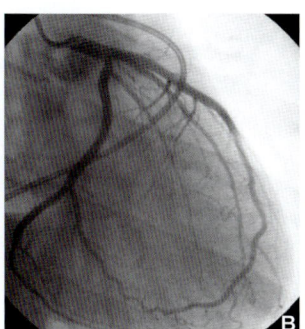

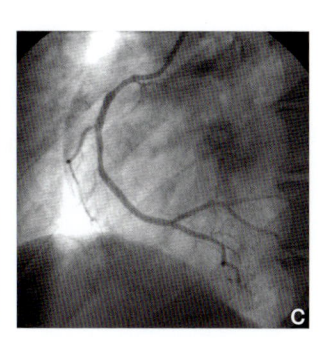

血管撮影

胸部

血管撮影

A

B

C

胸部 血管撮影

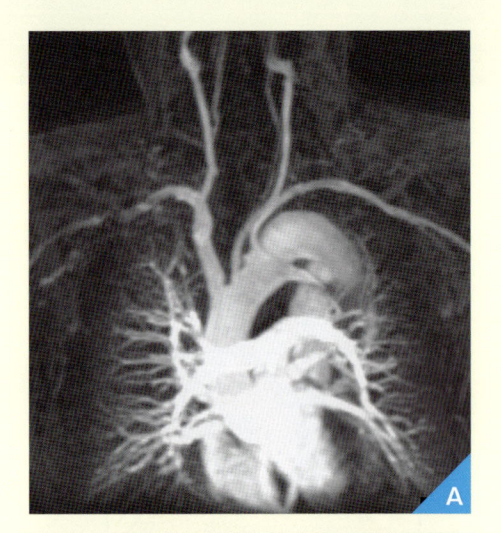

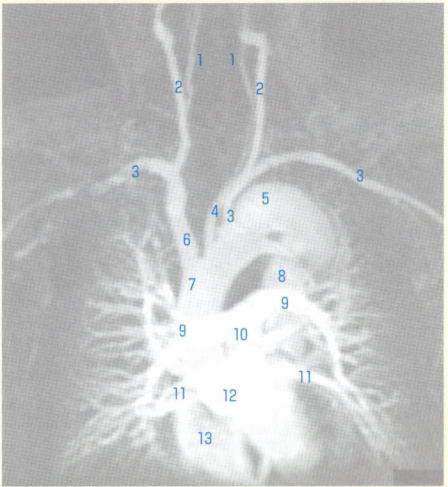

MR 血管撮影

1 椎骨動脈　2 総頸動脈　3 鎖骨下動脈　4 左総頸動脈　5 大動脈弓　6 腕頭動脈　7 上行大動脈　8 下行大動脈
9 肺動脈　10 主肺動脈幹　11 肺静脈　12 左心房　13 右心房

左冠動脈造影（右斜位）

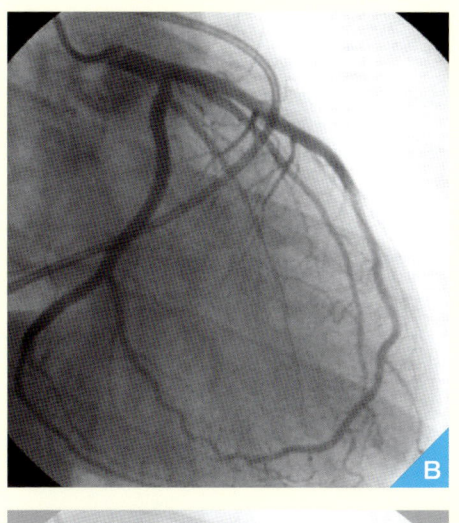

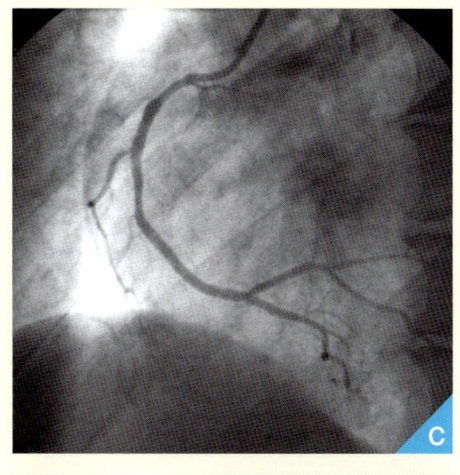

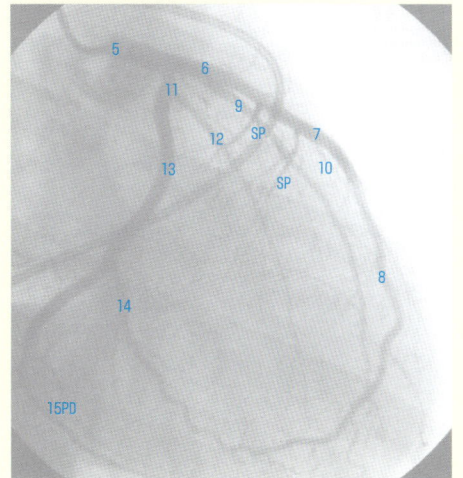

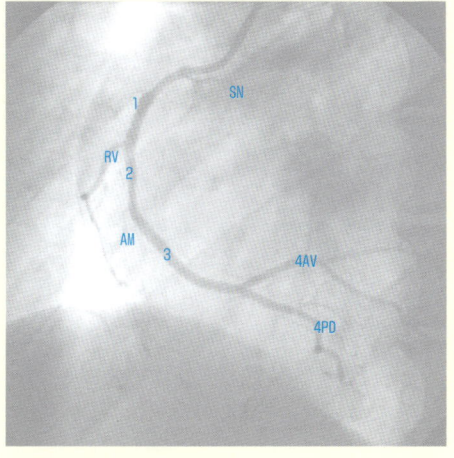

右冠動脈造影（右斜位）

胸部 血管撮影

1 右冠動脈近位部　**2** 右冠動脈中間部　**3** 右冠動脈遠位部　**4PD** 後下行枝　**4AV** 後側壁枝　**SN** 洞結節枝	
RV 右室枝　　**AM** 鋭縁枝　**5** 左冠動脈主幹部　**6** 前下行枝近位部　**7** 前下行枝中間部　**8** 前下行枝遠位部	
9 第1対角枝　　**10** 第2対角枝　**11** 回旋枝近位部　**12** 鈍縁枝　**13** 回旋枝遠位部　**14** 後側壁枝　**15PD** 後下行枝	
SP 中隔枝　　（番号，記号はAHA分類による）	

111

4 腹部

解剖の基本 ……………………………………… 114

- エックス線 ……………………………………… 117
- 尿路・胆道 ……………………………………… 119
- 消化管 …………………………………………… 123
- 超音波 …………………………………………… 127
- CT水平断 ………………………………………… 131
- CT冠状断 ………………………………………… 141
- CT矢状断 ………………………………………… 149
- 血管撮影 ………………………………………… 157

解剖の基本

肝区域の解剖

● 肝区域

前から見たところ / 底面から見たところ（CTと同じ）

右葉と左葉の境界は，解剖学では肝鎌状靱帯であるが，臨床的（外科学的）にはCantlie線を用いる。Cantlie線は，下大静脈，胆嚢床，中肝静脈を結ぶ線であるが，実際には左図のように面として考えるとわかりやすい。

● 肝区域の画像解剖

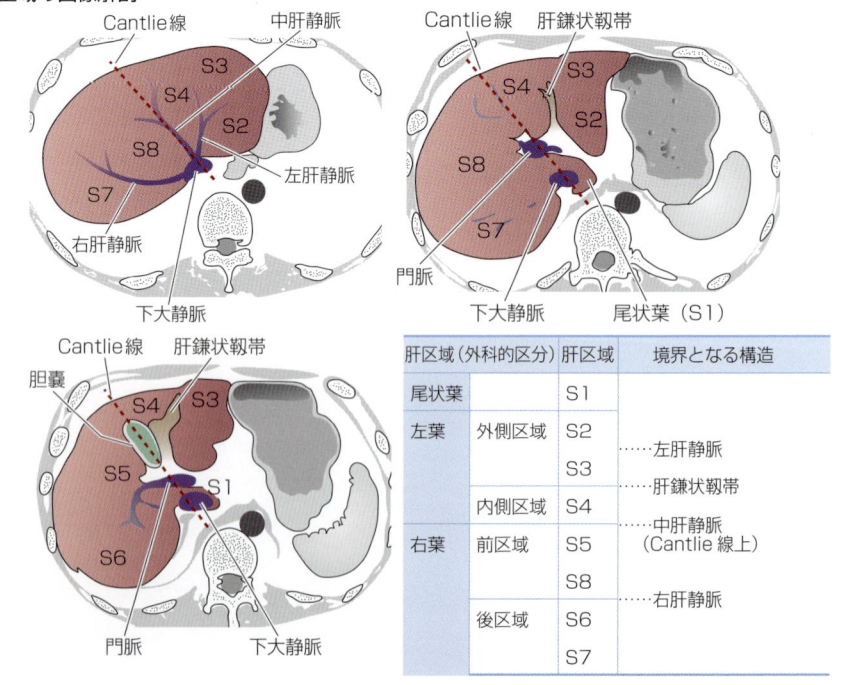

肝区域（外科的区分）		肝区域	境界となる構造
尾状葉		S1	
左葉	外側区域	S2	……左肝静脈
		S3	……肝鎌状靱帯
	内側区域	S4	……中肝静脈（Cantlie線上）
右葉	前区域	S5	
		S8	……右肝静脈
	後区域	S6	
		S7	

●胆道系の解剖

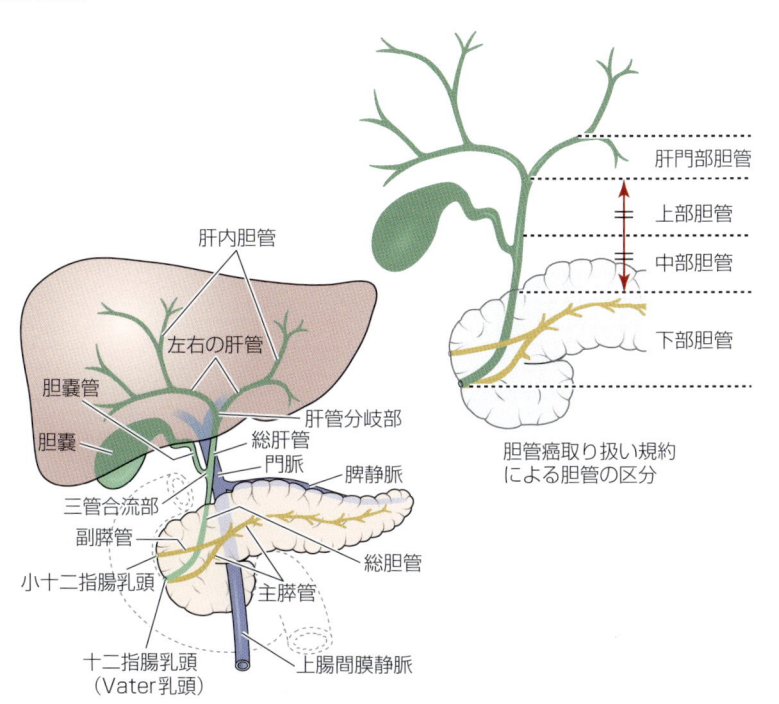

肝内胆管
左右の肝管
胆嚢管
胆嚢
肝管分岐部
総肝管
門脈
脾静脈
三管合流部
副膵管
小十二指腸乳頭
主膵管
総胆管
十二指腸乳頭
（Vater乳頭）
上腸間膜静脈

肝門部胆管
上部胆管
中部胆管
下部胆管

胆管癌取り扱い規約による胆管の区分

●門脈と肝静脈の解剖

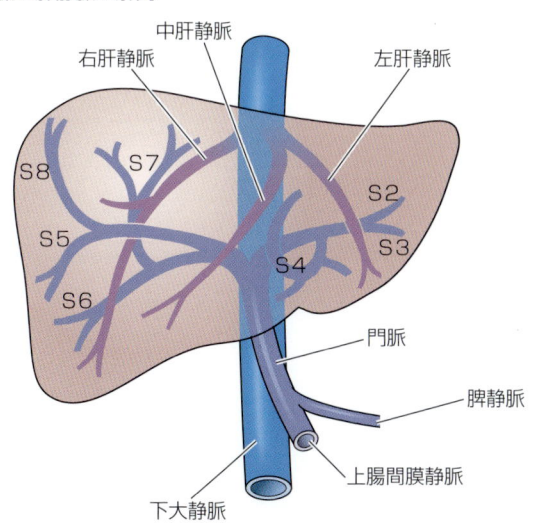

右肝静脈
中肝静脈
左肝静脈
S8　S7
S2
S5
S4　S3
S6
門脈
脾静脈
上腸間膜静脈
下大静脈

memo

腹部

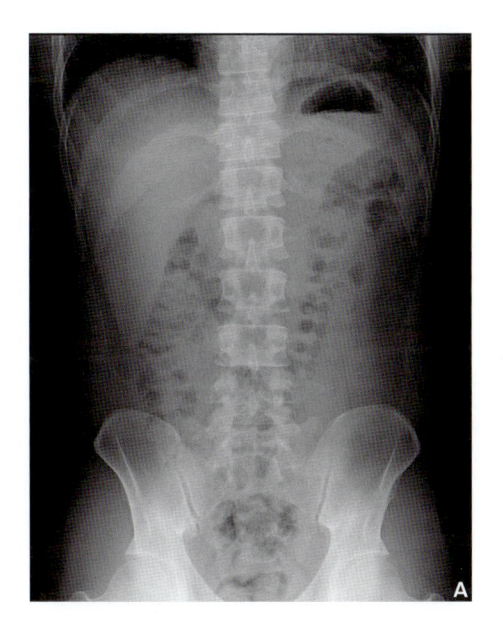

エックス線

腹部

エックス線

腹部 エックス線

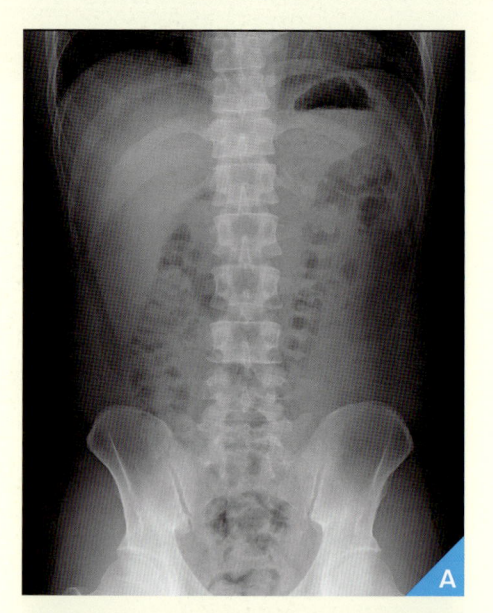

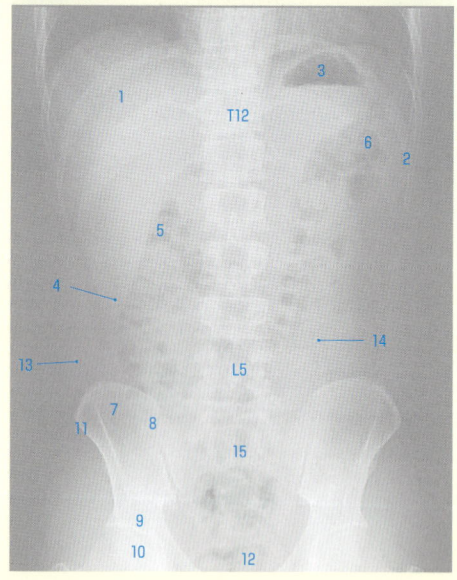

正常では，胃と結腸のガス像が見える．小腸ガス像が見えるときはイレウスなど異常を疑う．
胃泡は立位でのみ見える

T12 第12胸椎　L5 第5腰椎　1 肝　2 脾　3 胃泡　4 肝角　5 結腸肝弯曲　6 結腸脾弯曲　7 腸骨　8 仙腸関節　9 寛骨臼（臼蓋）　10 大腿骨頭　11 上前腸骨棘　12 直腸　13 側腹線　14 大腰筋　15 仙骨

尿路・胆道

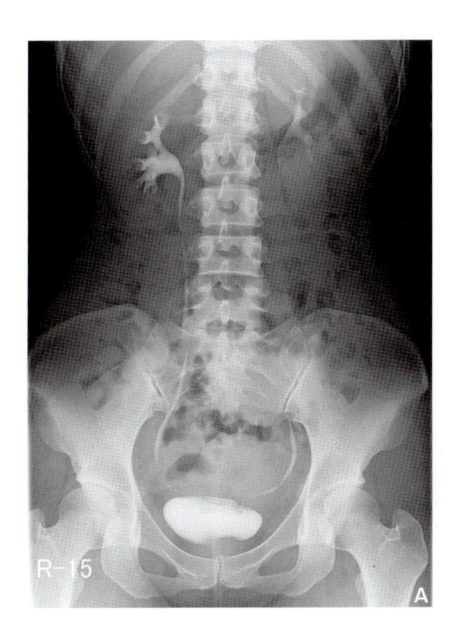

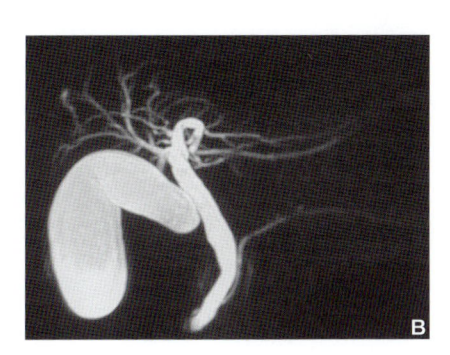

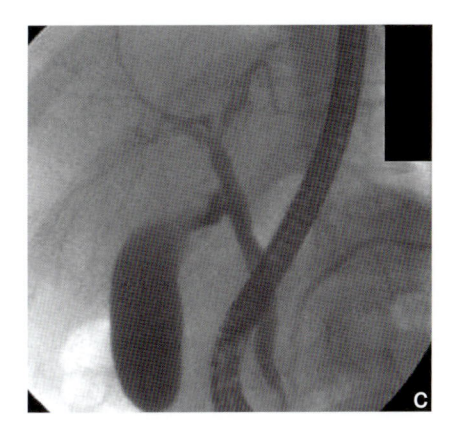

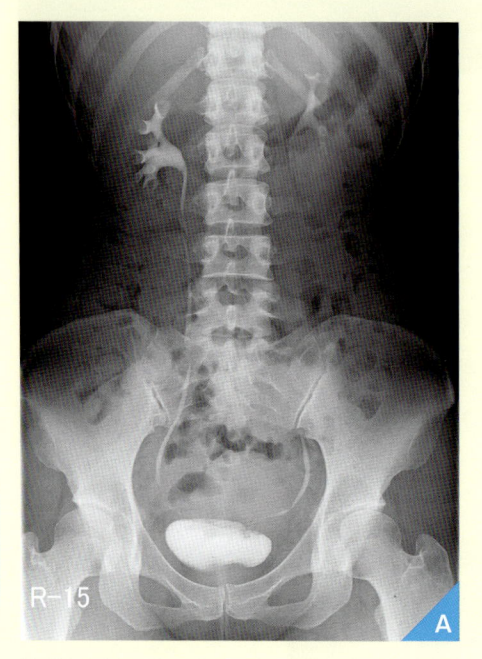

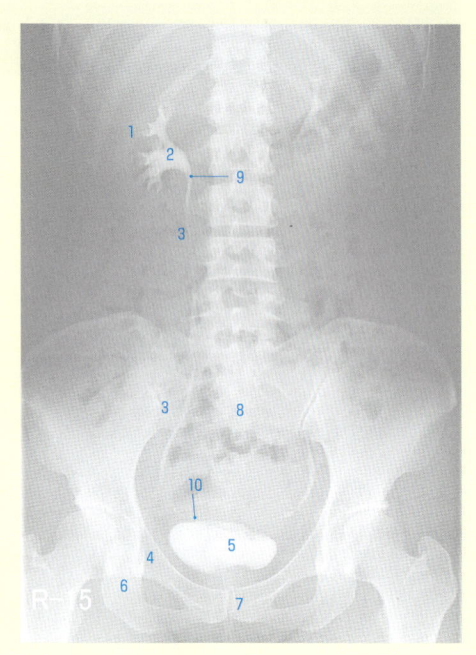

排泄性尿路造影（IVU）
・腎杯（1）は，辺縁が鋭角の凹型をなすのが正常．鈍角，凸型は水腎症の所見
・尿管（3）は，蠕動運動のため常に全長が見えるわけではない
・腎盂尿管移行部（9），尿管膀胱移行部（10）は，先天性尿管狭窄の好発部位

1 腎杯　2 腎盂　3 尿管　4 恥骨　5 膀胱　6 坐骨　7 恥骨結合　8 仙骨　9 腎盂尿管移行部（PUJ）
10 尿管膀胱移行部（UVJ）

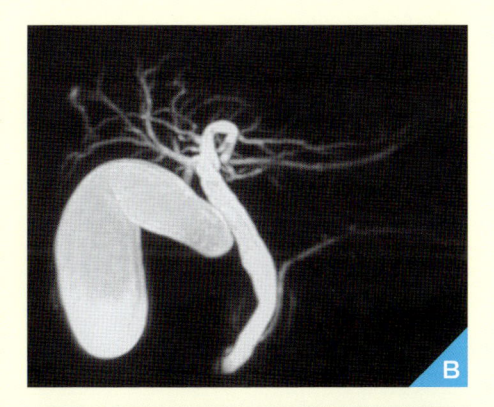

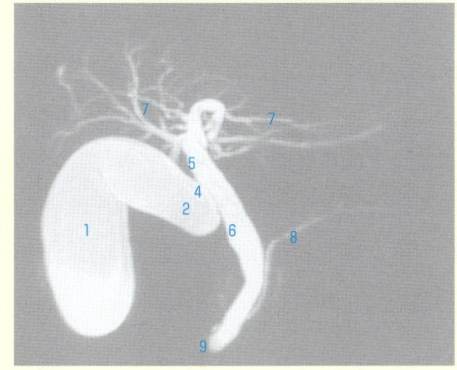

MR胆管膵管撮影（MRCP）
・造影剤を使用することなく，ERCP（右図）とほぼ同等の画像が得られる
・肝内・肝外胆管，胆嚢（1〜7），および主膵管（8）が描出される

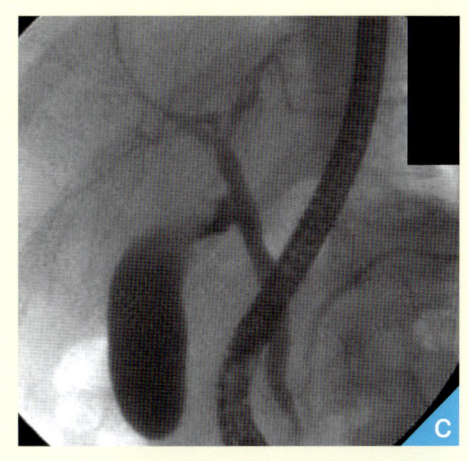

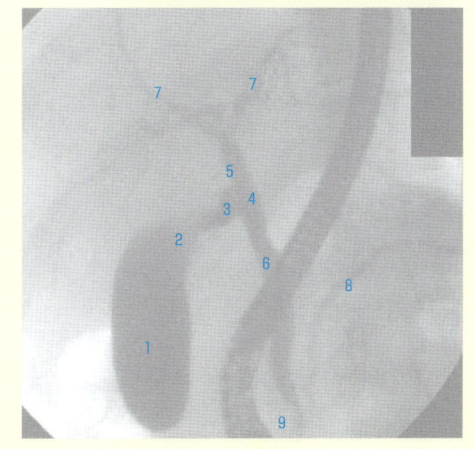

内視鏡的逆行性膵胆道造影（ERCP）

1胆嚢体部　**2**胆嚢頸部　**3**胆嚢管　**4**三管合流部　**5**総肝管　**6**総胆管　**7**肝内胆管　**8**主膵管
9十二指腸乳頭（開口部）

memo

腹部
尿路・胆道

消化管

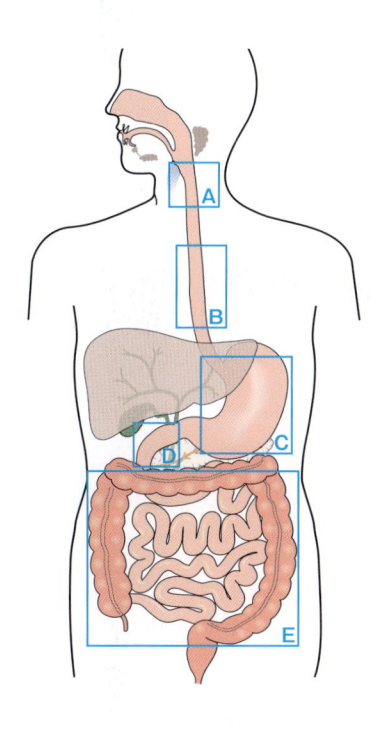

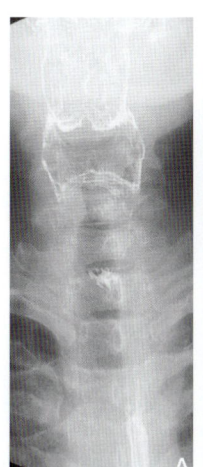

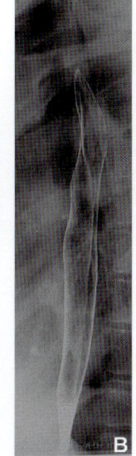

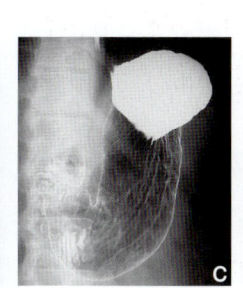

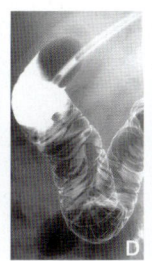

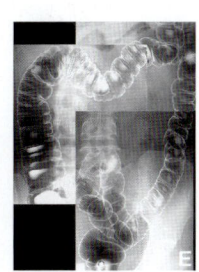

腹部

消化管

腹部

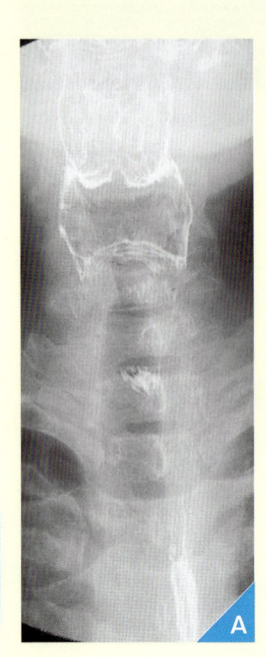

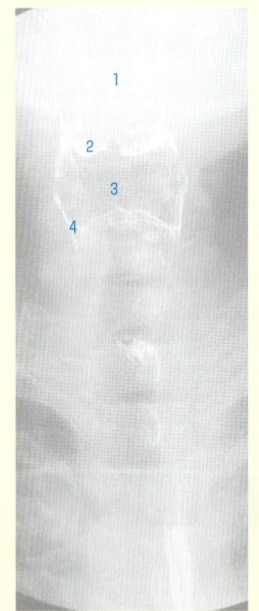

消化管

下咽頭造影

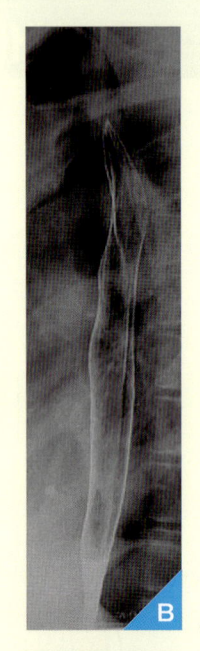

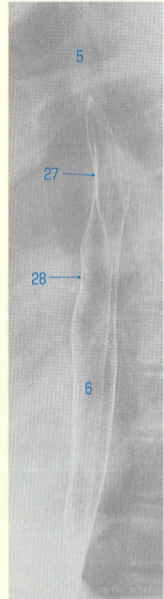

上部消化管造影（食道造影）

1 中咽頭　**2** 喉頭蓋谷　**3** 下咽頭　**4** 梨状窩　**5** 頸部食道　**6** 胸部食道　**27** 大動脈弓による圧迫
28 気管分岐部による圧迫

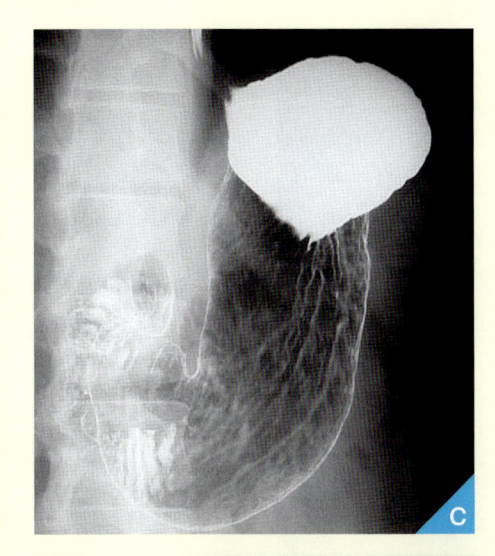

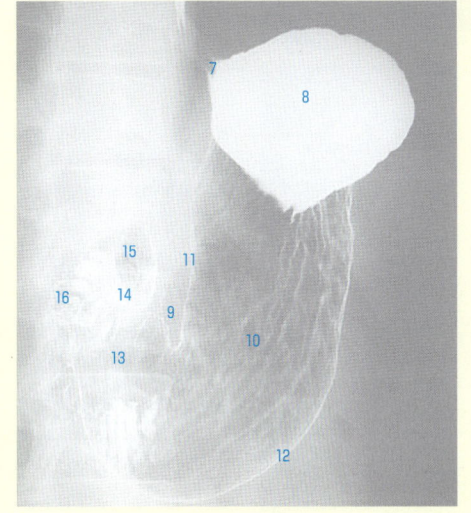

上部消化管造影（胃造影）

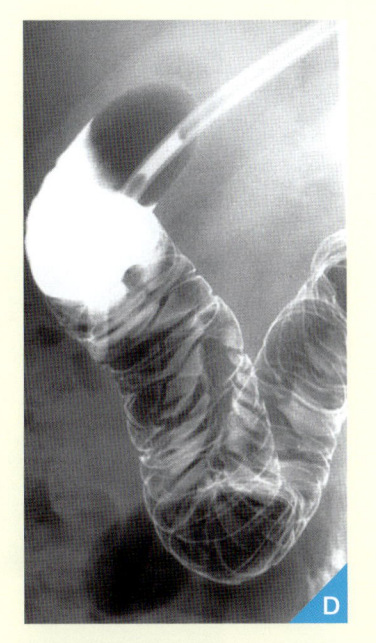

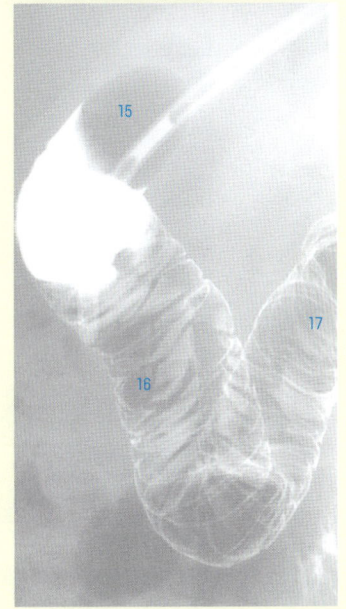

十二指腸造影

腹部 消化管

7 噴門　**8** 胃穹隆部　**9** 胃角　**10** 胃体部　**11** 小弯　**12** 大弯　**13** 胃前庭部　**14** 幽門　**15** 十二指腸球部
16 十二指腸下行部　**17** 十二指腸水平部

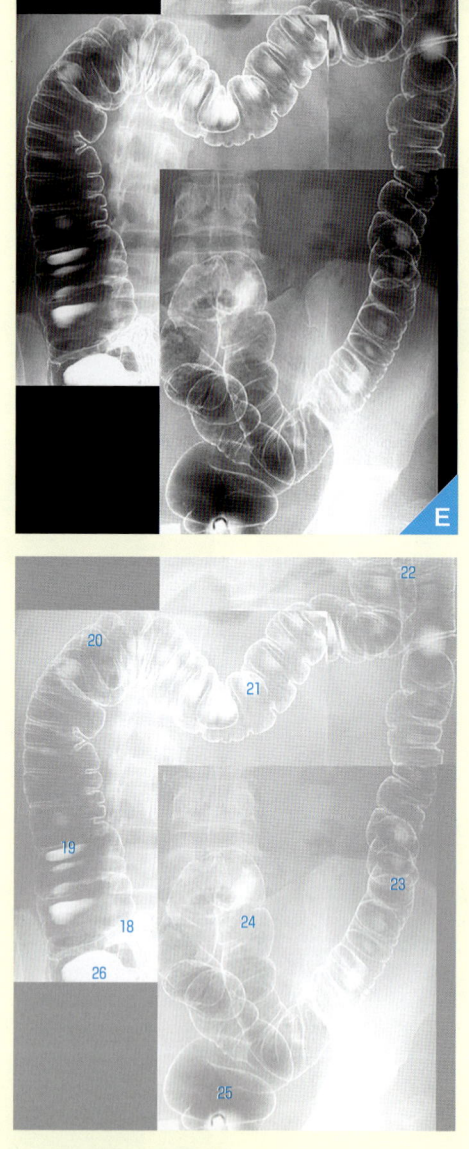

下部消化管造影（注腸造影）

18 回盲弁　19 上行結腸　20 肝弯曲　21 横行結腸　22 脾弯曲　23 下行結腸　24 S字状結腸　25 直腸
26 盲腸

超音波

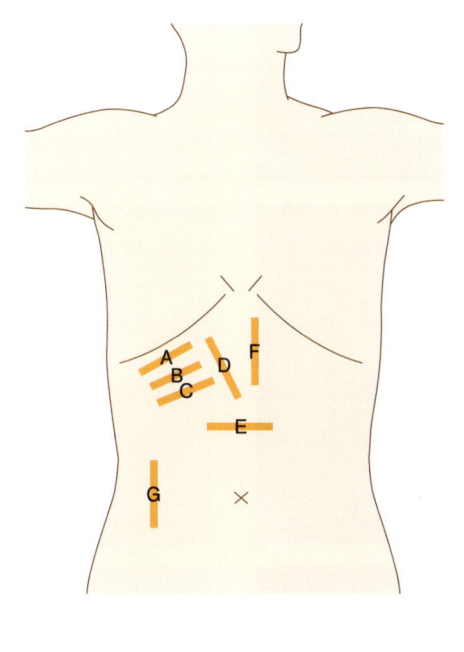

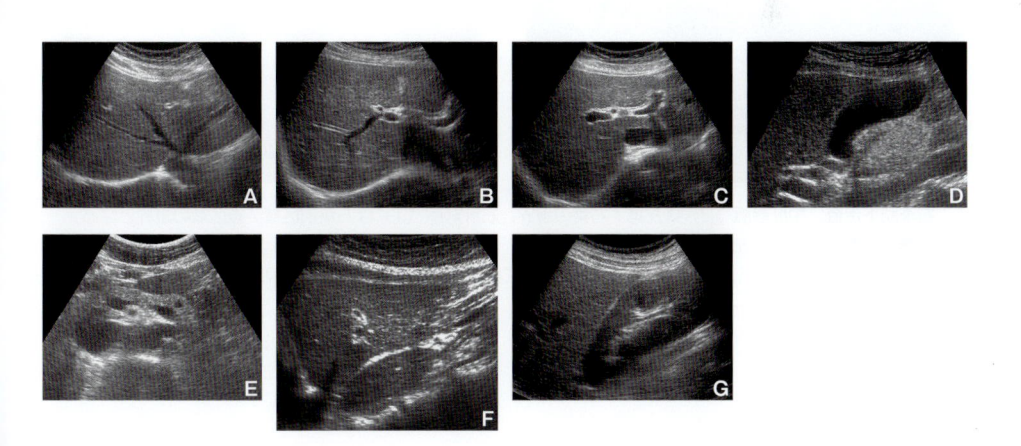

腹部 超音波

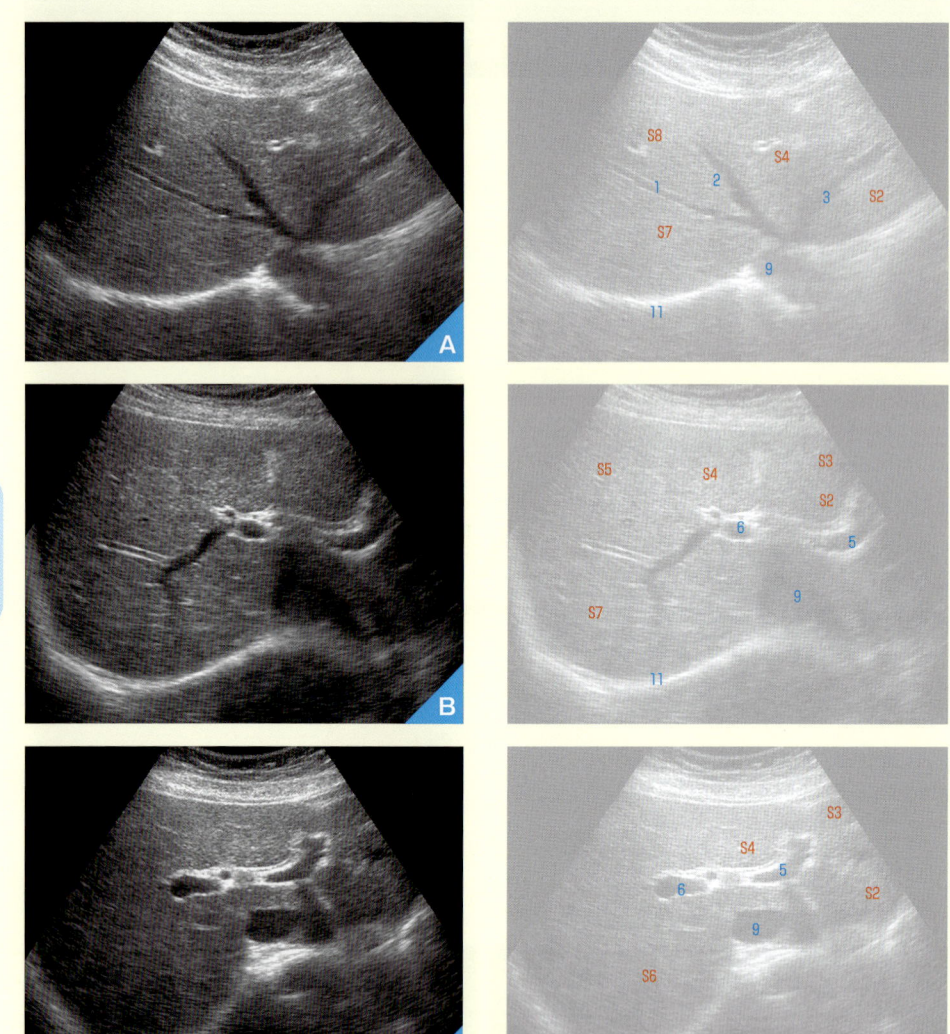

A: **右季肋下走査**. 中肝静脈（2）は左葉／右葉の境界，右肝静脈（1）は右葉前区域／後区域の境界となる
B: **右季肋下走査**. 門脈が左右に分岐する（5，6）
C: **右季肋下走査**. 門脈（5，6）は肝静脈（1〜3）に比べて壁が厚く高エコーに見える

| 1 右肝静脈 | 2 中肝静脈 | 3 左肝静脈 | 5 門脈左葉枝 | 6 門脈右葉枝 | 9 下大静脈 | 11 横隔膜 |

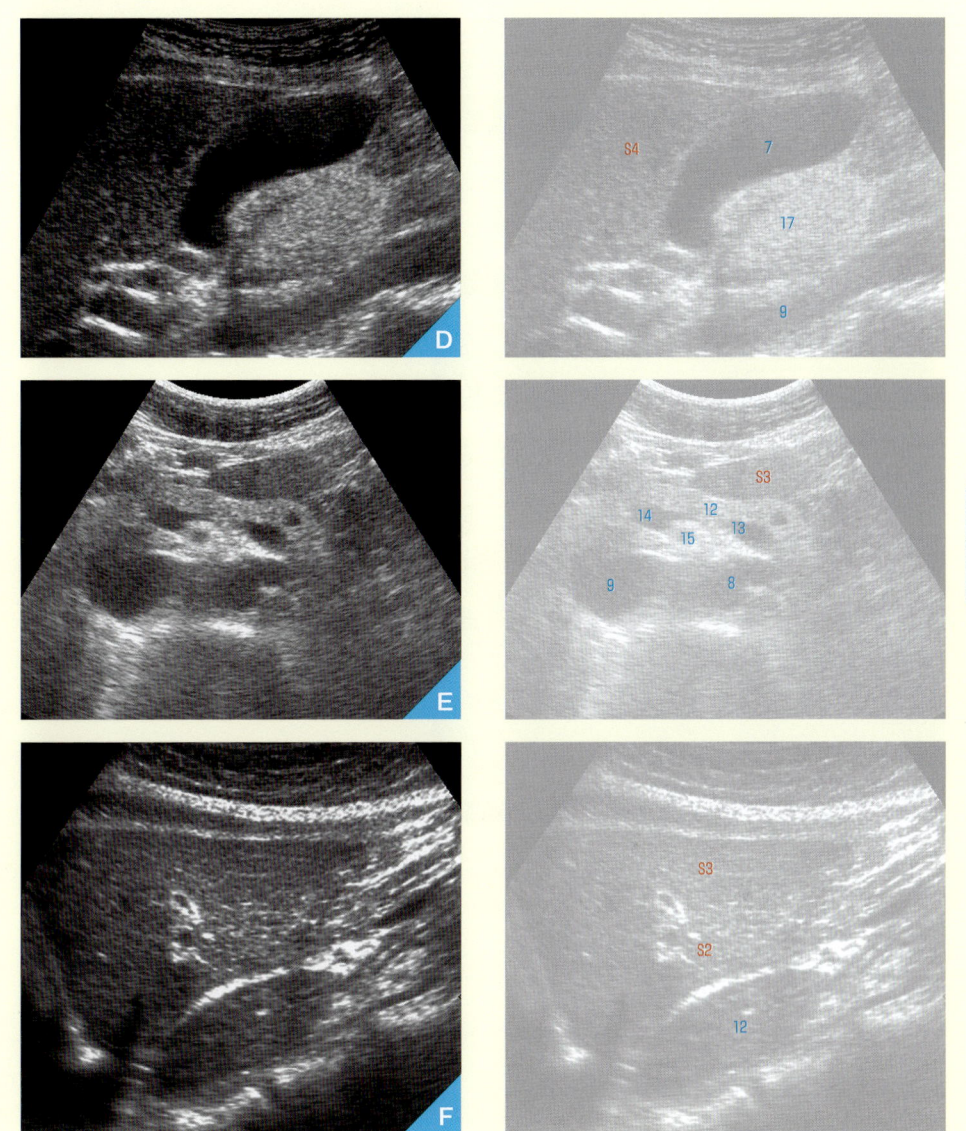

D：右肋間走査．胆嚢（7）の長軸像が見える
E：心窩部横断走査．膵（12）の長軸像が見え，その背側を脾静脈（13）が横走する
F：心窩部縦断走査．肝左葉の背側に膵（12）の短軸断面が見える

腹部 超音波

7 胆嚢　**8** 大動脈　**9** 下大静脈　**12** 膵　**13** 脾静脈　**14** 上腸間膜静脈　**15** 上腸間膜動脈
17 十二指腸

腹部 超音波

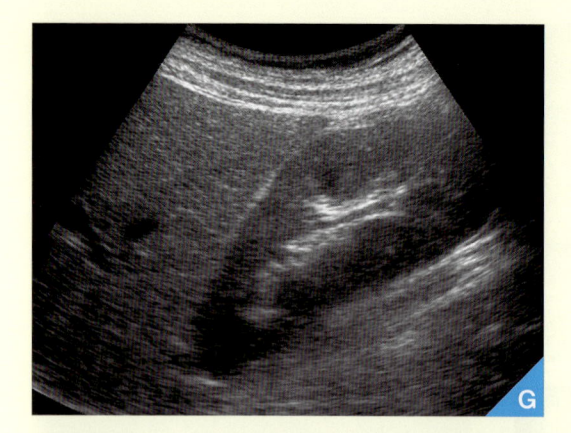

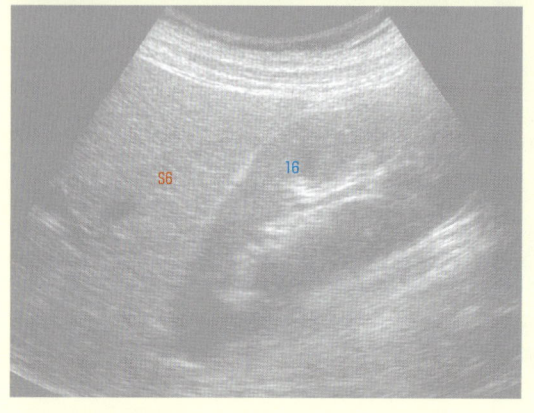

右側腹部肋間走査
右腎（16）は肝右葉後区域（S6）に接する

16 右腎

CT水平断

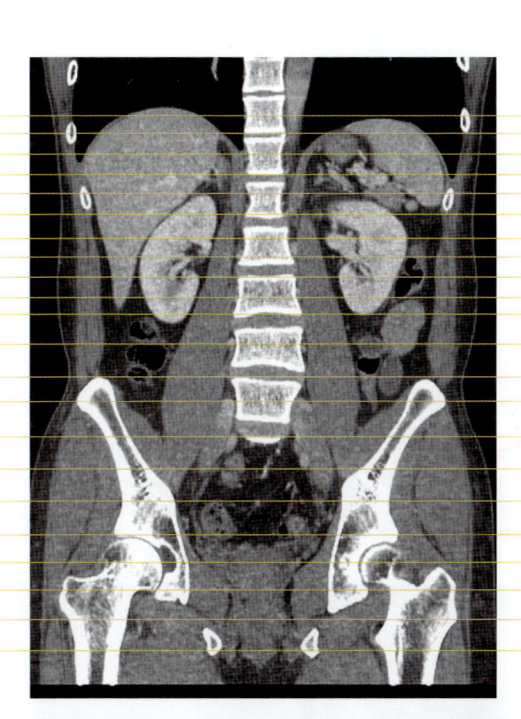

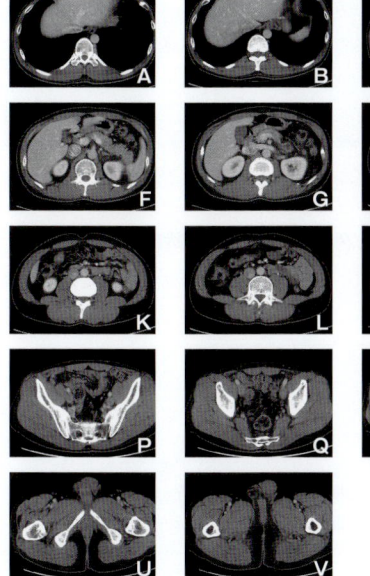

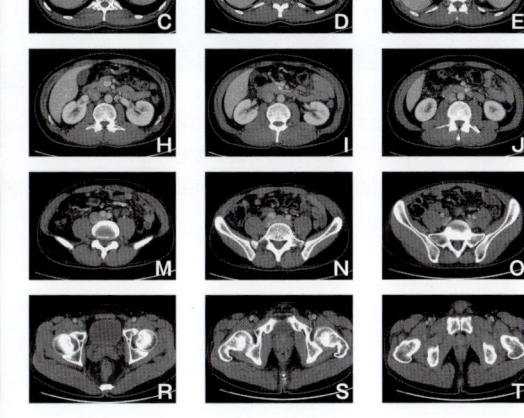

腹部 CT水平断

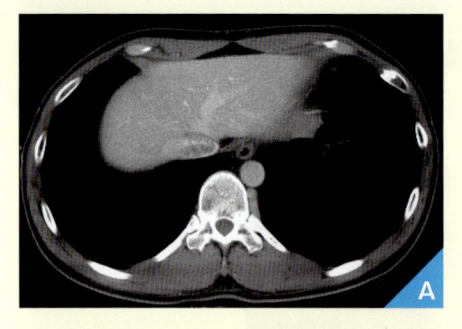

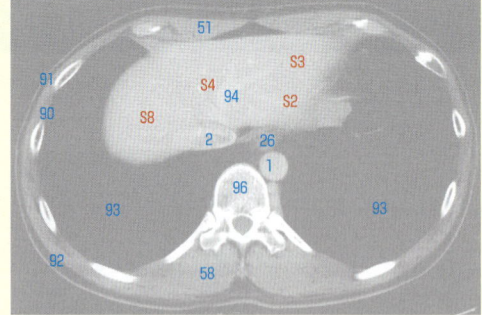

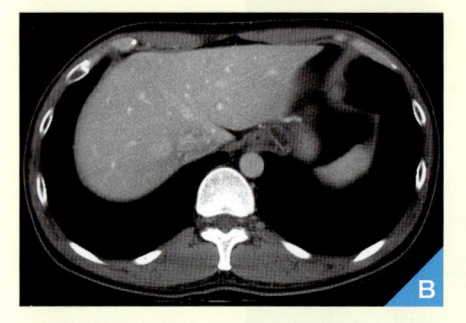

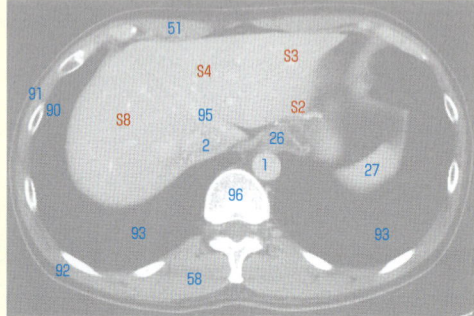

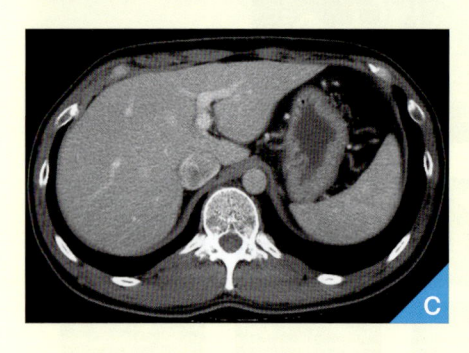

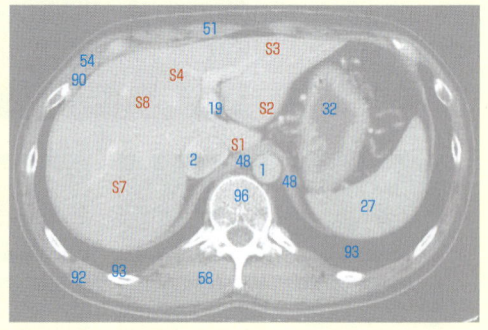

A：肝頂部．左肝静脈は肝左葉外側区域 S2, S3 の境界線となる
B：中肝静脈（95）は，右葉と左葉の境界線となる
C：門脈左葉枝（19）は肝円索（47）内を走り，左葉内側区域，外側区域の境界に位置する

1 大動脈　2 下大静脈　19 門脈左葉枝　26 食道　27 脾　32 胃　48 横隔膜脚　51 腹直筋　54 外腹斜筋
58 脊柱起立筋（腸肋筋，最長筋，棘筋）　90 肋間筋　91 前鋸筋　92 広背筋　93 肺　94 左肝静脈
95 中肝静脈　96 胸椎

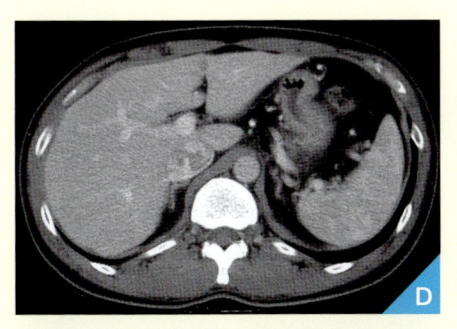

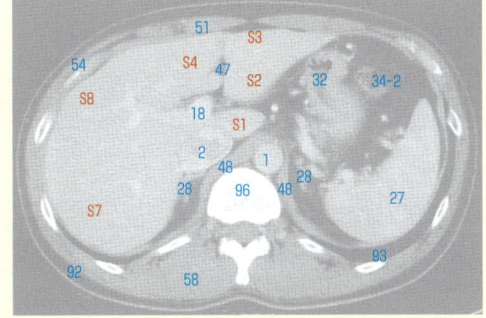

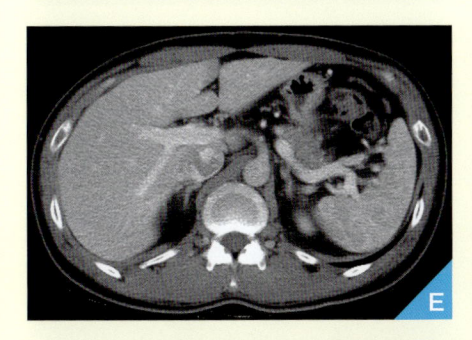

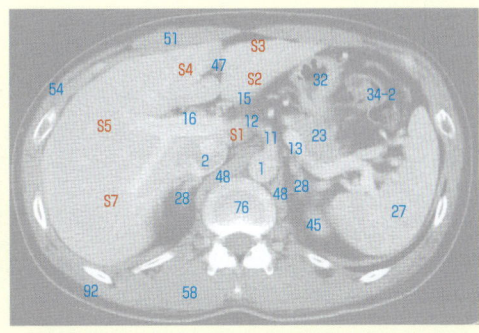

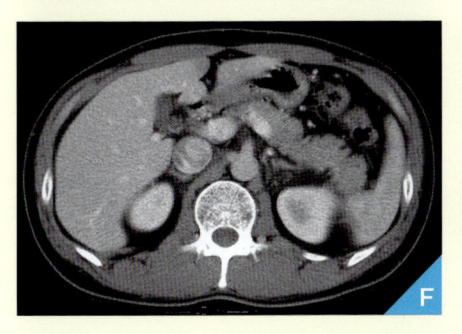

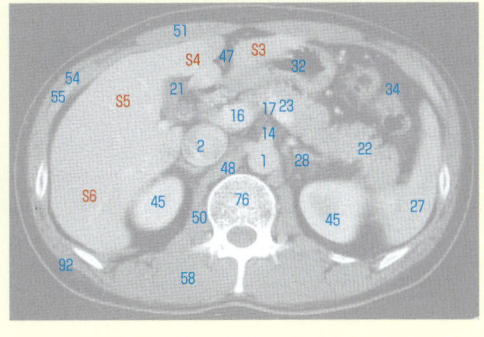

腹部 CT 水平断

D：副腎（28）は，腎（45）の頭側のレベルで扁平な構造として見える
E：腹腔動脈幹のレベル．総肝動脈（12），脾動脈（13）に分岐する
F：膵のほぼ全体像が観察できる．膵（22，23）の背側には脾静脈（17）～門脈（16）が認められる

1 大動脈	2 下大静脈	11 腹腔動脈幹	12 総肝動脈	13 脾動脈	14 上腸間膜動脈	15 上腸間膜静脈	
16 門脈	17 脾静脈	18 門脈右葉枝	21 胆嚢	22 膵尾部	23 膵体部	27 脾	28 副腎	32 胃	34 横行結腸
34-2 脾弯曲	47 肝円索（鎌状間膜）	48 横隔膜脚	50 大腰筋	51 腹直筋	54 外腹斜筋	55 内腹斜筋	
58 脊柱起立筋（腸肋筋，最長筋，棘筋）	76 腰椎	92 広背筋	96 胸椎				

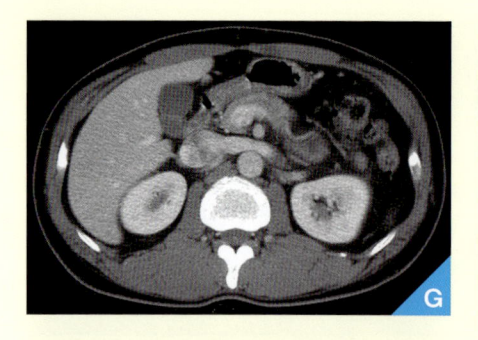

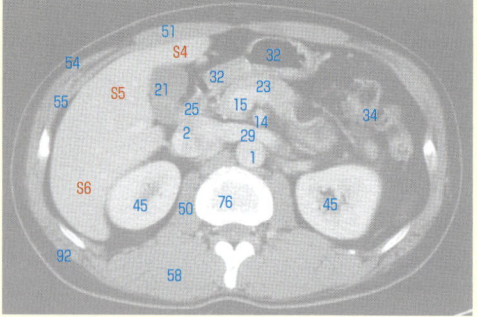

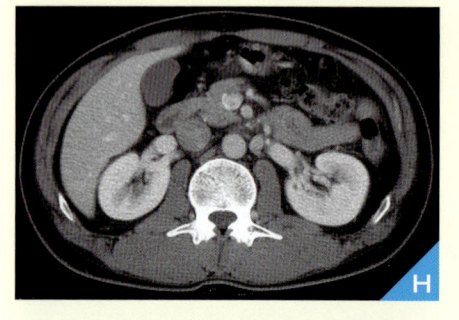

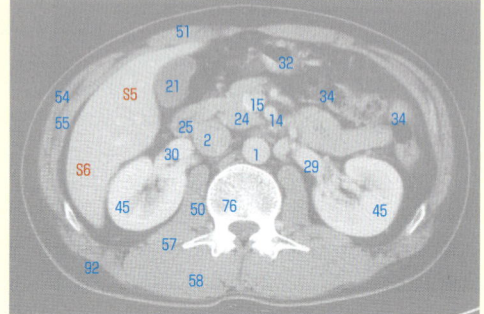

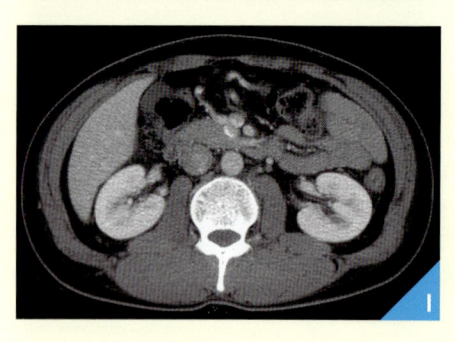

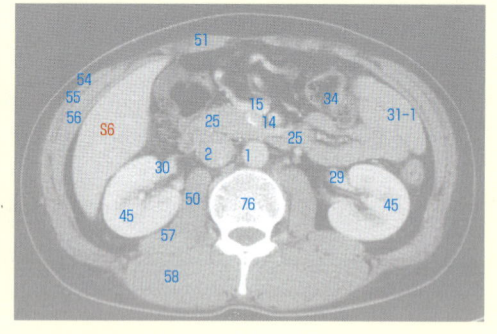

G：下大静脈（2）と胆嚢（21）を結ぶ Cantlie 線は，肝右葉，左葉の境界線となる
H：大動脈（1）と上腸間膜動脈（14）の間を十二指腸＋（水平部：25）が走行する．上腸間膜動脈症候群はこの部位での閉塞性イレウスである
I：腎門部レベル．小腸と結腸の区別は，解剖学的位置に加えて，小腸はガスが乏しく，結腸にはガスと糞塊があることが参考になる

1 大動脈　2 下大静脈　14 上腸間膜動脈　15 上腸間膜静脈　21 胆嚢　23 膵体部　24 膵頭部　25 十二指腸
29 腎静脈（左）　30 腎静脈（右）　31-1 空腸　32 胃　34 横行結腸　45 腎　50 大腰筋　51 腹直筋
54 外腹斜筋　55 内腹斜筋　56 腹横筋　57 腰方形筋　58 脊柱起立筋（腸肋筋，最長筋，棘筋）　76 腰椎
92 広背筋

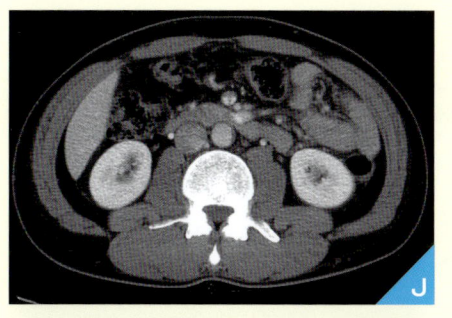

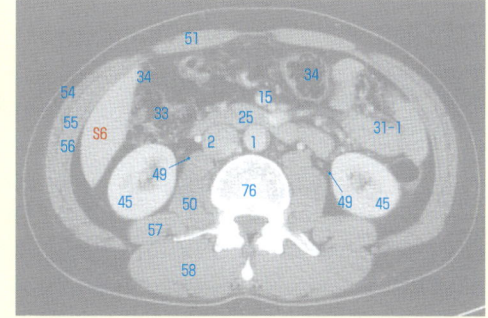

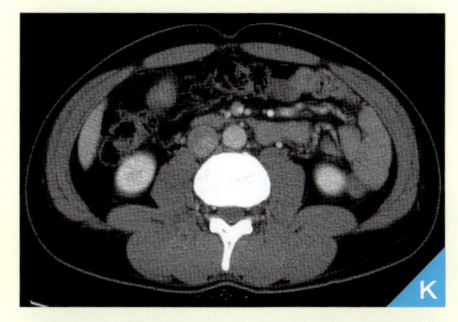

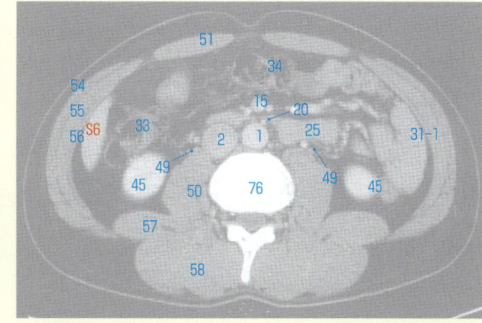

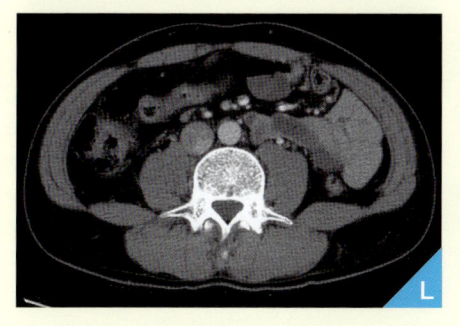

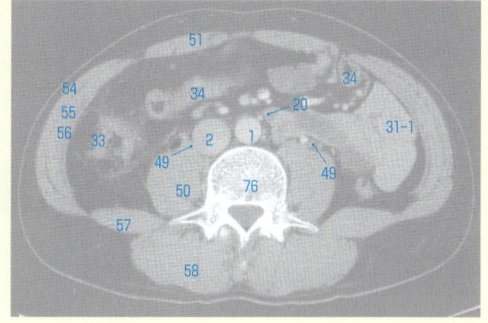

J：腎（45）の腹内側を尿管（49）が下行する
K：腎下極レベル．下腸間膜動脈（20）が見えるが，上腸間膜動脈（15）に比べてかなり細い
L：尿管（49）は大腰筋（50）の腹側を下行する

腹部 CT水平断

1 大動脈　**2** 下大静脈　**15** 上腸間膜静脈　**20** 下腸間膜動脈　**25** 十二指腸　**31-1** 空腸　**33** 上行結腸
34 横行結腸　**45** 腎　**49** 尿管　**50** 大腰筋　**51** 腹直筋　**54** 外腹斜筋　**55** 内腹斜筋　**56** 腹横筋　**57** 腰方形筋
58 脊柱起立筋（腸肋筋，最長筋，棘筋）　**76** 腰椎

腹部 CT水平断

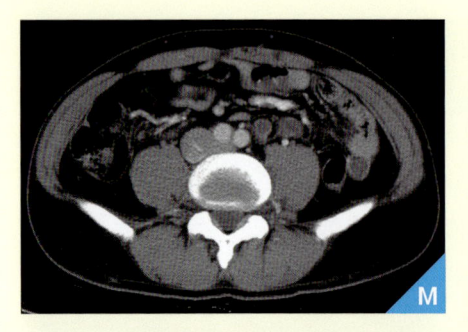

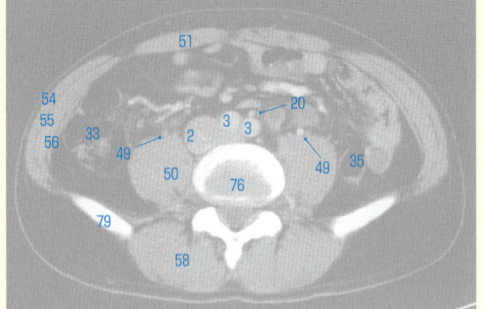

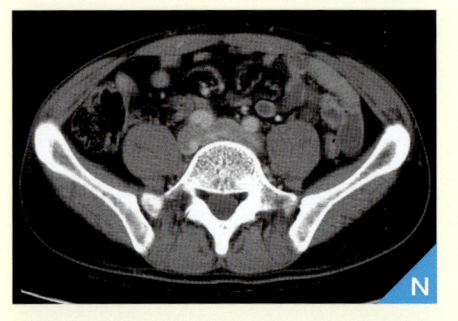

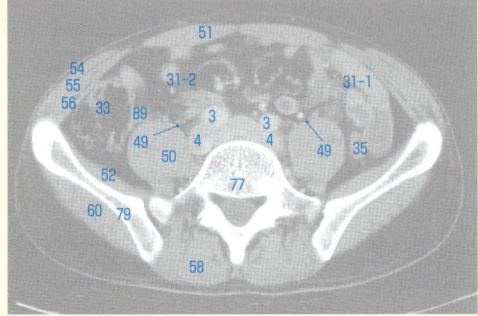

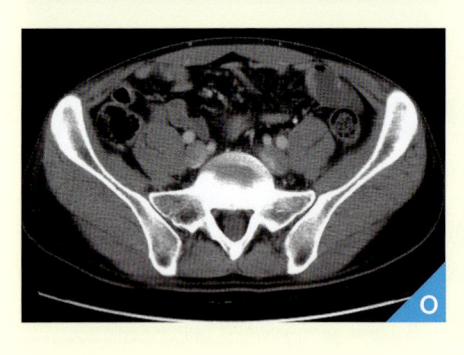

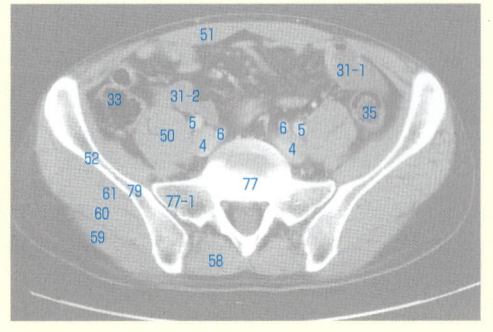

M：大動脈分岐部．総腸骨動脈（4）に分岐する
N：総腸骨静脈合流部．総〜外腸骨静脈（4，7）は，常に同名動脈（3，5）の背側に位置する
O：総腸骨動脈分岐部レベル

2 下大静脈　3 総腸骨動脈　4 総腸骨静脈　5 外腸骨動脈　6 内腸骨動脈　20 下腸間膜動脈　31-1 空腸
31-2 回腸　33 上行結腸　35 下行結腸　49 尿管　50 大腰筋　51 腹直筋　52 腸骨筋　54 外腹斜筋
55 内腹斜筋　56 腹横筋　58 脊柱起立筋（腸肋筋，最長筋，棘筋）　59 大殿筋　60 中殿筋　61 小殿筋
76 腰椎　77 仙椎　77-1 仙腸関節　79 腸骨　89 回盲弁

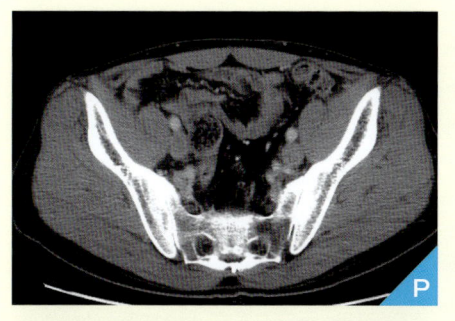

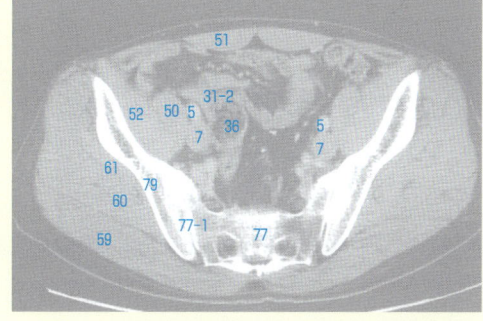

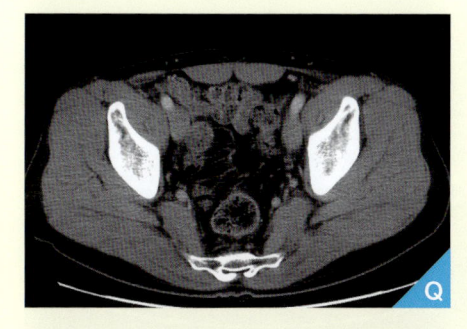

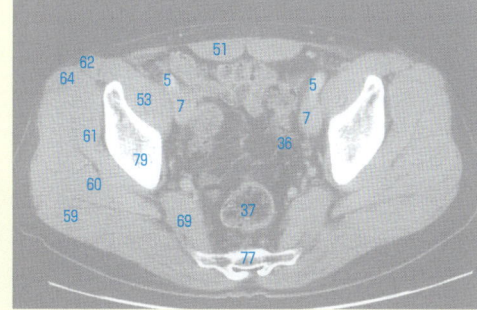

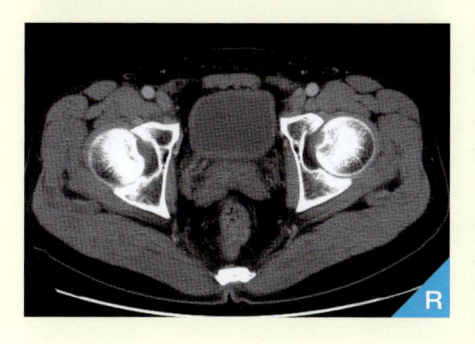

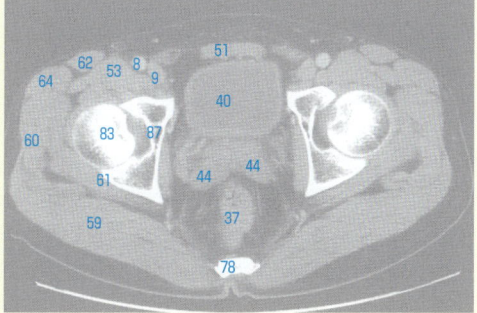

P：小骨盤入口部レベル．目立つ構造はないが，S字状結腸〜直腸移行部（36，37）となる
Q：直腸上部のレベル．消化管内はガスと残渣のため低吸収が混在して不均一である
R：膀胱のレベル．膀胱（40）の背側に精嚢（44）が認められる

5 外腸骨動脈	7 外腸骨静脈	8 大腿動脈	9 大腿静脈	31-2 回腸	36 S字状結腸	37 直腸	40 膀胱
44 精嚢	50 大腰筋	51 腹直筋	52 腸骨筋	53 腸腰筋	59 大殿筋	60 中殿筋	61 小殿筋	62 縫工筋
64 大腿筋膜張筋	69 梨状筋	77 仙椎	77-1 仙腸関節	78 尾骨	79 腸骨	83 大腿骨頭	87 臼蓋（寛骨臼）

腹部 CT 水平断

腹部 CT水平断

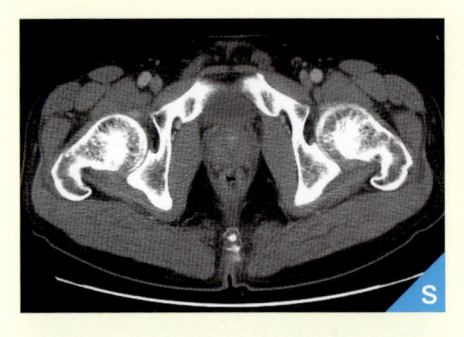

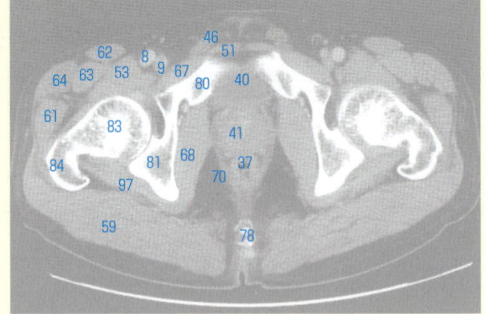

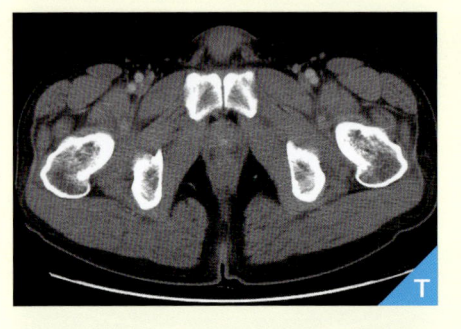

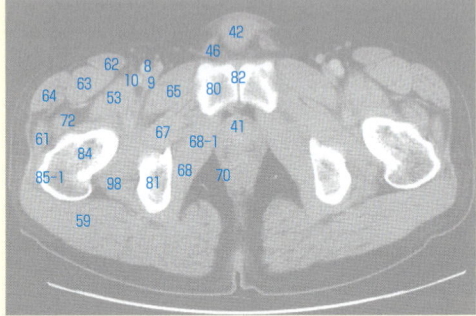

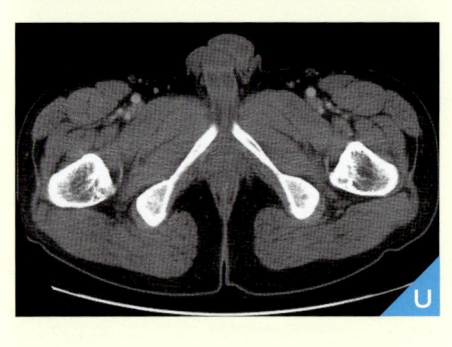

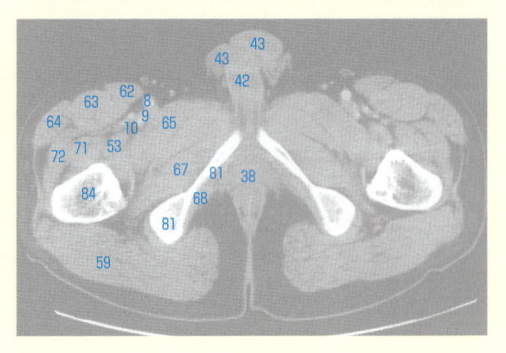

S：骨盤底のレベル．鼠径部の大腿動静脈（8，9）は，血管造影の穿刺部位である．動脈（8）が外側，静脈（9）が内側に位置する
T：恥骨結合のレベル．閉鎖孔（68-1）の両側に内・外閉鎖筋（67，68）が位置する
U：坐骨枝のレベル．肛門（38）とほぼ同じ高さになる

8 大腿動脈	9 大腿静脈	10 大腿深動脈	38 肛門	40 膀胱	41 前立腺	42 陰茎	43 精巣	46 精索
51 腹直筋	53 腸腰筋	59 大殿筋	61 小殿筋	62 縫工筋	63 大腿直筋	64 大腿筋膜張筋	65 恥骨筋	
67 外閉鎖筋	68 内閉鎖筋	68-1 閉鎖孔	70 肛門挙筋	71 中間広筋	72 外側広筋	78 尾骨	80 恥骨	
81 坐骨	82 恥骨結合	83 大腿骨頭	84 大腿骨頸部	85-1 大腿骨大転子	97 上双子筋	98 下双子筋		

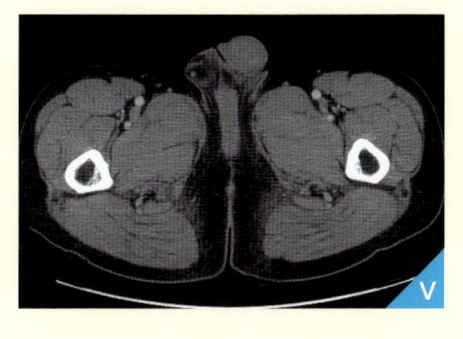

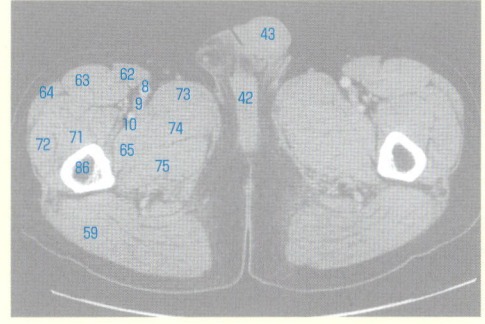

V：会陰部のレベル

8 大腿動脈	9 大腿静脈	10 大腿深動脈	42 陰茎	43 精巣	59 大殿筋	62 縫工筋	63 大腿直筋	
64 大腿筋膜張筋	65 恥骨筋	71 中間広筋	72 外側広筋	73 長内転筋	74 短内転筋	75 大内転筋	86 大腿骨	

腹部　CT水平断

memo

腹部 CT水平断

CT 冠状断

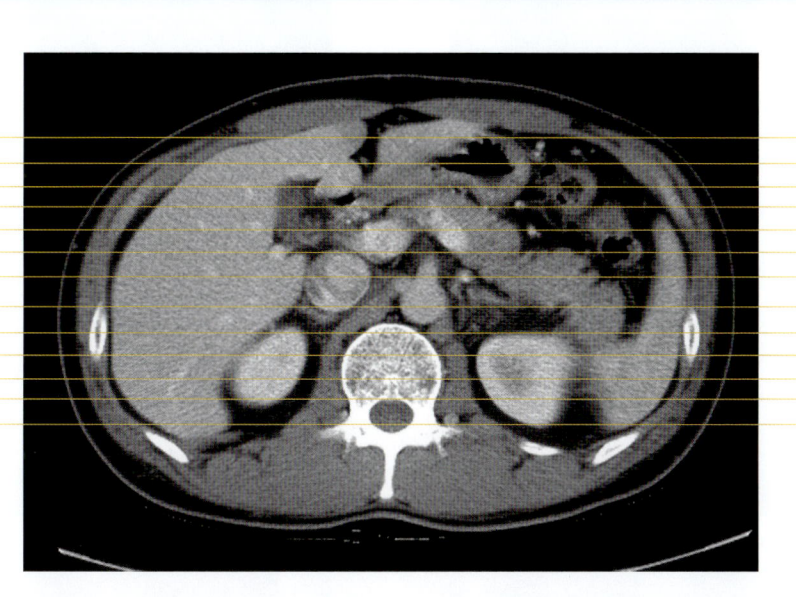

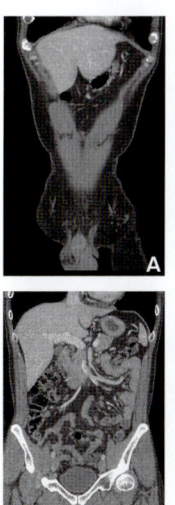

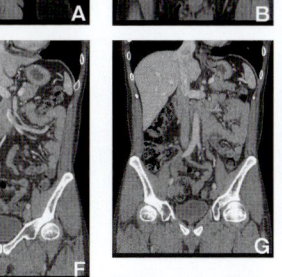

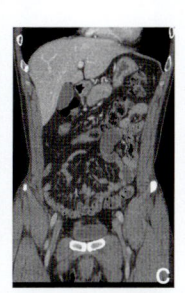

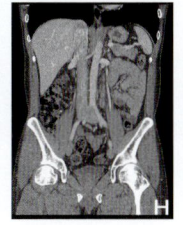

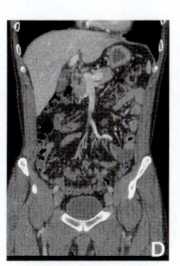

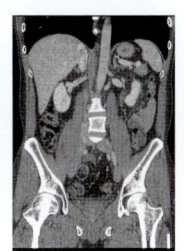

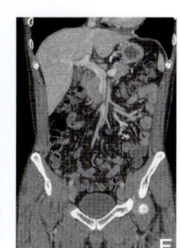

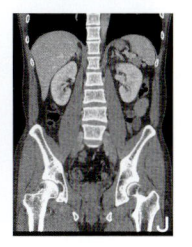

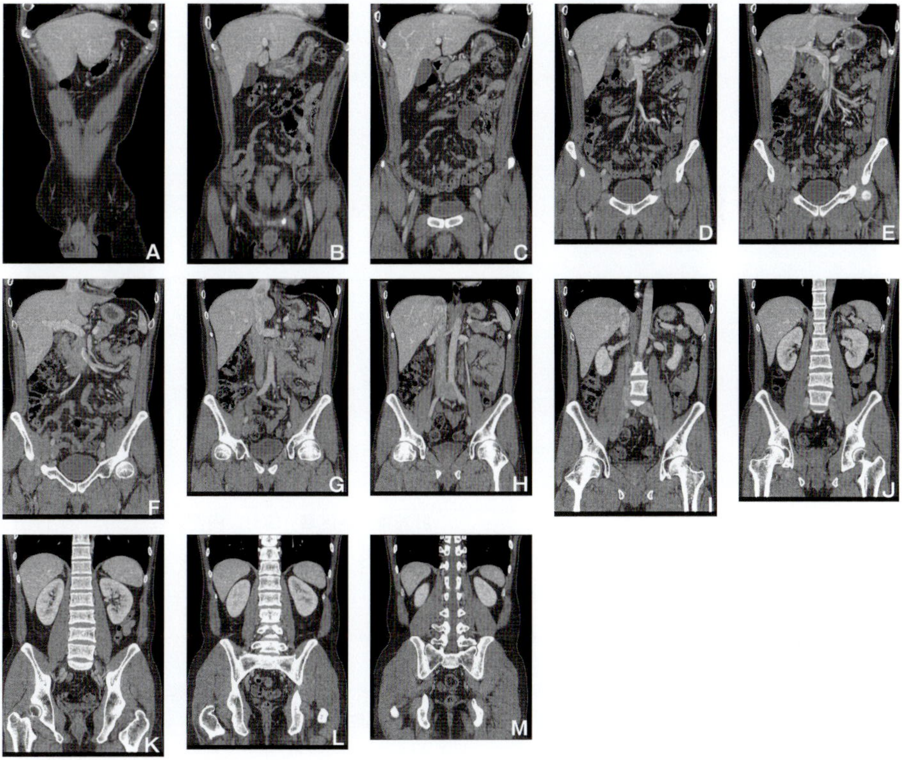

腹部 CT冠状断

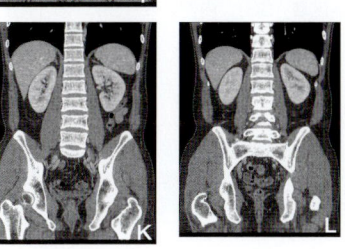

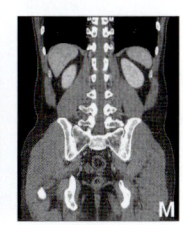

141

腹部 CT冠状断

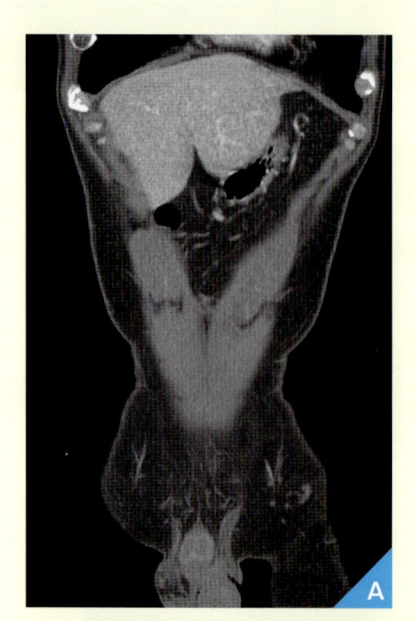

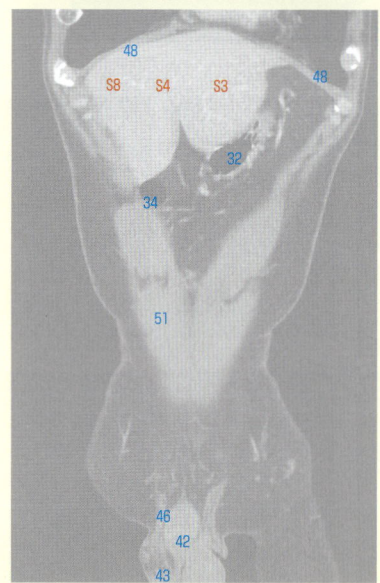

肝最前面のレベル

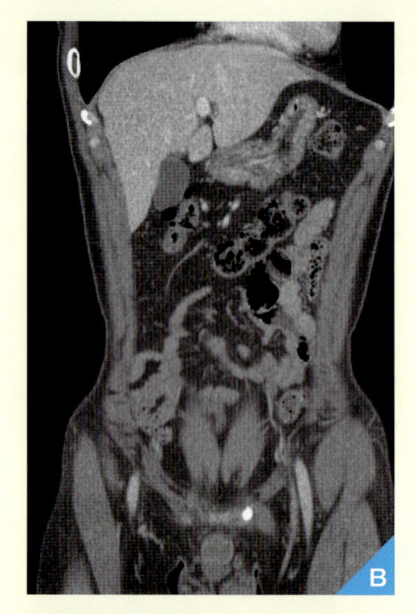

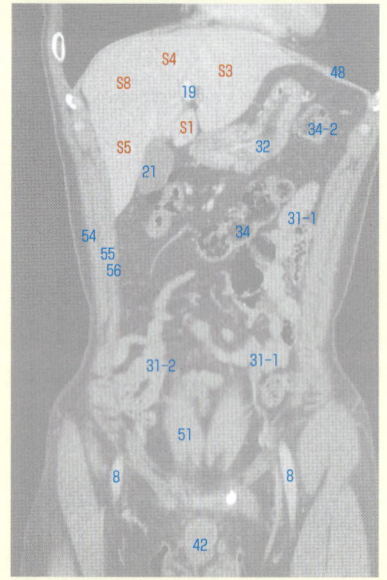

肝左葉外側区域（S3），内側区域（S4）を門脈左葉枝（19）が前後に走行する

8 大腿動脈　19 門脈左葉枝　21 胆嚢　31-1 空腸　31-2 回腸　32 胃　34 横行結腸　34-2 脾弯曲　42 陰茎
43 精巣　46 精索　48 横隔膜　51 腹直筋　54 外腹斜筋　55 内腹斜筋　56 腹横筋

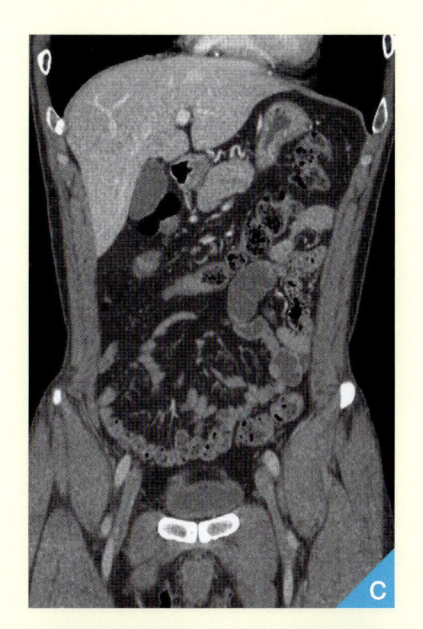

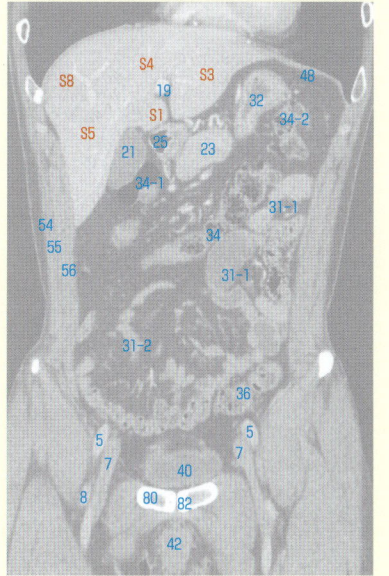

膵体部（23）の外側に十二指腸（25），胆嚢（21）が位置する

上腸間膜静脈のレベル　上腸間膜動脈（15）が脾静脈（17）と合流して門脈（16）となる

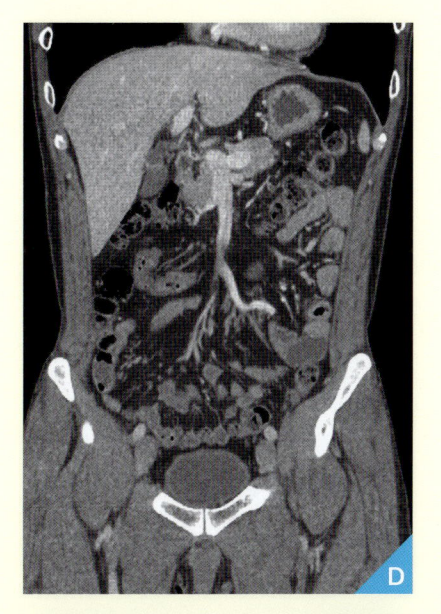

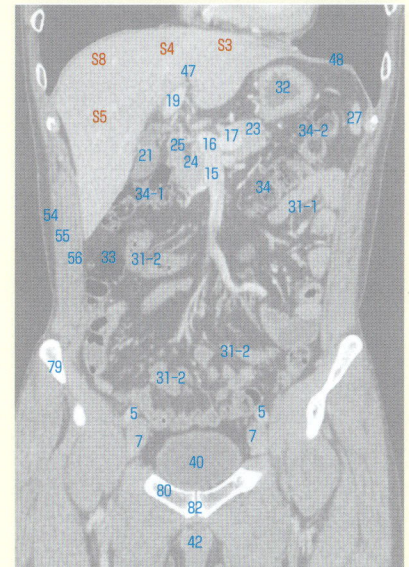

5 外腸骨動脈	7 外腸骨静脈	8 大腿動脈	15 上腸間膜静脈	16 門脈	17 脾静脈	19 門脈左葉枝	21 胆嚢
23 膵体部	24 膵頭部	25 十二指腸	27 脾	31-1 空腸	31-2 回腸	32 胃	33 上行結腸	34 横行結腸
34-1 肝弯曲	34-2 脾弯曲	36 S字状結腸	40 膀胱	42 陰茎	47 肝円索（鎌状間膜）	48 横隔膜
54 外腹斜筋	55 内腹斜筋	56 腹横筋	79 腸骨	80 恥骨	82 恥骨結合

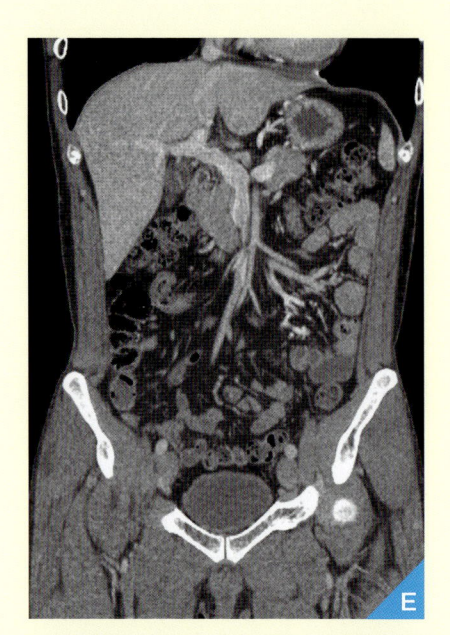

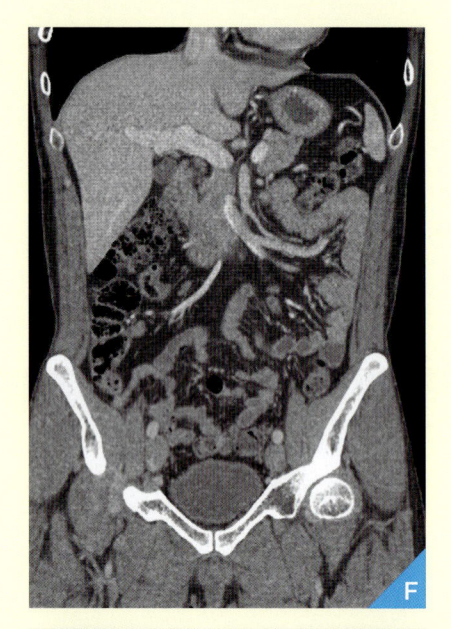

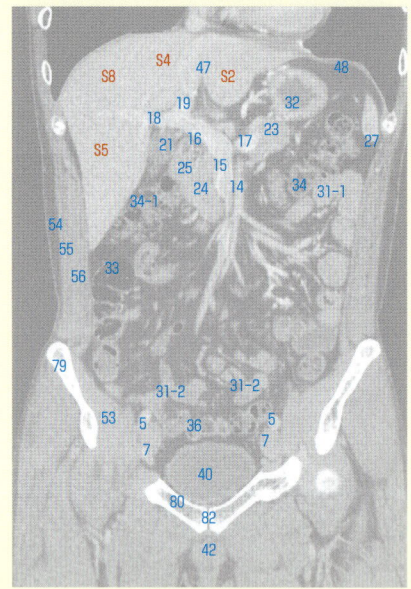

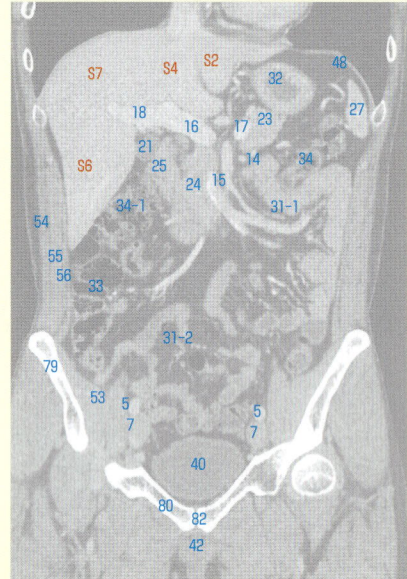

腹部 CT冠状断

門脈（16）が肝門部に流入するレベル

上腸間膜静脈（15）の左側に上腸間膜動脈（14）が伴走する

5 外腸骨動脈　7 外腸骨静脈　14 上腸間膜動脈　15 上腸間膜静脈　16 門脈　17 脾静脈　18 門脈右葉枝
19 門脈左葉枝　21 胆嚢　23 膵体部　24 膵頭部　25 十二指腸　27 脾　31-1 空腸　31-2 回腸　32 胃
33 上行結腸　34 横行結腸　34-1 肝弯曲　36 S字状結腸　40 膀胱　42 陰茎　47 肝円索（鎌状間膜）
48 横隔膜　53 腸腰筋　54 外腹斜筋　55 内腹斜筋　56 腹横筋　79 腸骨　80 恥骨　82 恥骨結合

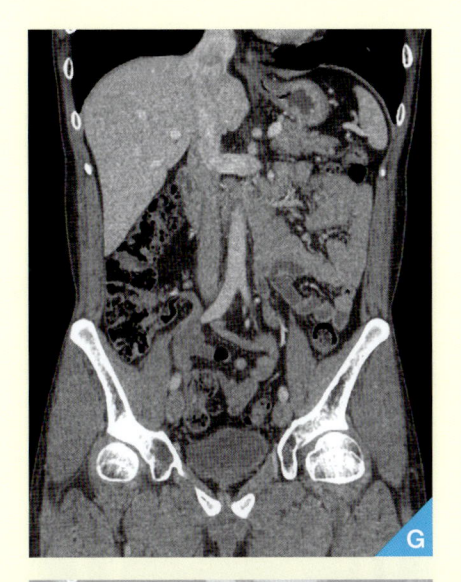

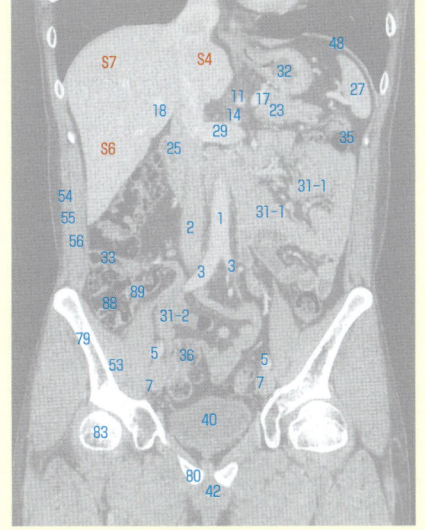

大動脈（1）から分岐する腹腔動脈幹（11），上腸間膜動脈（14）の起始部が見える

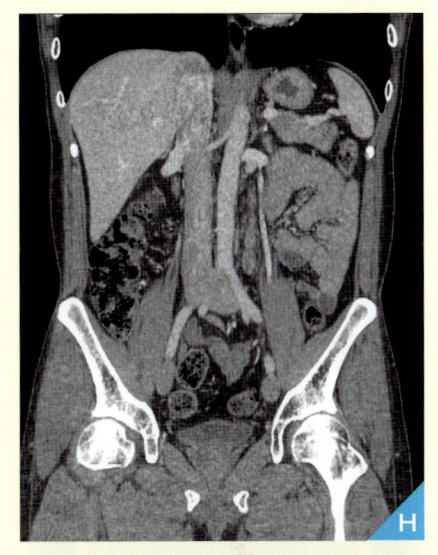

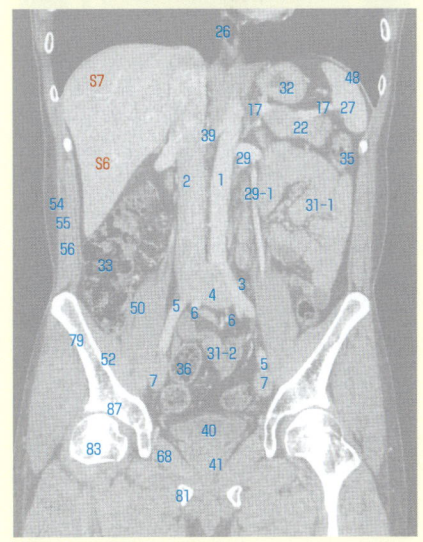

大動脈（1），下大静脈（2）のレベル．左総腸骨静脈（4）は右総腸骨動脈（3）の背側に位置する

1 大動脈　2 下大静脈　3 総腸骨動脈　4 総腸骨静脈　5 外腸骨動脈　6 内腸骨動脈　7 外腸骨静脈
11 腹腔動脈幹　14 上腸間膜動脈　17 脾静脈　18 門脈右葉枝　22 膵尾部　23 膵体部　25 十二指腸　26 食道
27 脾　29 腎静脈（左）　29-1 精巣静脈（左）　31-1 空腸　31-2 回腸　32 胃　33 上行結腸　35 下行結腸
36 S字状結腸　39 腎動脈　40 膀胱　41 前立腺　42 陰茎　48 横隔膜　50 大腰筋　52 腸骨筋　53 腸腰筋
54 外腹斜筋　55 内腹斜筋　56 腹横筋　68 内閉鎖筋　79 腸骨　80 恥骨　81 坐骨　83 大腿骨頭
87 臼蓋（寛骨臼）　88 盲腸　89 回盲弁

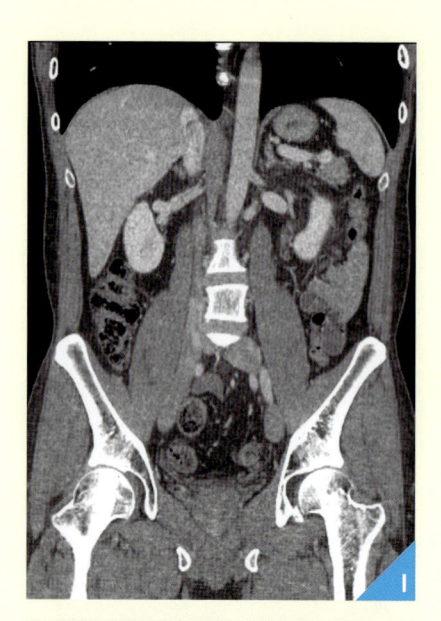

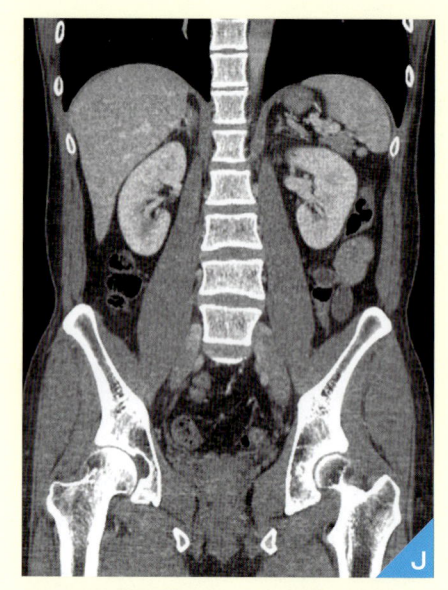

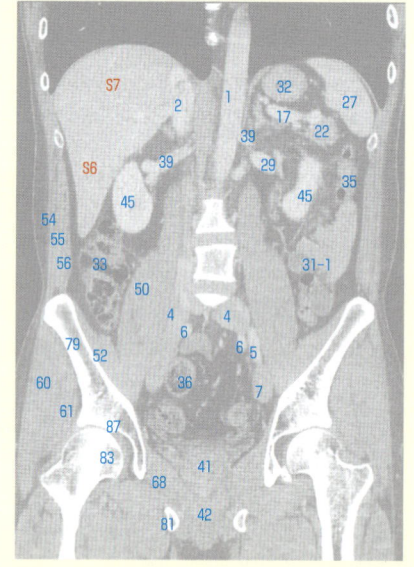

腹部 CT冠状断

大動脈（1）から左右の腎動脈（39）が分岐している．腎動脈は2本以上あることもある

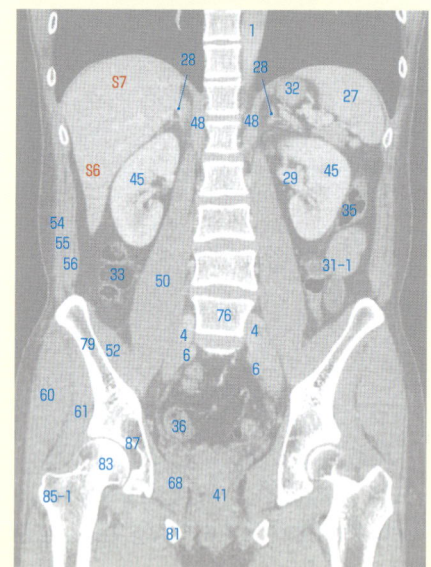

腎上極の内側に扁平な副腎（28）が認められる

1 大動脈 2 下大静脈 4 総腸骨静脈 5 外腸骨動脈 6 内腸骨動脈 7 外腸骨静脈 17 脾静脈 22 膵尾部
27 脾 28 副腎 29 腎静脈（左） 31-1 空腸 32 胃 33 上行結腸 35 下行結腸 36 S字状結腸 39 腎動脈
41 前立腺 42 陰茎 45 腎 48 横隔膜 50 大腰筋 52 腸骨筋 54 外腹斜筋 55 内腹斜筋 56 腹横筋
60 中殿筋 61 小殿筋 68 内閉鎖筋 76 腰椎 79 腸骨 81 坐骨 83 大腿骨頭 85-1 大腿骨大転子
87 臼蓋（寛骨臼）

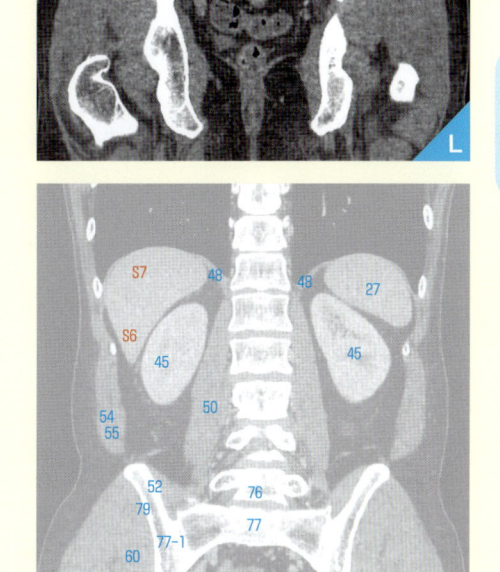

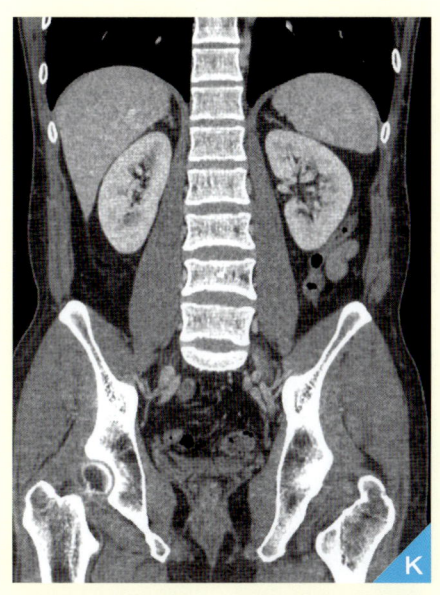

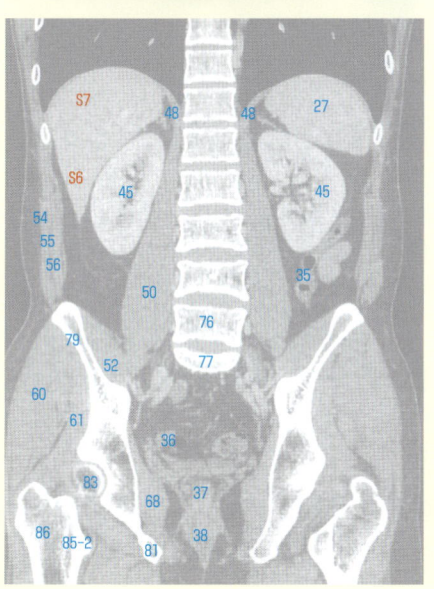

腎門部のレベル．右腎は肝右葉後区域（S6），左腎は脾に接する

脊柱のレベル．脊柱の両側に大腰筋（50）が密接している．脊椎炎ではここに膿瘍をつくることがある

27脾	35下行結腸	36S字状結腸	37直腸	38肛門	45腎	48横隔膜	50大腰筋	52腸骨筋
54外腹斜筋	55内腹斜筋	56腹横筋	59大殿筋	60中殿筋	61小殿筋	68内閉鎖筋	70肛門挙筋
76腰椎	77仙椎	77-1仙腸関節	79腸骨	81坐骨	83大腿骨頭	85-2大腿骨小転子	86大腿骨

腹部 CT冠状断

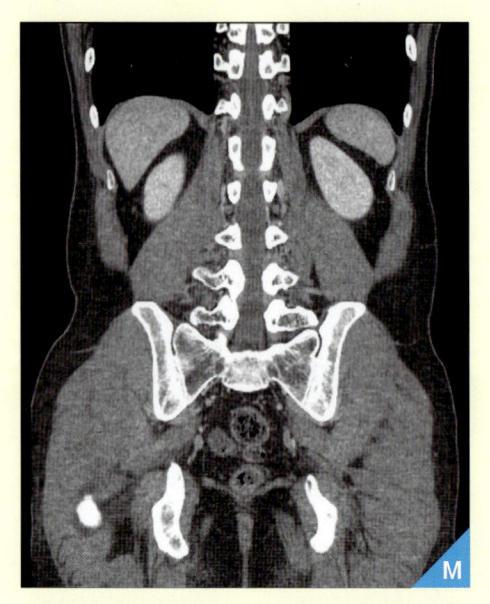

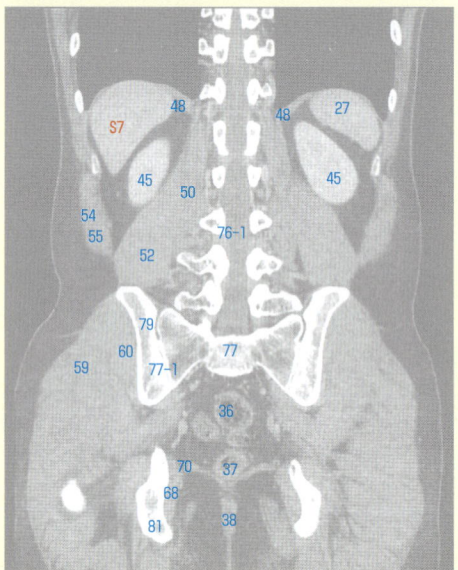

腹部 CT冠状断

肝最後面のレベル

27 脾　36 S字状結腸　37 直腸　38 肛門　45 腎　48 横隔膜　50 大腰筋　52 腸骨筋　54 外腹斜筋
55 内腹斜筋　59 大殿筋　60 中殿筋　68 内閉鎖筋　70 肛門挙筋　76-1 脊柱管　77 仙椎　77-1 仙腸関節
79 腸骨　81 坐骨

CT矢状断

A B C D E F G H I J K L M N

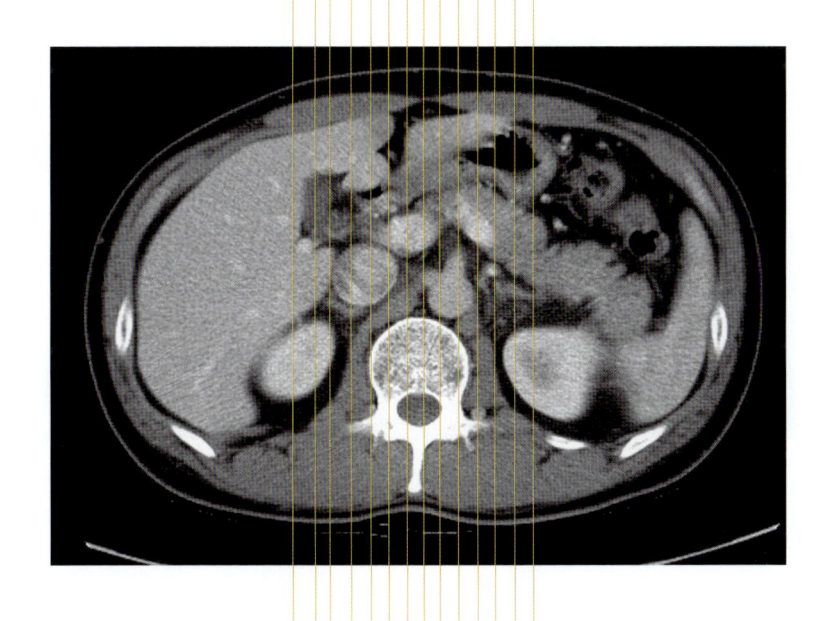

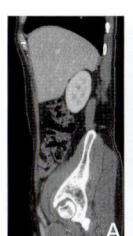

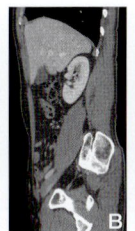

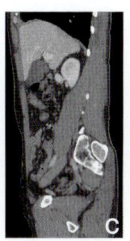

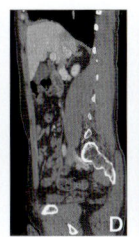

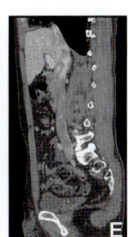

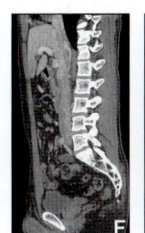

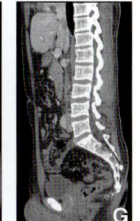

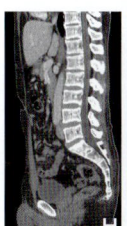

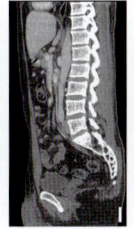

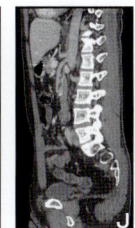

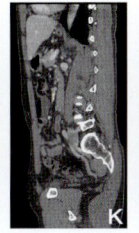

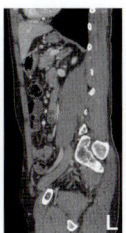

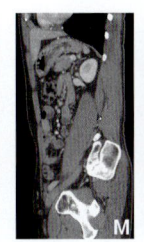

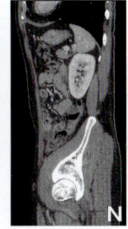

腹部 CT矢状断

腹部 CT矢状断

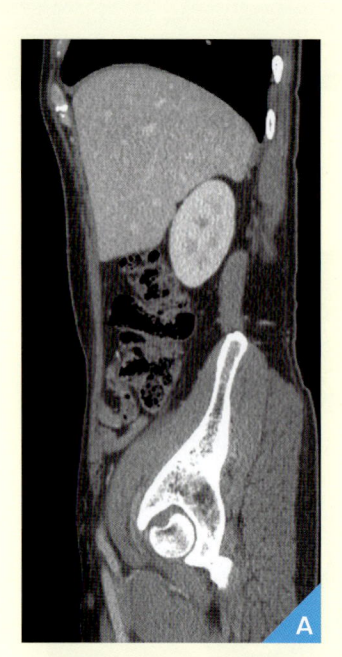

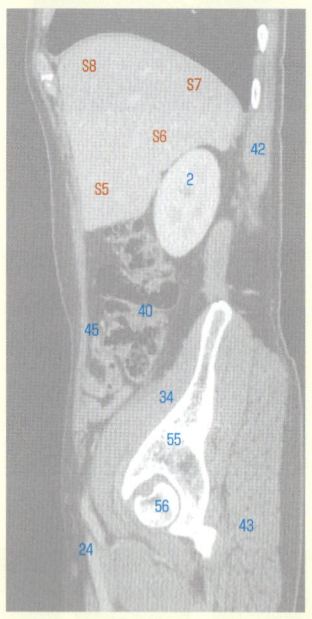

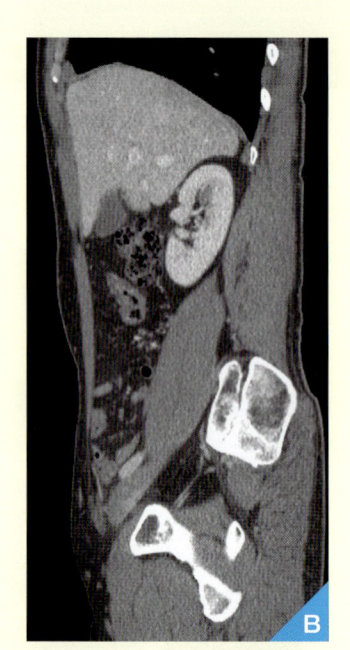

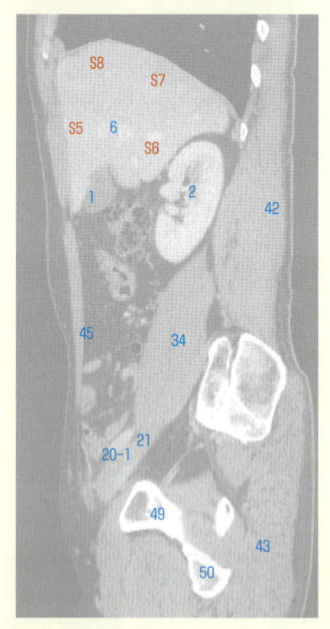

肝右縁のレベル．右腎（2）は肝右葉後区域（S6）に接する

右腎門部のレベル

1 胆嚢　2 右腎　6 門脈　20-1 右外腸骨動脈　21 右総腸骨静脈　24 大腿動脈　34 大腰筋　40 上行結腸
42 脊柱起立筋　43 大殿筋　45 腹直筋　49 恥骨　50 坐骨　55 腸骨　56 大腿骨頭

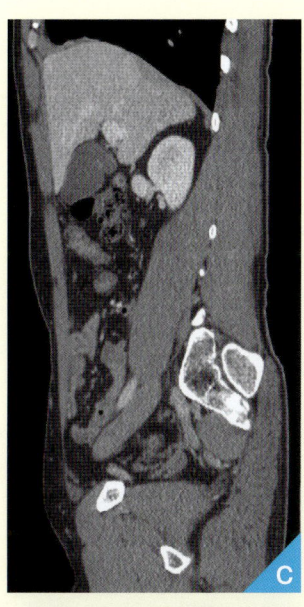

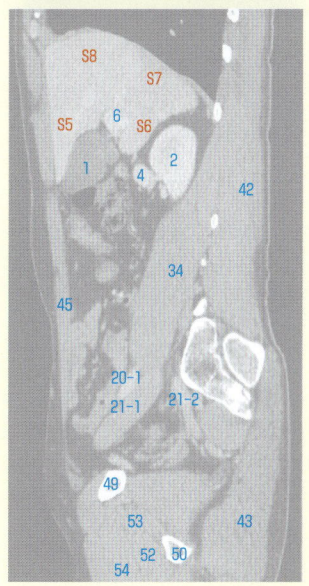

胆嚢のレベル．胆嚢（1）は肝右葉前区域（S5）の下面に密接する．胆嚢癌がここに浸潤することがある

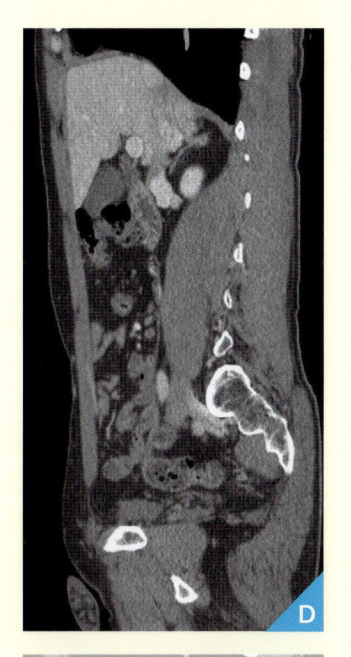

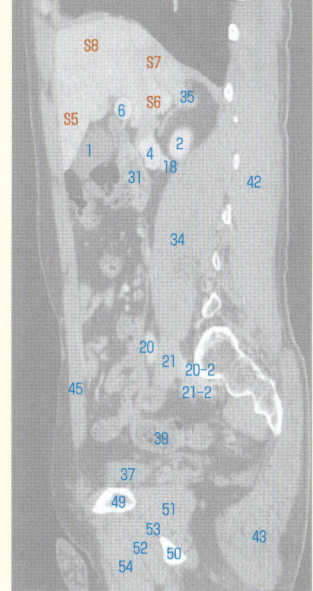

右副腎（35）が扁平な構造として認められる

1 胆嚢　2 右腎　4 右腎静脈　6 門脈　18 右腎動脈　20 右総腸骨動脈　20-1 右外腸骨動脈　20-2 右内腸骨動脈
21 右総腸骨静脈　21-1 右外腸骨静脈　21-2 右内腸骨静脈　31 十二指腸　34 大腰筋　35 右副腎　37 膀胱
39 S字状結腸　42 脊柱起立筋　43 大殿筋　45 腹直筋　49 恥骨　50 坐骨　51 内閉鎖筋　52 外閉鎖筋
53 閉鎖孔　54 短・大内転筋

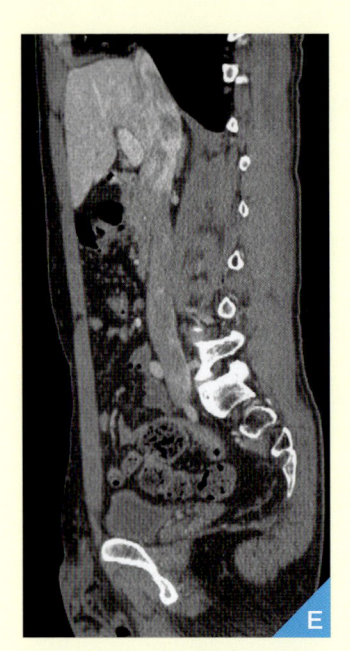

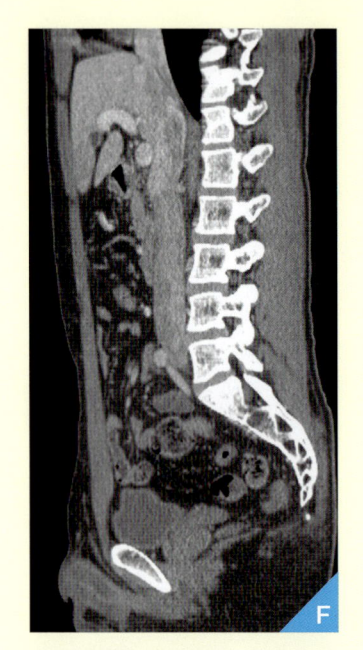

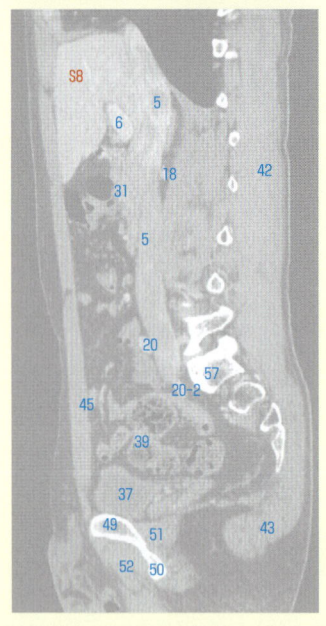

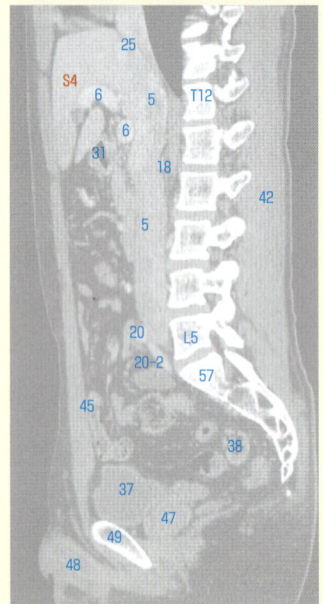

腹部 CT矢状断

肝右葉背側を下大静脈（5）が走る　　　　肝門部を門脈主幹部（6）が横走する

T12 第12胸椎　L5 第5腰椎　5 下大静脈　6 門脈　18 右腎動脈　20 右総腸骨動脈　20-2 右内腸骨動脈
25 肝静脈　31 十二指腸　37 膀胱　38 直腸　39 Ｓ字状結腸　42 脊柱起立筋　43 大殿筋　45 腹直筋
47 前立腺　48 陰茎　49 恥骨　50 坐骨　51 内閉鎖筋　52 外閉鎖筋　57 仙骨

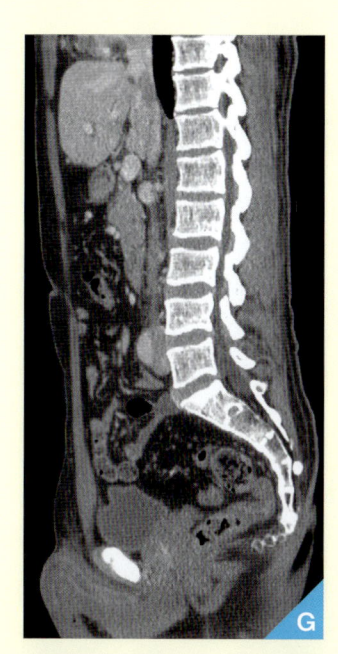

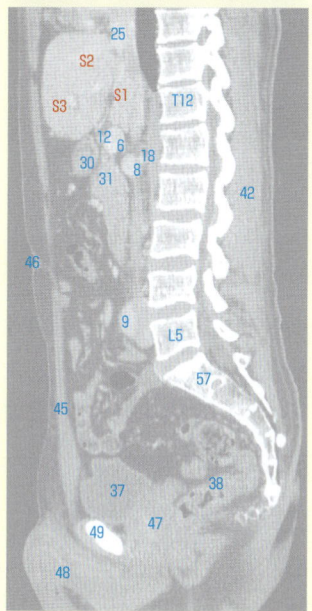

肝左葉の背側に尾状葉（S1）が位置する

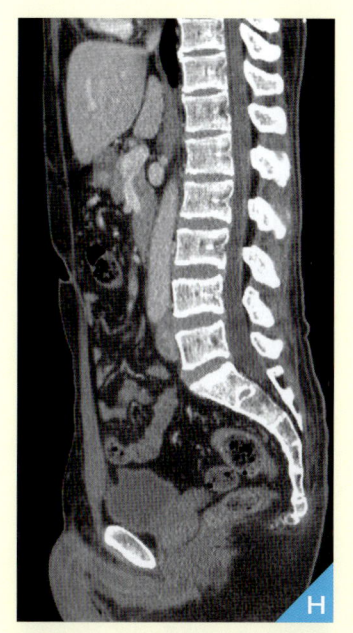

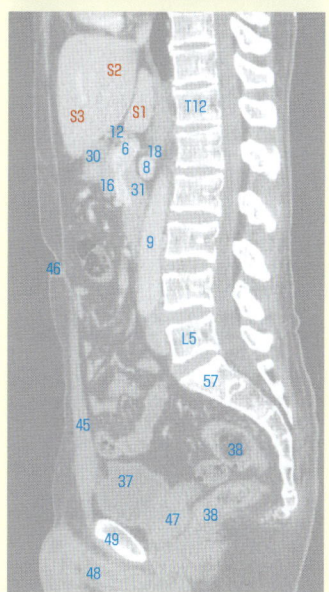

胃〜十二指腸（30, 31）の背側に膵頭部（16）が認められる

T12 第12胸椎　L5 第5腰椎　6 門脈　8 左腎静脈　9 大動脈　12 肝動脈　16 膵頭部　18 右腎動脈　25 肝静脈
30 胃前庭部　31 十二指腸　37 膀胱　38 直腸　42 脊柱起立筋　45 腹直筋　46 臍窩　47 前立腺　48 陰茎
49 恥骨　57 仙骨

腹部 CT矢状断

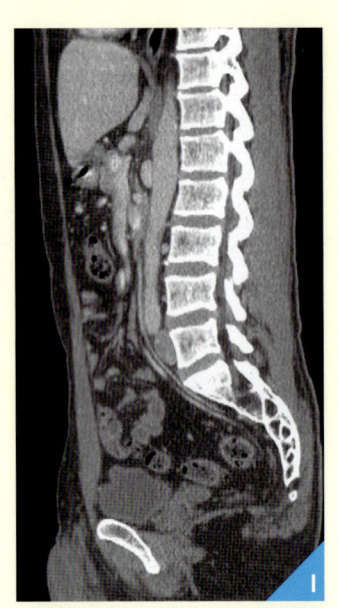

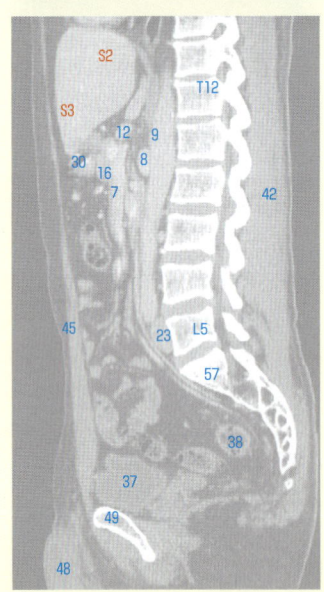

左腎静脈（8）は大動脈（9）の腹側を横走する

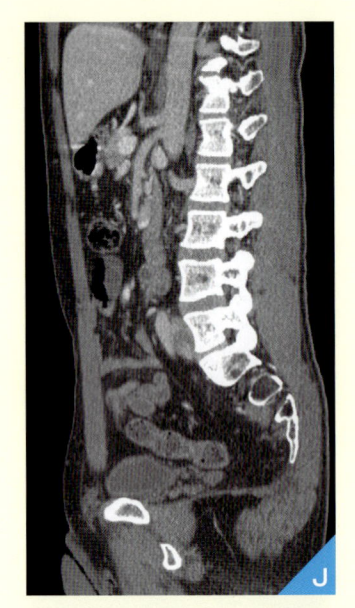

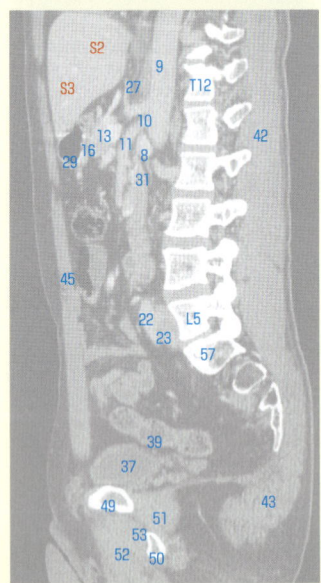

腹腔動脈幹（10），上腸間膜動脈（11）が大動脈（9）から分岐する．大動脈（9）と上腸間膜動脈（11）の間に十二指腸（31），左腎静脈（8）が走る

T12 第12胸椎　L5 第5腰椎　7 上腸間膜静脈　8 左腎静脈　9 大動脈　10 腹腔動脈幹　11 上腸間膜動脈　12 肝動脈　13 脾静脈　16 膵頭部　22 左総腸骨動脈　23 左総腸骨静脈　27 左腎動脈　29 胃体部　30 胃前庭部　31 十二指腸　37 膀胱　38 直腸　39 S字状結腸　42 脊柱起立筋　43 大殿筋　45 腹直筋　48 陰茎　49 恥骨　50 坐骨　51 内閉鎖筋　52 外閉鎖筋　53 閉鎖孔　57 仙骨

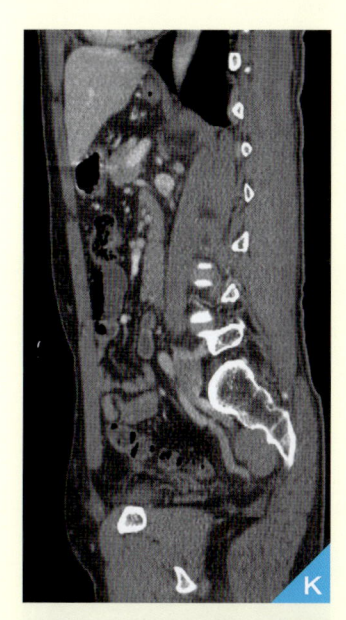

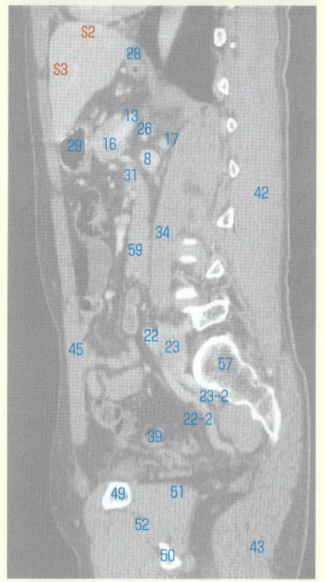

膵頭部（16）の背側に脾静脈（13）、腎動静脈（8、17）が位置する

左副腎（36）のレベル

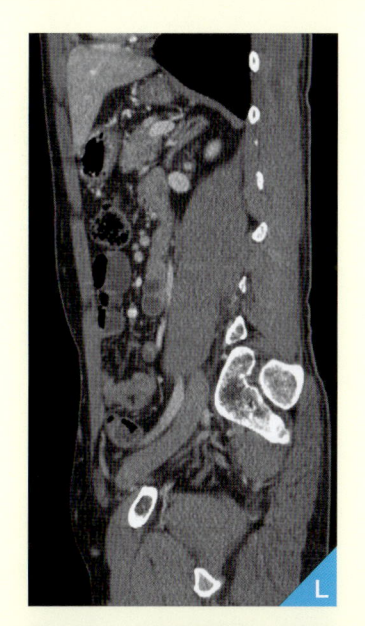

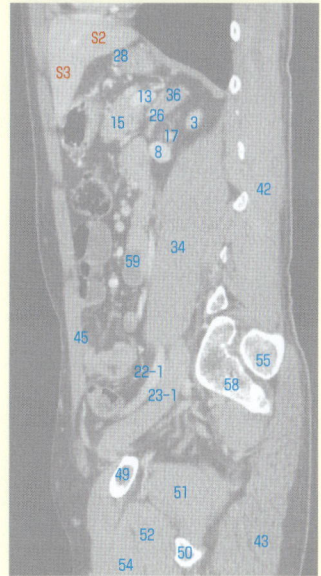

3 左腎	8 左腎静脈	13 脾静脈	15 膵体部	16 膵頭部	17 左腎動脈	22 左総腸骨動脈	22-1 左外腸骨動脈
22-2 左内腸骨動脈	23 左総腸骨静脈	23-1 左外腸骨静脈	23-2 左内腸骨静脈	26 脾動脈	28 胃穹隆部
29 胃体部	31 十二指腸	34 大腰筋	36 左副腎	39 S字状結腸	42 脊柱起立筋	43 大殿筋	45 腹直筋
49 恥骨	50 坐骨	51 内閉鎖筋	52 外閉鎖筋	54 短・大内転筋	55 腸骨	57 仙骨	58 仙骨翼	59 空腸

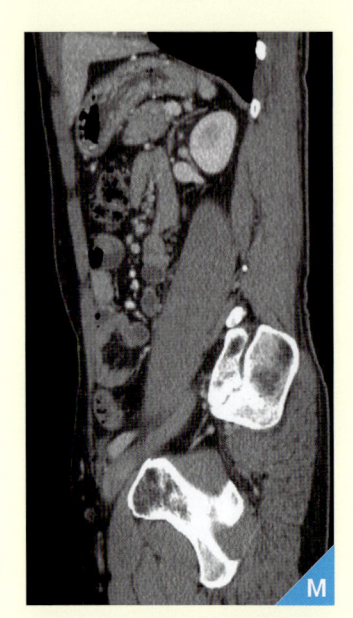

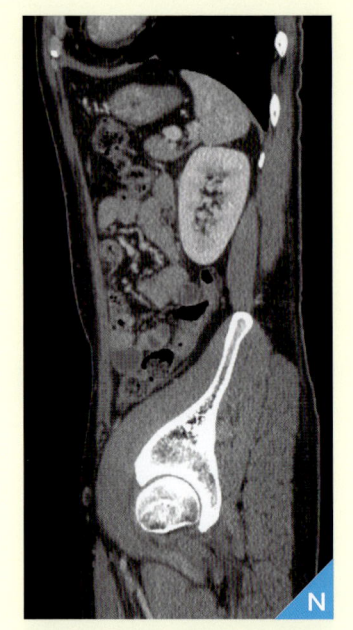

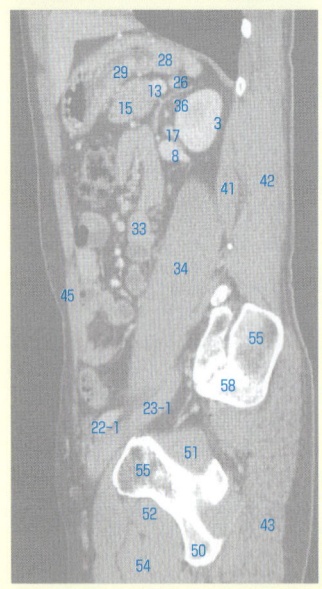

腹部 CT矢状断

胃（29）の背側に後腹膜臓器の膵（14, 15），副腎（36）が位置する

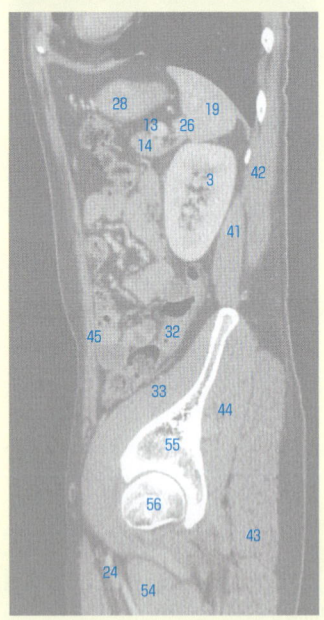

脾（19）は左腎上極（3）に密接する

3 左腎　8 左腎静脈　13 脾静脈　14 膵尾部　15 膵体部　17 左腎動脈　19 脾　22-1 左外腸骨動脈
23-1 左外腸骨静脈　24 大腿動脈　26 脾動脈　28 胃穹隆部　29 胃体部　32 下行結腸　33 腸腰筋　34 大腰筋
36 左副腎　41 腰方形筋　42 脊柱起立筋　43 大殿筋　44 中殿筋　45 腹直筋　50 坐骨　51 内閉鎖筋
52 外閉鎖筋　54 短・大内転筋　55 腸骨　56 大腿骨頭　58 仙骨翼

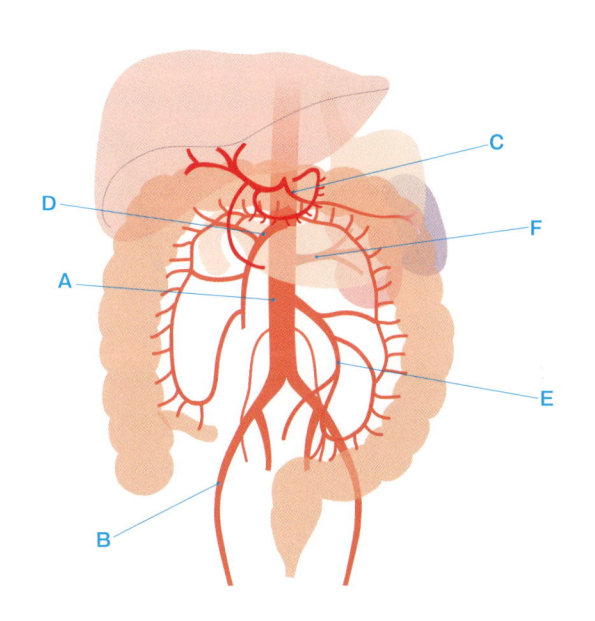

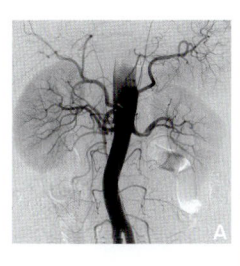

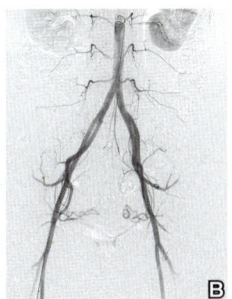

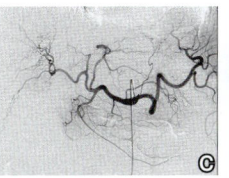

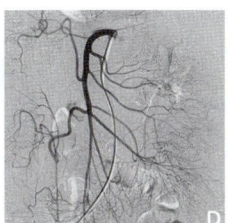

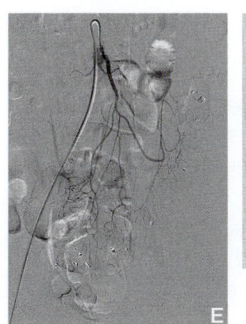

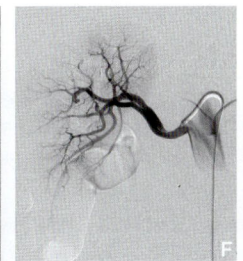

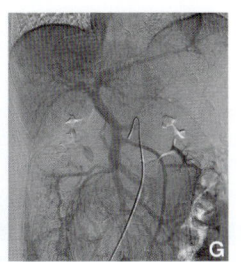

血管撮影

腹部

血管撮影

157

腹部 血管撮影

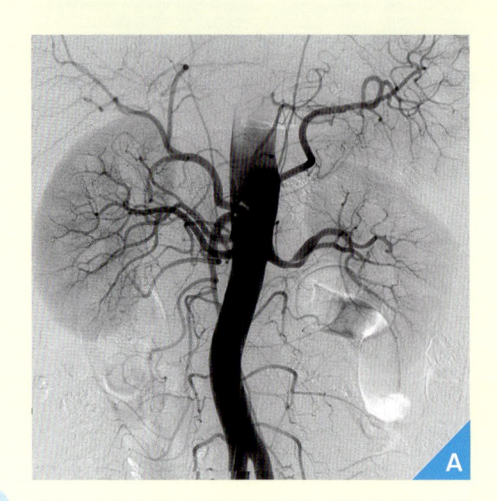

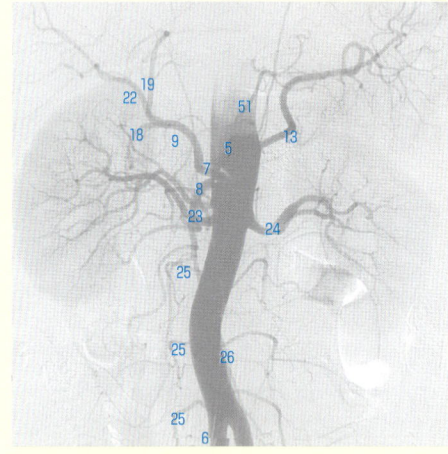

腹部大動脈造影
腹部大動脈（5）は，腹腔動脈幹（7），上腸間膜動脈（8），腎動脈（23，24），下腸間膜動脈（26）を分岐後，左右の総腸骨動脈（6）に分かれる

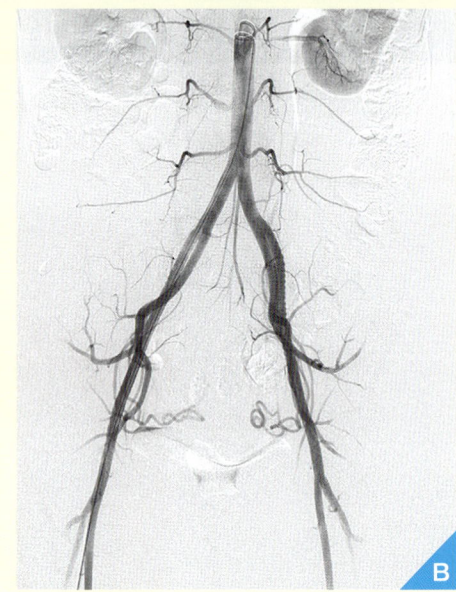

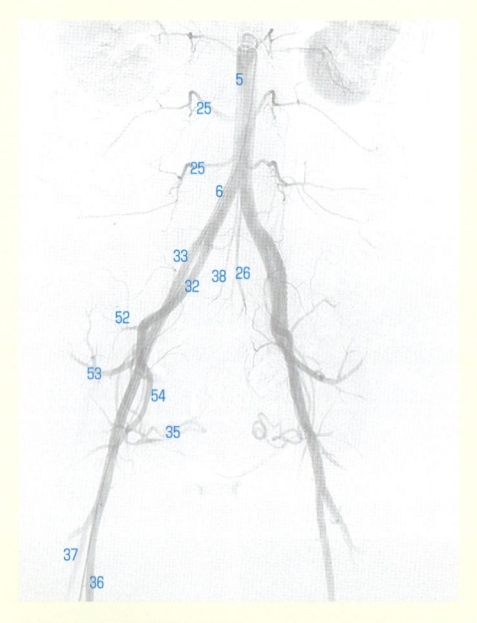

腹部大動脈〜腸骨動脈造影
総腸骨動脈（6）は，主に骨盤内臓器を支配する内腸骨動脈（32），下肢に向かう外腸骨動脈（33）に分岐する

5 腹部大動脈　6 総腸骨動脈　7 腹腔動脈幹　8 上腸間膜動脈　9 総肝動脈　13 脾動脈　18 胃十二指腸動脈
19 左肝動脈　22 右肝動脈　23 右腎動脈　24 左腎動脈　25 腰動脈　26 下腸間膜動脈　32 内腸骨動脈　33 外腸骨動脈
35 子宮動脈　36 大腿動脈　37 大腿深動脈　38 正中仙骨動脈　51 下横隔動脈　52 腸腰動脈　53 上殿動脈　54 下殿動脈

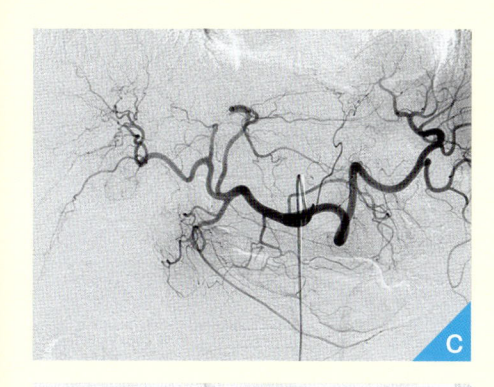

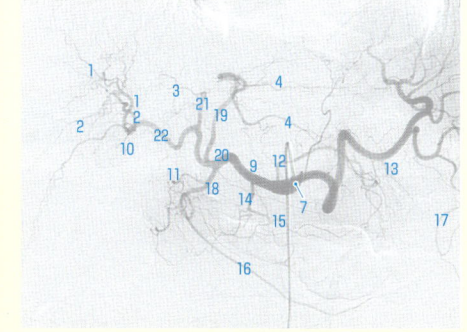

腹腔動脈造影

腹腔動脈幹（7）は，総肝動脈（9），脾動脈（13）に分岐し，肝胆膵，脾，胃十二指腸を支配する

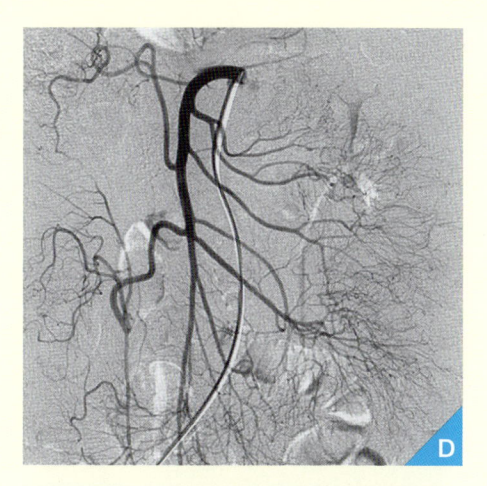

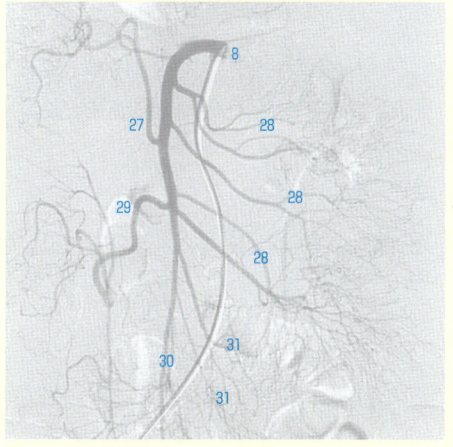

上腸間膜動脈造影

上腸間膜動脈（8）からは，空・回腸，上行〜横行結腸近位の支配動脈が分岐する

腹部　血管撮影

1 肝動脈右前区域枝	2 肝動脈右後区域枝	3 肝動脈左葉内側区域枝	4 肝動脈左葉外側区域枝
7 腹腔動脈幹	8 上腸間膜動脈	9 総肝動脈	10 胆嚢動脈	11 前・後上膵十二指腸動脈	12 左胃動脈
13 脾動脈	14 背側膵動脈	15 横行膵動脈	16 右胃大網動脈	17 左胃大網動脈	18 胃十二指腸動脈
19 左肝動脈	20 固有肝動脈	21 中肝動脈	22 右肝動脈	27 中結腸動脈	28 空腸動脈	29 右結腸動脈
30 回結腸動脈	31 回腸動脈

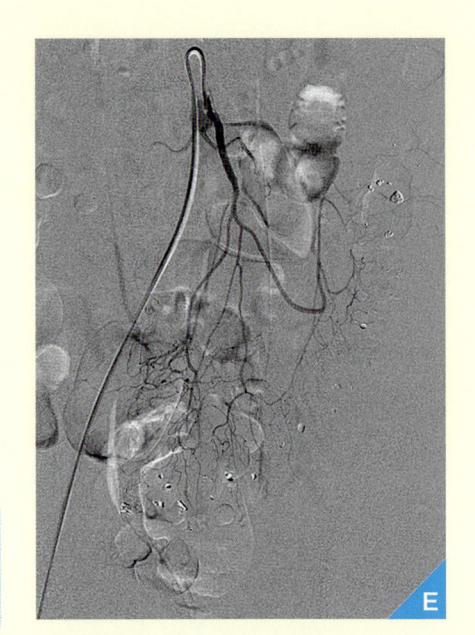

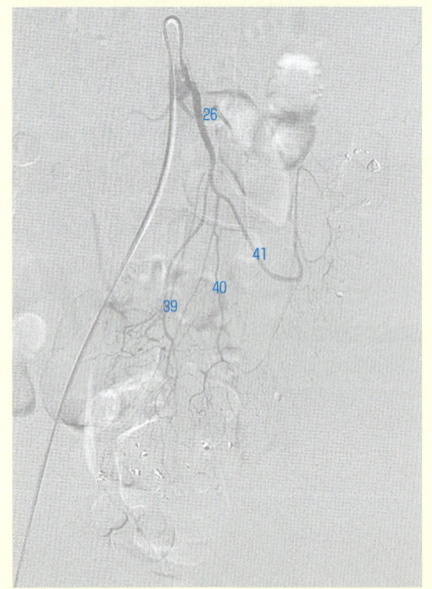

腹部 血管撮影

下腸間膜動脈造影
下腸間膜動脈（26）は，横行結腸遠位〜直腸の支配動脈が分岐する

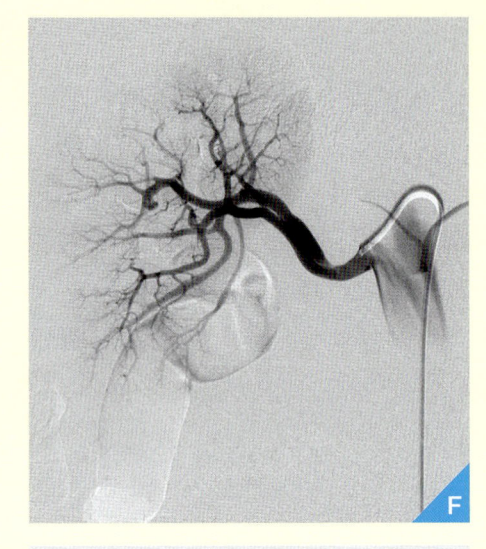

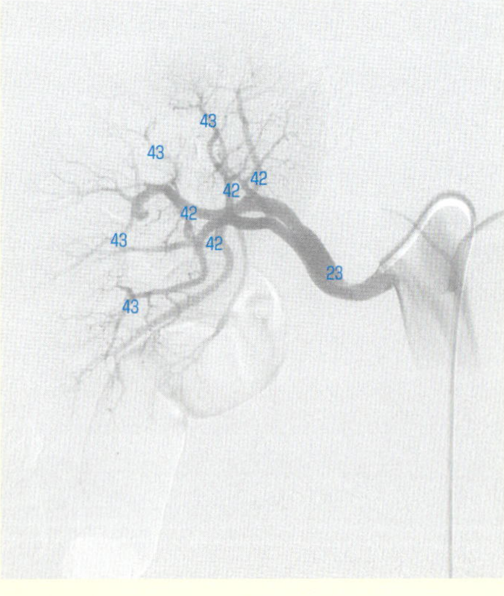

腎動脈造影
腎動脈は２本以上あることもある

23 右腎動脈　**26** 下腸間膜動脈　**39** 上直腸動脈　**40** S字状結腸動脈　**41** 左結腸動脈　**42** 腎区域動脈
43 腎葉間動脈

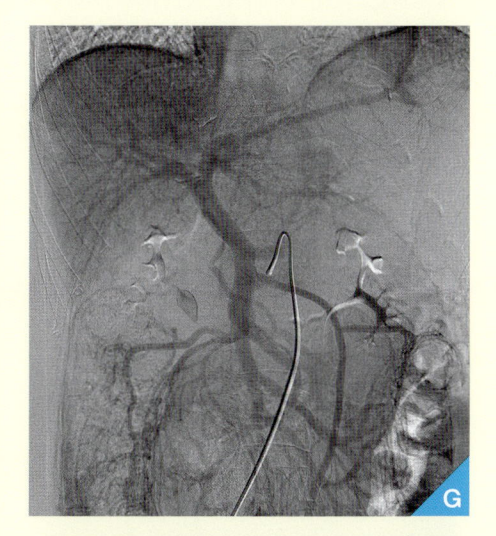

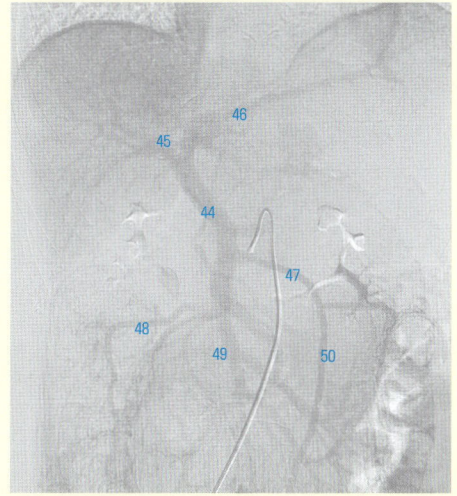

上腸間膜動脈造影（門脈相）
上腸間膜静脈（44）〜門脈（45）は直接造影できないので，上腸間膜動脈の門脈相で観察する

腹部　血管撮影

44 上腸間膜静脈　45 門脈　46 脾静脈　47 下腸間膜静脈　48 中結腸静脈　49 右結腸静脈　50 左結腸静脈

5 骨盤腔

解剖の基本 …………………………………… 164

- 男性骨盤 MRI矢状断 ……………………… 167
- 男性骨盤 MRI水平断 ……………………… 171
- 男性骨盤 MRI冠状断 ……………………… 175
- 前立腺 ………………………………………… 179
- 女性骨盤 MRI矢状断 ……………………… 183
- 女性骨盤 MRI水平断 ……………………… 187
- 女性骨盤 MRI冠状断 ……………………… 191
- 子宮卵管造影 ………………………………… 195

解剖の基本

男性骨盤の解剖

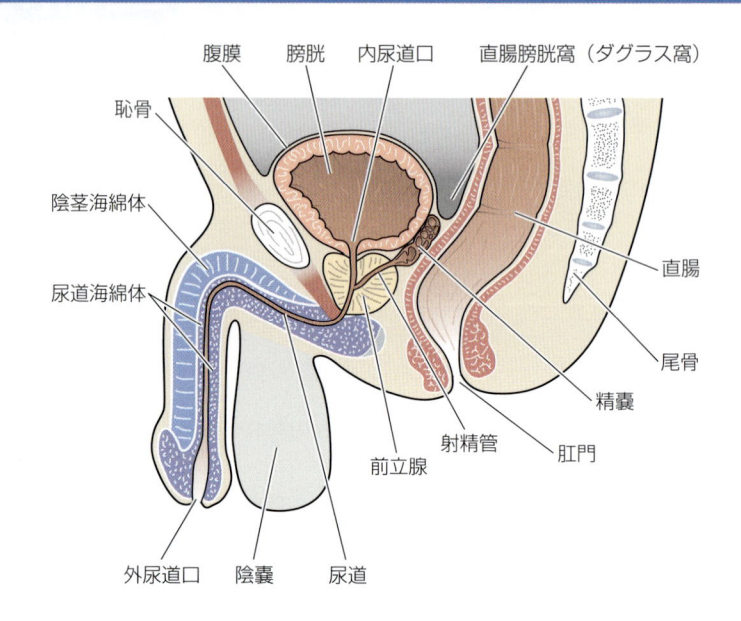

（図：腹膜、膀胱、内尿道口、直腸膀胱窩（ダグラス窩）、恥骨、陰茎海綿体、尿道海綿体、外尿道口、陰嚢、尿道、前立腺、射精管、肛門、精嚢、尾骨、直腸）

前立腺の解剖

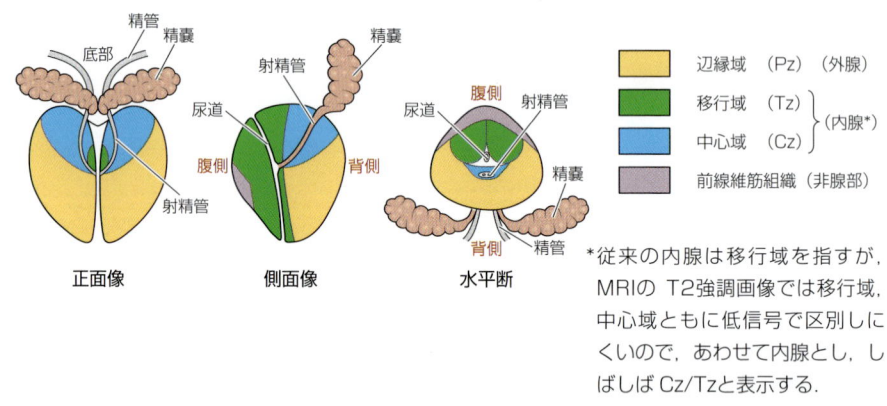

（図：正面像、側面像、水平断　— 底部、精管、精囊、射精管、尿道、腹側、背側）

- 辺縁域（Pz）（外腺）
- 移行域（Tz）｝（内腺*）
- 中心域（Cz）
- 前線維筋組織（非腺部）

*従来の内腺は移行域を指すが、MRIのT2強調画像では移行域，中心域ともに低信号で区別しにくいので，あわせて内腺とし，しばしばCz/Tzと表示する．

Pz（辺縁域）：辺縁部背側にあり最も大きな領域を占める．T2強調画像で高信号を示し，前立腺癌の70％はここから発生する．

Cz（中心域）：射精管を取り囲み，前立腺の約25％を占める．T2強調画像で低信号を示す．

Tz（移行域）：尿道近位部の周囲を取り囲み，若年者では前立腺の5％程度だが加齢による前立腺肥大により増大する．前立腺癌の30％がここから発生する．T2強調画像で低信号を示し，中心域との区別は難しい．

AFS（前線維筋組織）：前立腺の腹側にある扁平な領域で，腺組織は存在しない．T2強調画像で低信号となる．

女性骨盤の解剖

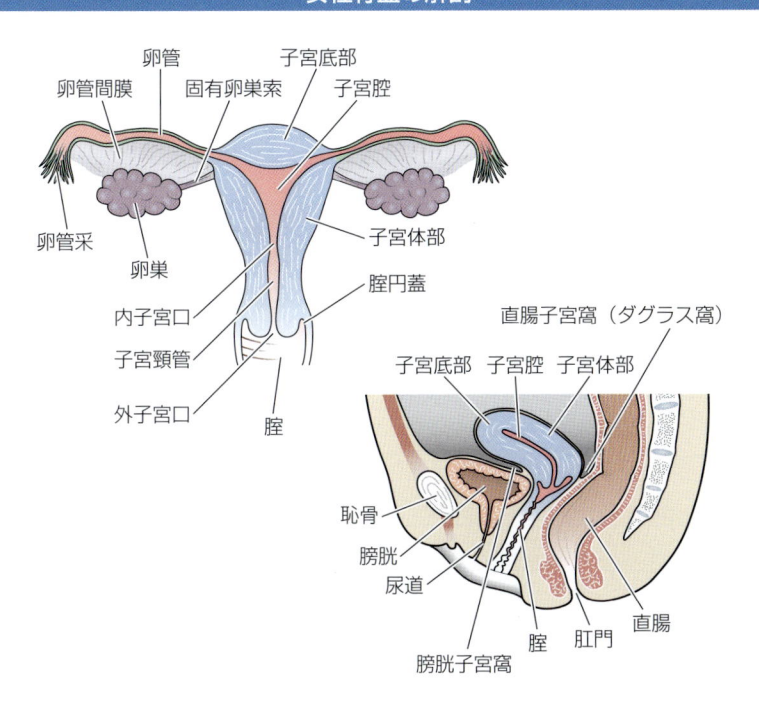

memo

骨盤腔

男性骨盤MRI矢状断

C B A

骨盤腔

男性骨盤MRI矢状断

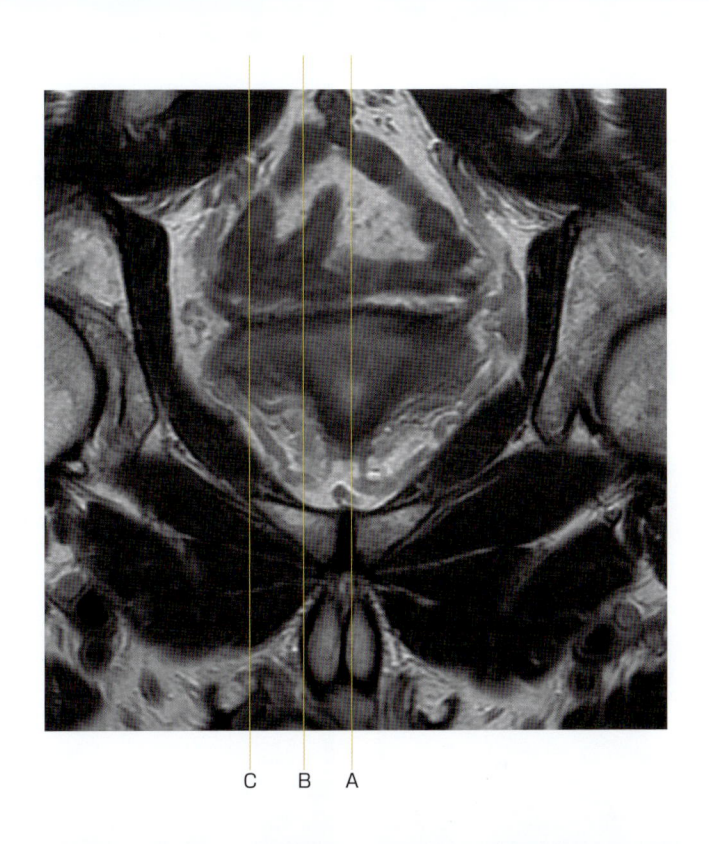

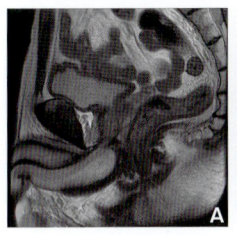

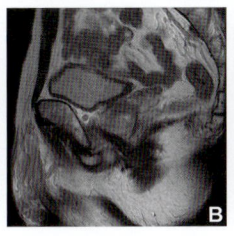

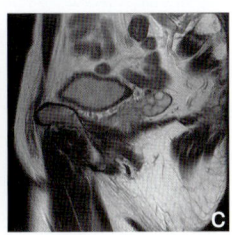

167

骨盤腔　男性骨盤MRI矢状断

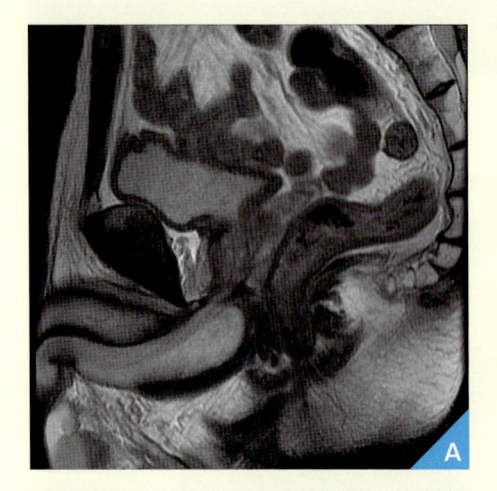

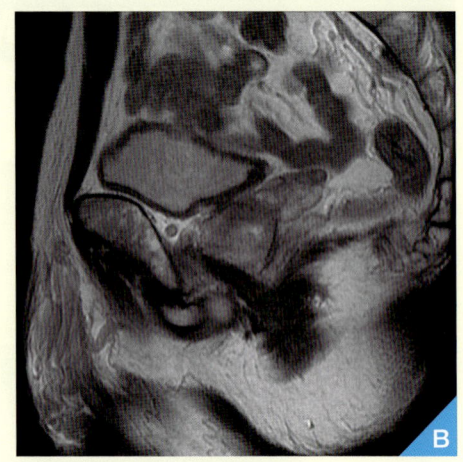

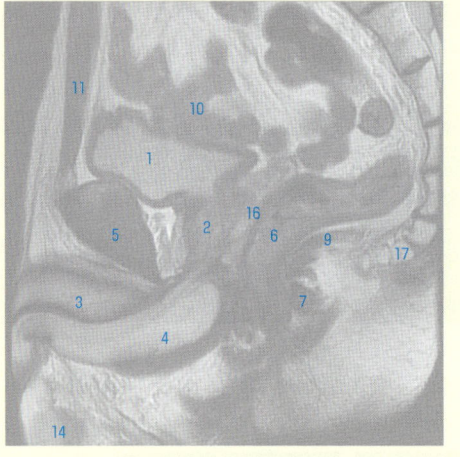

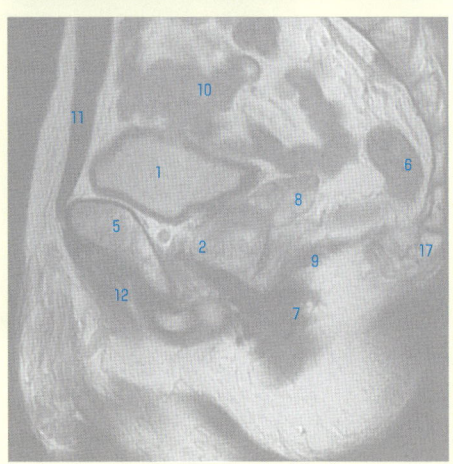

ダグラス窩（16）は腹腔で最も低い位置となり，腹水が最初に貯留する

1 膀胱　2 前立腺　3 陰茎海綿体　4 尿道海綿体　5 恥骨　6 直腸　7 外肛門括約筋　8 精嚢　9 肛門挙筋
10 小腸　11 腹直筋　12 内転筋群　14 精巣　16 ダグラス窩　17 尾骨

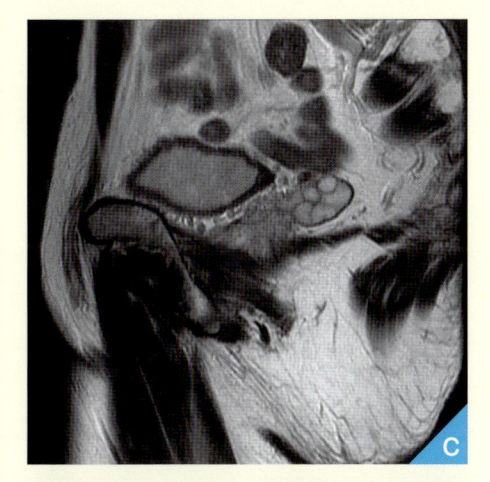

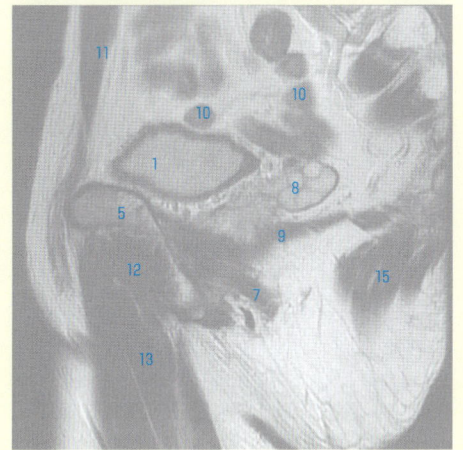

精嚢（8）は，前立腺（2）の外側〜背側に位置する

骨盤腔　男性骨盤MRI 矢状断

1 膀胱　5 恥骨　7 外肛門括約筋　8 精嚢　9 肛門挙筋　10 小腸　11 腹直筋　12 内転筋群　13 薄筋　15 大殿筋

memo

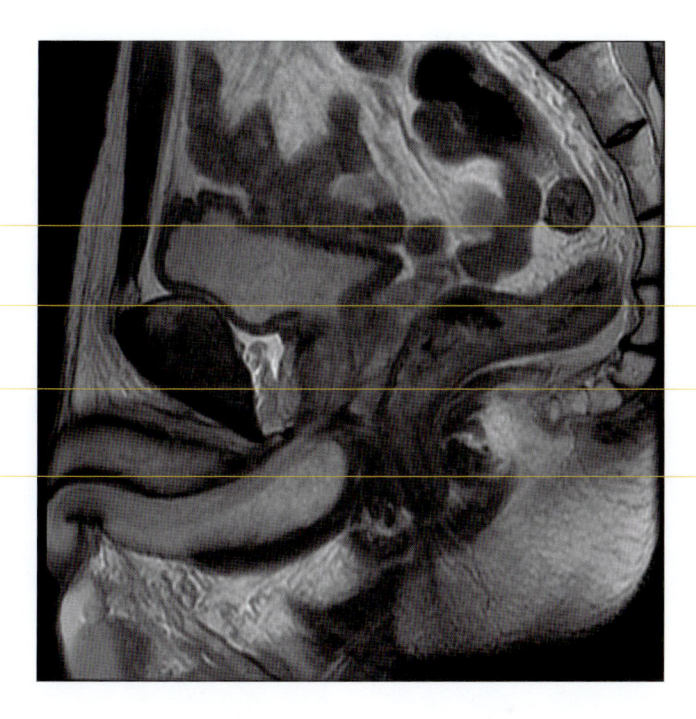

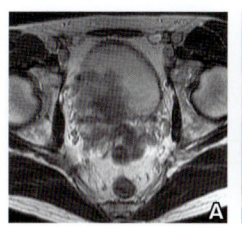

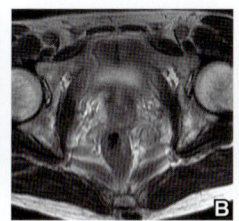

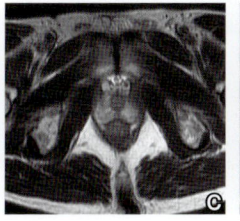

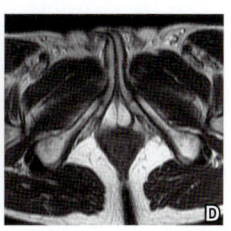

男性骨盤MRI水平断

171

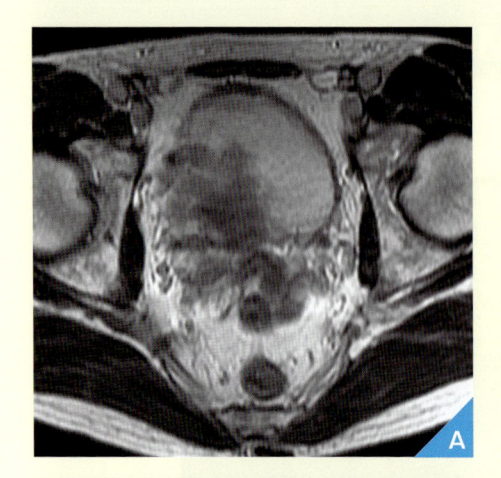

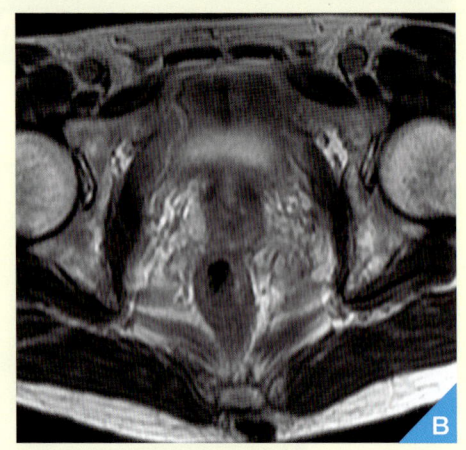

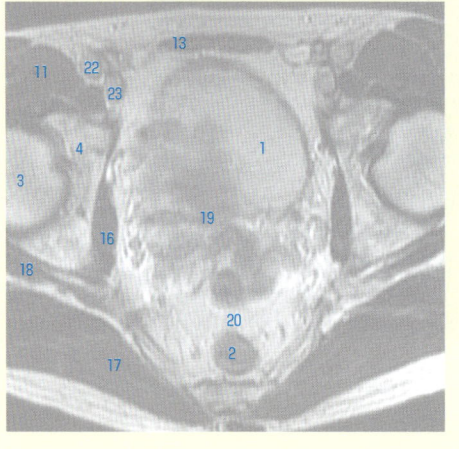

骨盤腔　男性骨盤MRI 水平断

ダグラス窩（20）のレベル．ダグラス窩は腹腔の最も低い位置にあり，男性の場合は直腸膀胱窩に相当する

恥骨結合のレベル

1 膀胱　2 直腸　3 大腿骨頭　4 腸骨　5 前立腺（内腺）　11 腸腰筋　13 腹直筋　14 恥骨筋　16 内閉鎖筋
17 大殿筋　18 中殿筋　19 小腸　20 ダグラス窩　21 恥骨結合　22 大腿動脈　23 大腿静脈

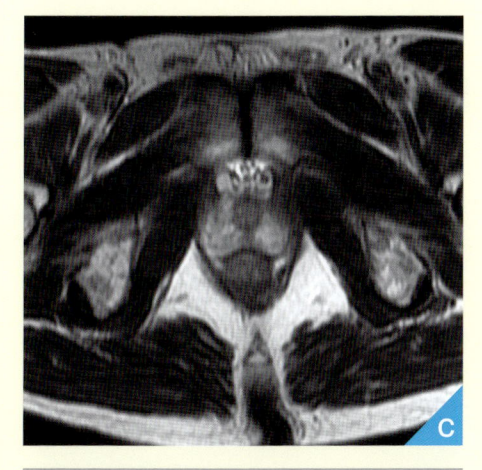

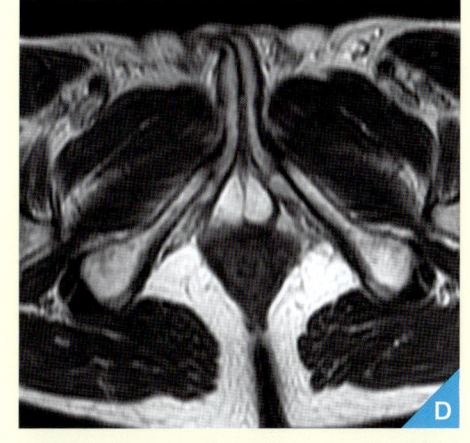

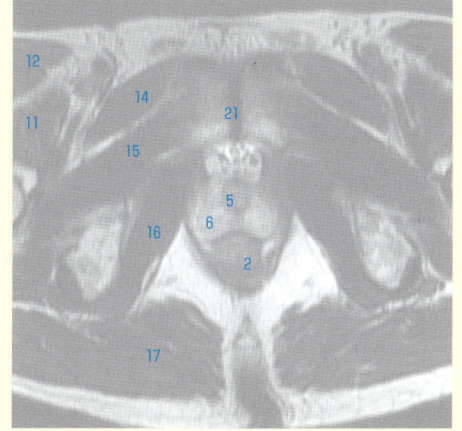

前立腺のレベル．T2強調画像で外腺（6）は高信号，内腺（5）は低信号に見える

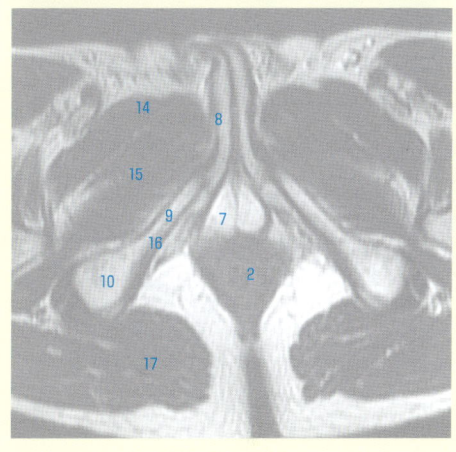

陰茎のレベル．尿道海綿体（7），陰茎海綿体（8）が区別できる

骨盤腔　男性骨盤MRI水平断

2 直腸　5 前立腺（内腺）　6 前立腺（外腺）　7 尿道海綿体　8 陰茎海綿体　9 坐骨　10 坐骨結節　11 腸腰筋
12 大腿筋膜張筋　14 恥骨筋　15 外閉鎖筋　16 内閉鎖筋　17 大殿筋　21 恥骨結合

memo

男性骨盤MRI冠状断

骨盤腔

男性骨盤MRI冠状断

175

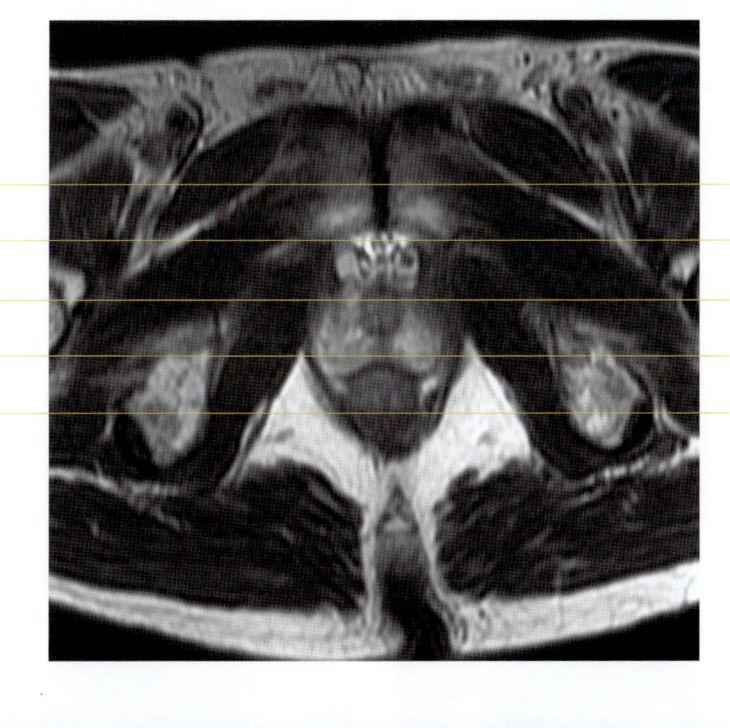

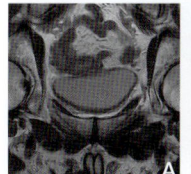

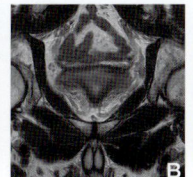

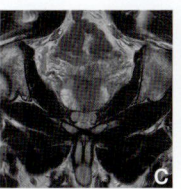

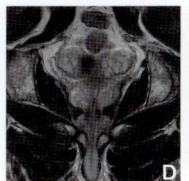

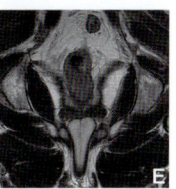

骨盤腔　男性骨盤MRI冠状断

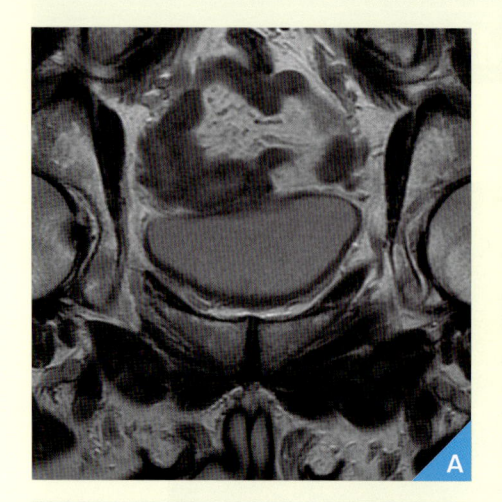

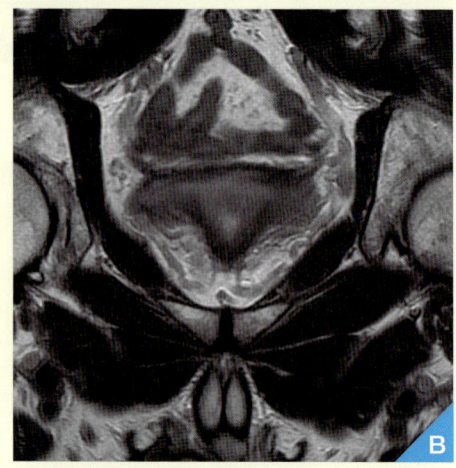

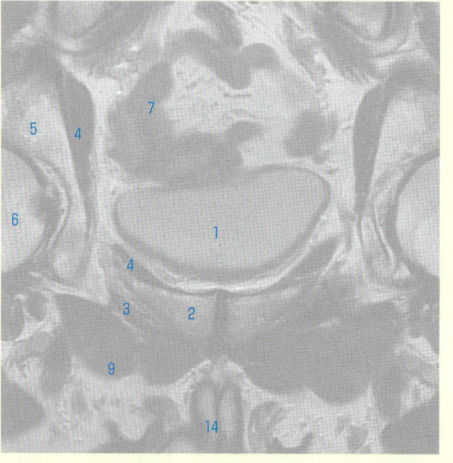

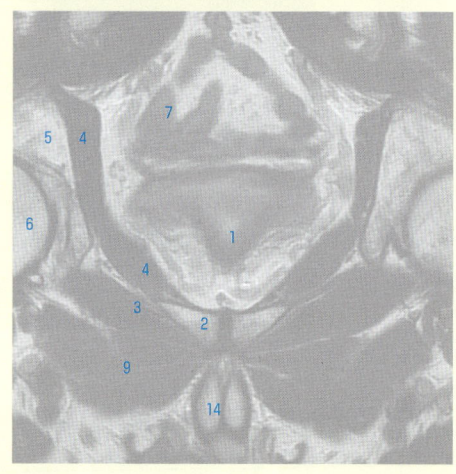

恥骨結合（2）のレベル

膀胱頸部（1）のレベル

1 膀胱　2 恥骨　3 外閉鎖筋　4 内閉鎖筋　5 腸骨　6 大腿骨頭　7 小腸　9 内転筋群　14 陰茎海綿体

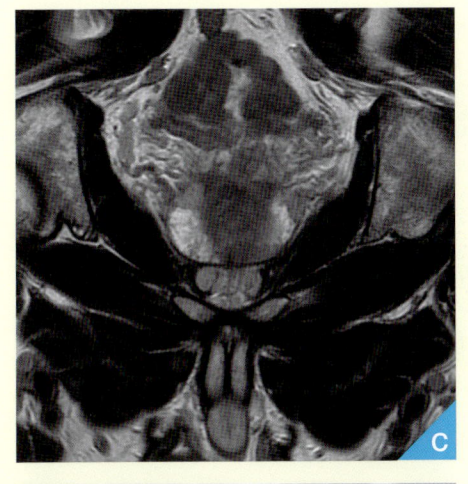

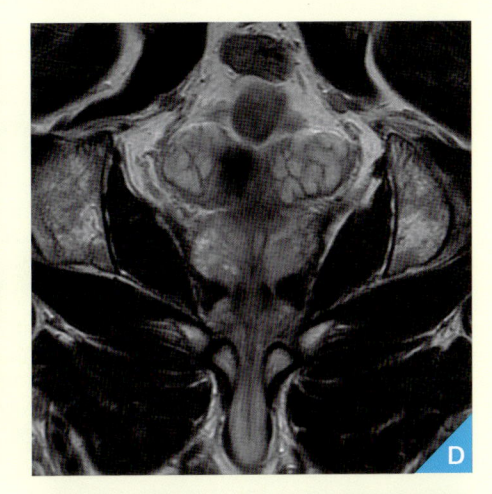

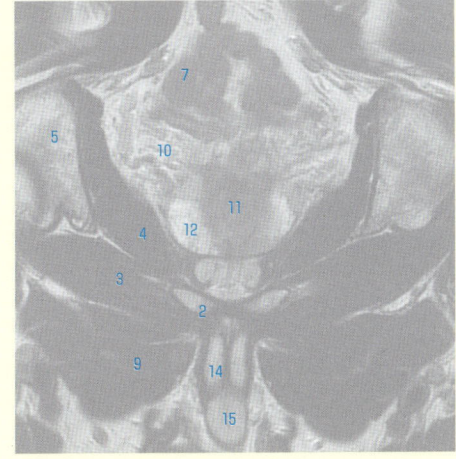

前立腺のレベル．T2強調画像では，外腺（12）は高信号，内腺（11）は低信号に見える

陰茎のレベル．精嚢（10）は前立腺（11，12）の頭側に多房性嚢胞状に認められる

骨盤腔　男性骨盤MRI　冠状断

2 恥骨　3 外閉鎖筋　4 内閉鎖筋　5 腸骨　7 小腸　9 内転筋群　10 精嚢　11 前立腺（内腺）　12 前立腺（外腺）
13 尿道　14 陰茎海綿体　15 尿道海綿体

骨盤腔　男性骨盤MRI冠状断

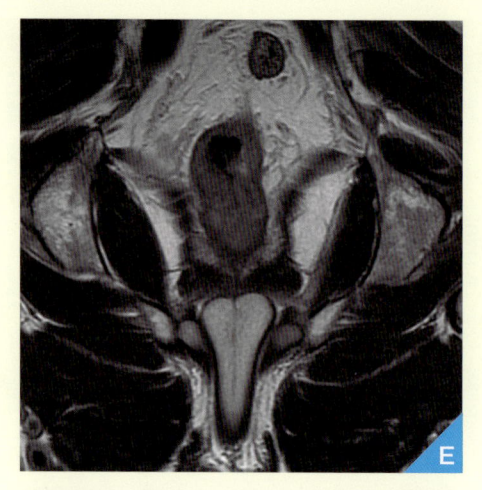

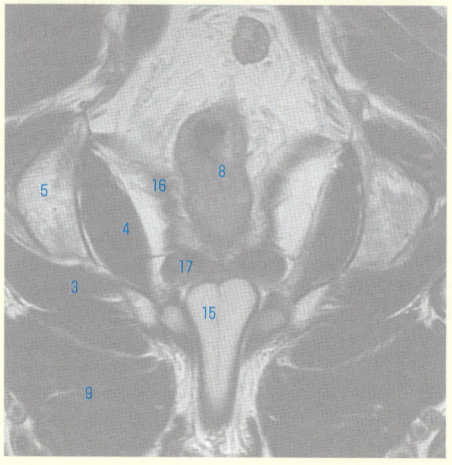

直腸のレベル

3 外閉鎖筋　**4** 内閉鎖筋　**5** 腸骨　**8** 直腸　**9** 内転筋群　**15** 尿道海綿体　**16** 肛門挙筋　**17** 外肛門括約筋

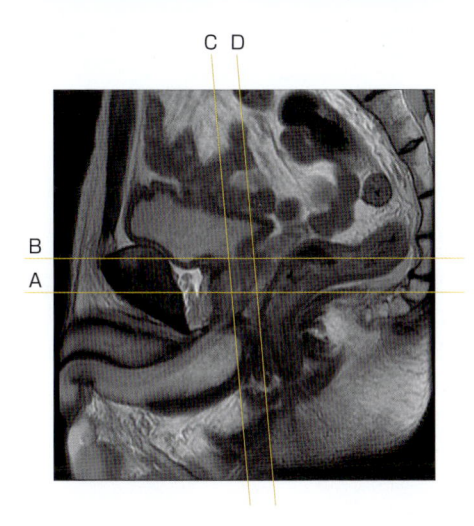

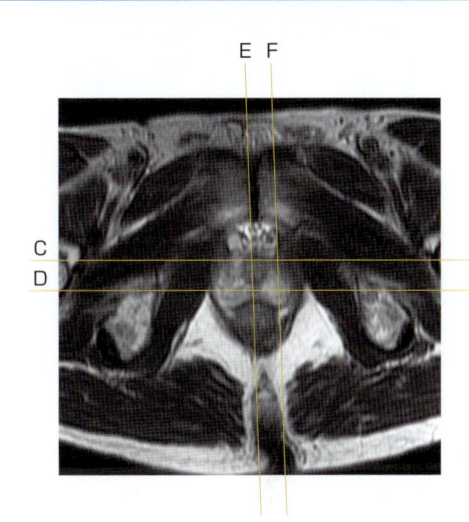

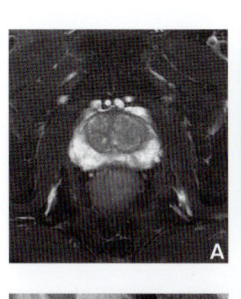

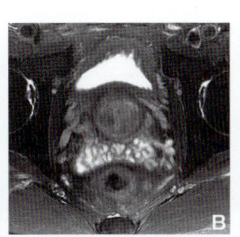

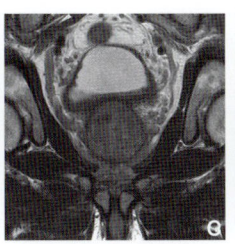

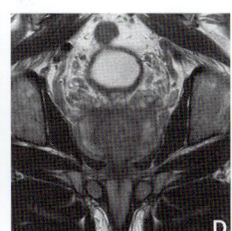

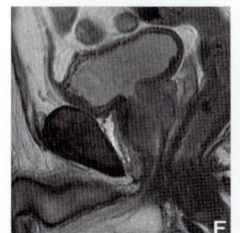

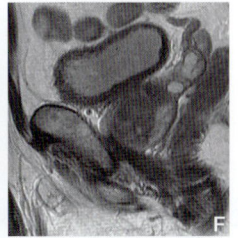

前立腺

骨盤腔

前立腺

179

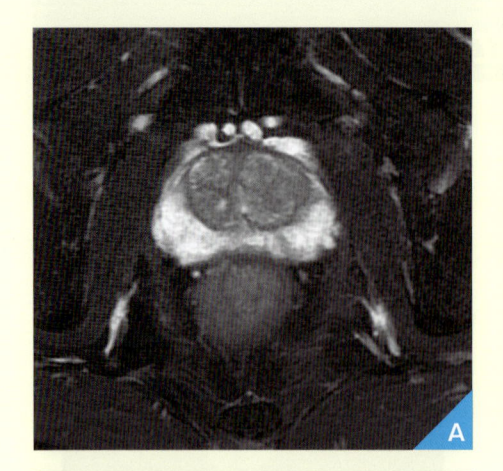

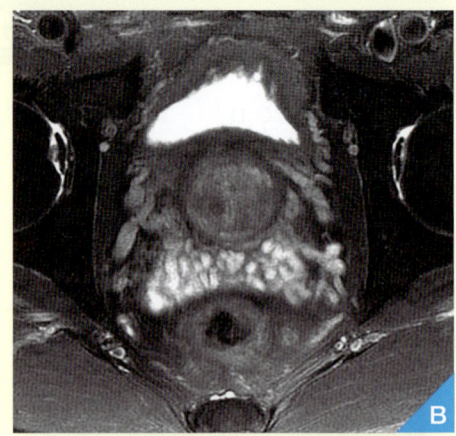

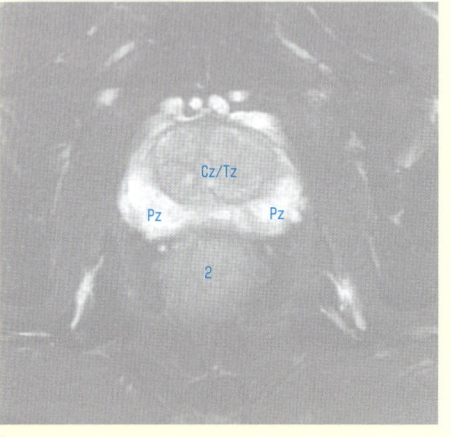

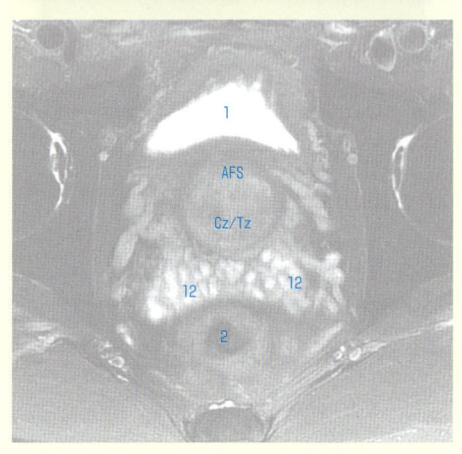

水平断
T2強調画像で，内腺（Cz/Tz）は低信号，外腺（Pz）は高信号を示す．精嚢（12）は前立腺背側の多房性構造として認められる

1膀胱　**2**直腸　**12**精嚢　**AFS**前線維筋組織　**Cz/Tz**中心域／移行域（内腺）　**Pz**辺縁域（外腺）

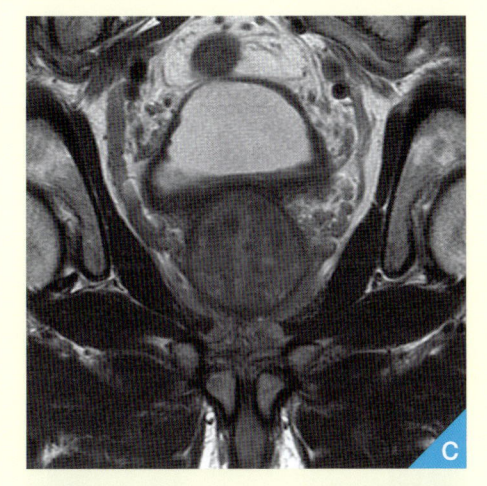

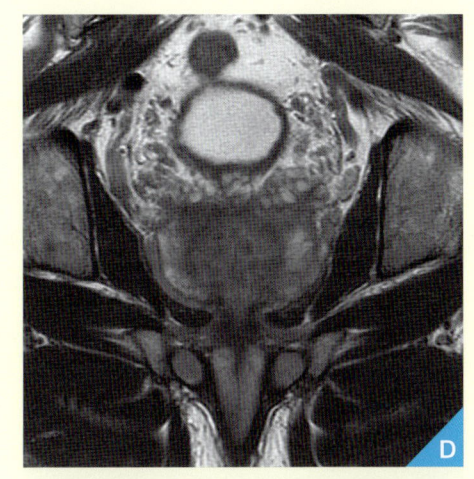

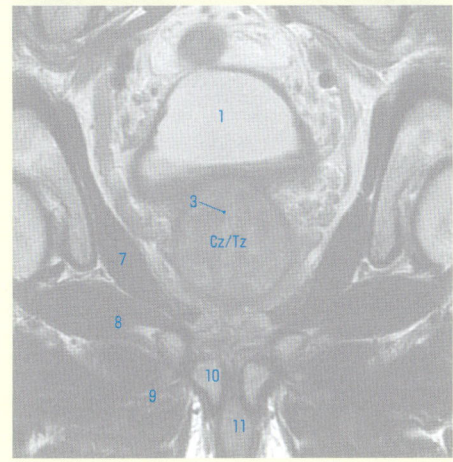

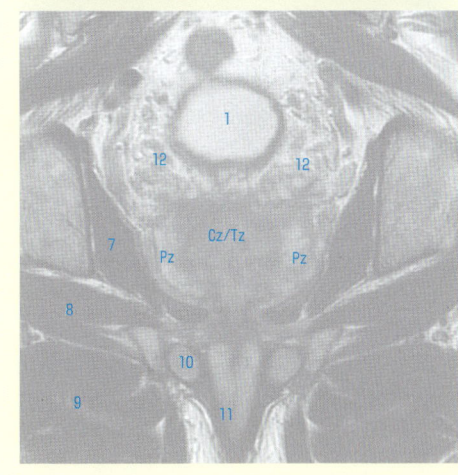

冠状断

骨盤腔 / 前立腺

1 膀胱　3 尿道　7 内閉鎖筋　8 外閉鎖筋　9 内転筋群　10 陰茎海綿体　11 尿道海綿体　12 精嚢
Cz/Tz 中心域/移行域（内腺）　Pz 辺縁域（外腺）

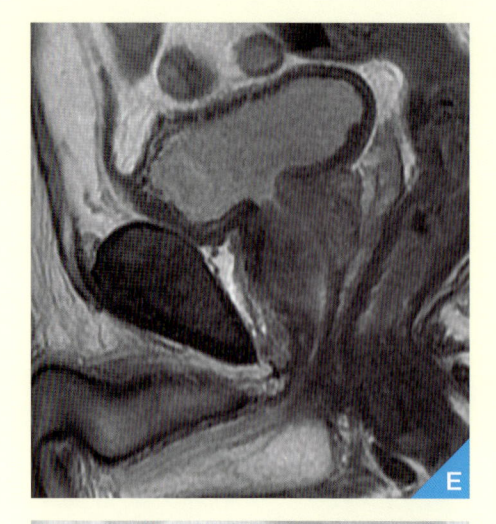

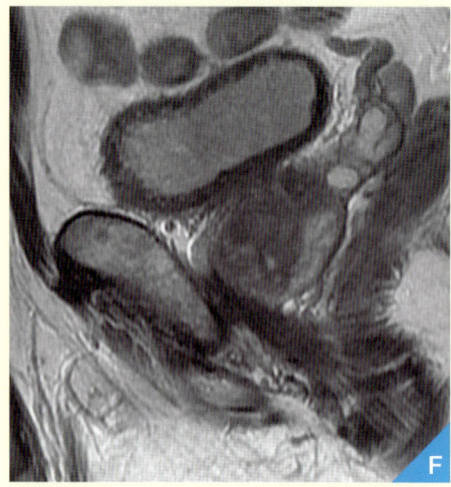

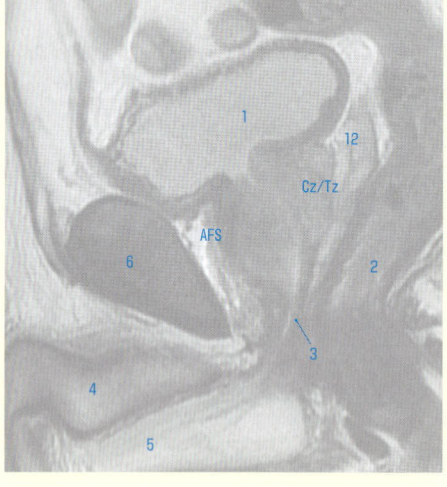

骨盤腔

前立腺

矢状断
前立腺は膀胱底に密接して尿道（3）を取り囲む

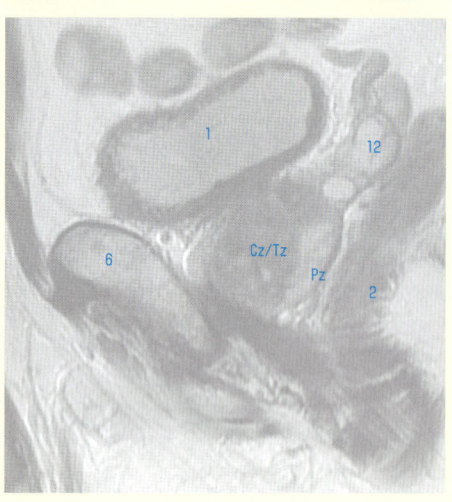

矢状断

1 膀胱　**2** 直腸　**3** 尿道　**4** 陰茎海綿体　**5** 尿道海綿体　**6** 恥骨結合　**12** 精囊　**AFS** 前線維筋組織
Cz/Tz 中心域／移行域（内腺）　**Pz** 辺縁域（外腺）

女性骨盤MRI矢状断

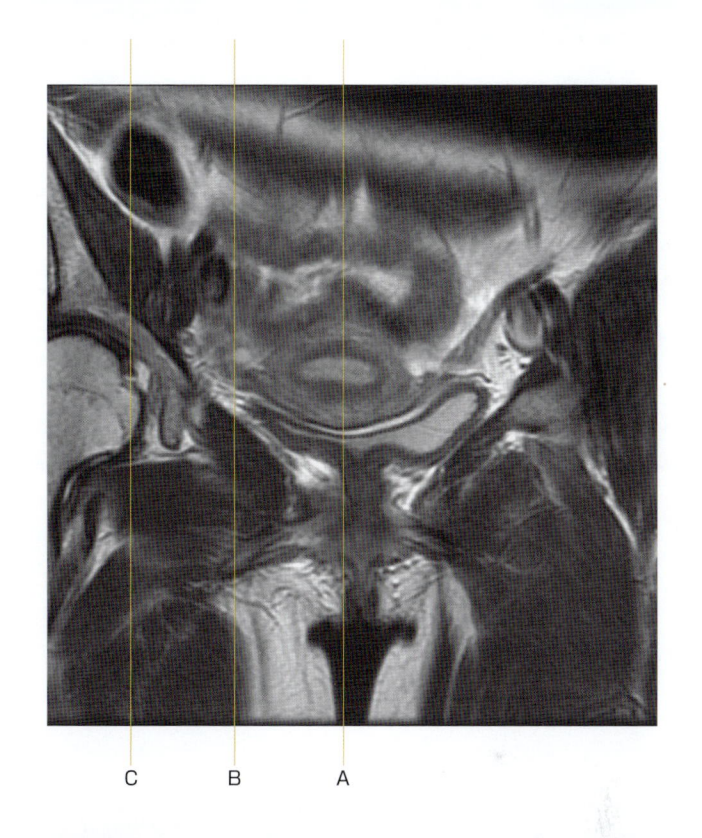

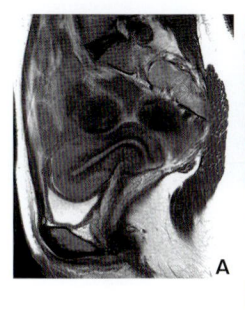

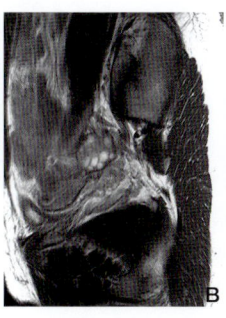

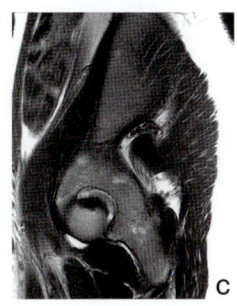

C B A

A B C

183

骨盤腔

女性骨盤MRI矢状断

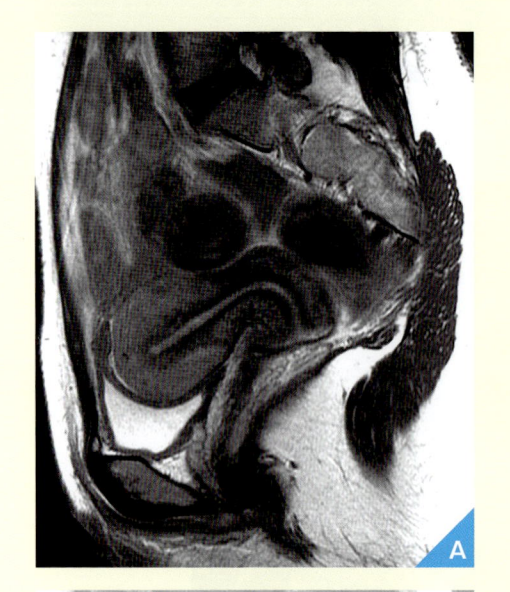

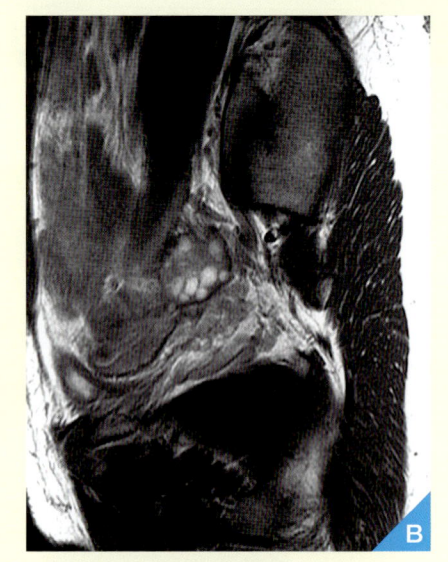

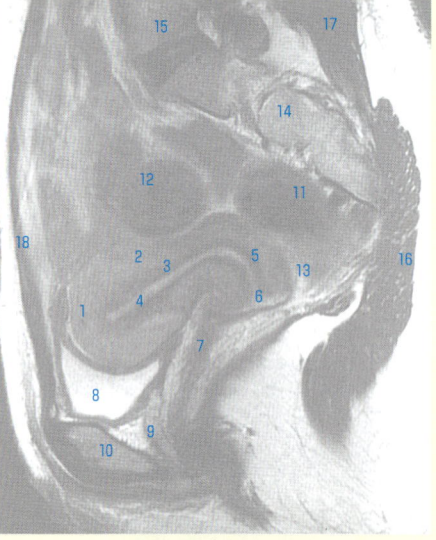

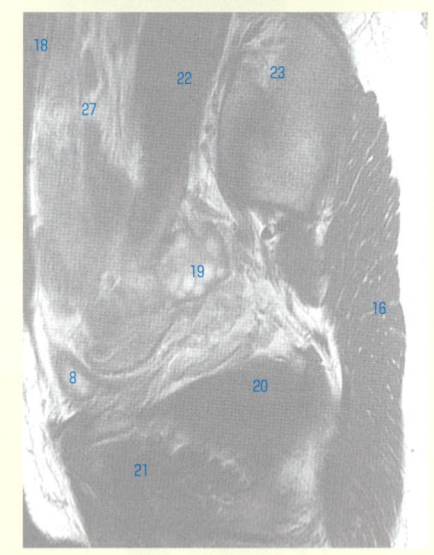

正中レベル．子宮内膜（4）は高信号を示し，これに接する筋層には低信号を示す一層のJunctional zone（3）が認められる

卵巣のレベル．卵巣（19）が多房性構造として認められる

1 子宮底部	2 子宮体部	3 Junctional zone	4 子宮内膜	5 子宮頸部	6 外子宮口	7 腟	8 膀胱	9 尿道
10 恥骨結合	11 直腸	12 S状結腸	13 ダグラス窩	14 仙骨	15 腰椎	16 大殿筋	17 脊柱起立筋	
18 腹直筋	19 卵巣	20 外閉鎖筋	21 内転筋群	22 大腰筋	23 腸骨	27 小腸		

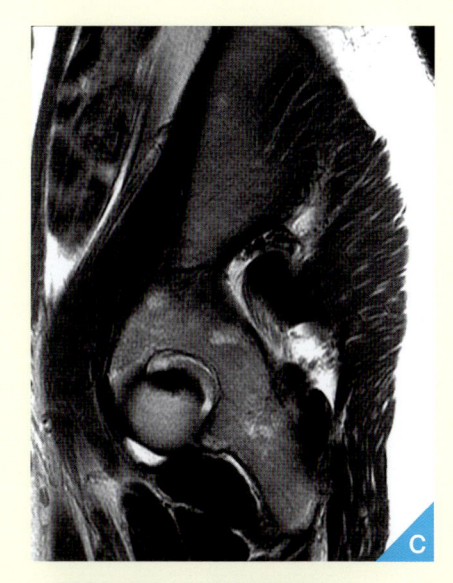

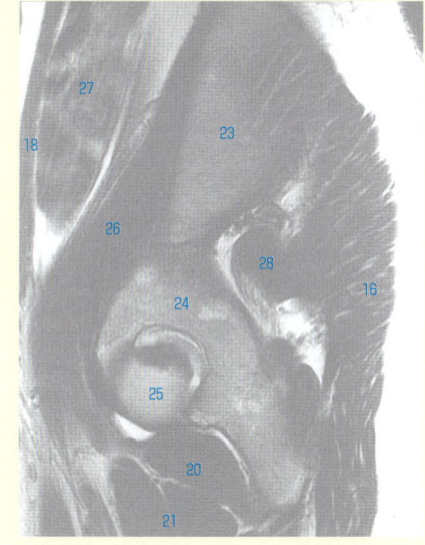

大腿骨頭のレベル

16 大殿筋	18 腹直筋	20 外閉鎖筋	21 内転筋群	23 腸骨	24 寛骨臼	25 大腿骨頭	26 腸骨筋	27 小腸
28 小殿筋								

骨盤腔　女性骨盤MRI矢状断

memo

骨盤腔

女性骨盤MRI矢状断

女性骨盤MRI水平断

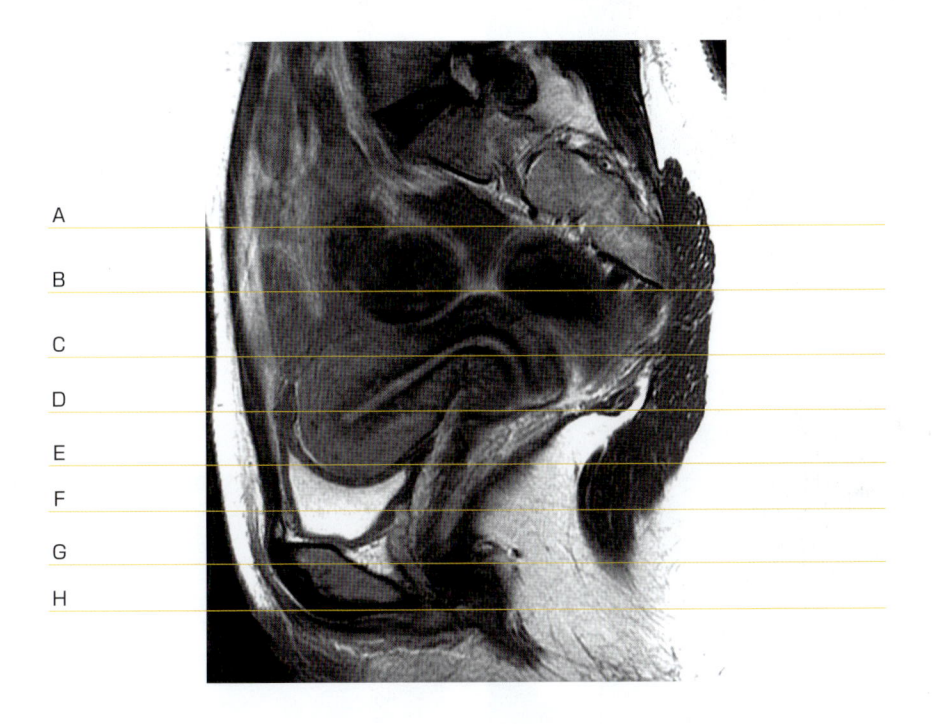

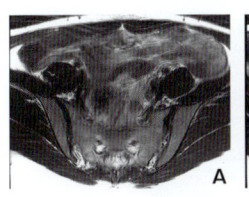

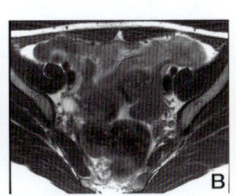

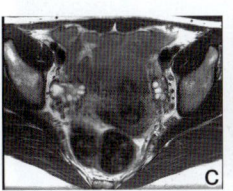

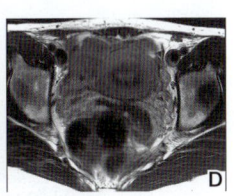

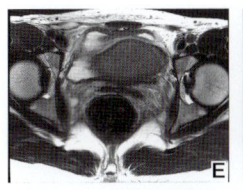

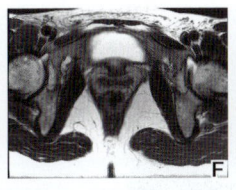

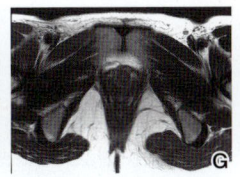

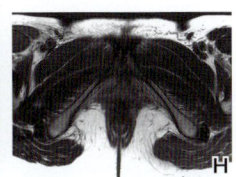

骨盤腔

女性骨盤MRI 水平断

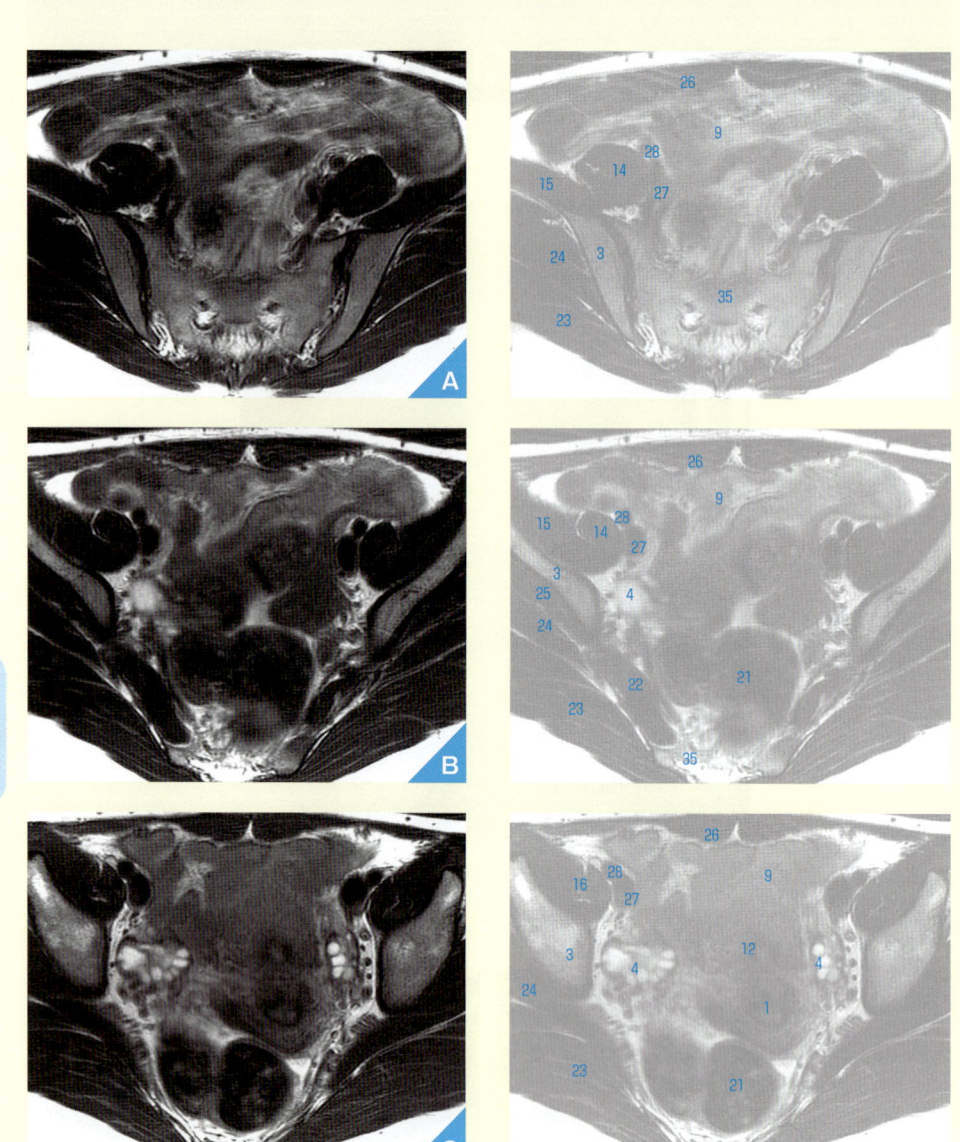

卵巣（4）は子宮（12）の両側近傍に多房性構造として認められる

| 1 子宮内膜 | 3 腸骨 | 4 卵巣 | 9 小腸 | 12 子宮体部 | 14 大腰筋 | 15 腸骨筋 | 16 腸腰筋 | 21 S字状結腸 |
| 22 梨状筋 | 23 大殿筋 | 24 中殿筋 | 25 小殿筋 | 26 腹直筋 | 27 外腸骨静脈 | 28 外腸骨動脈 | 35 仙骨 | 36 尾骨 |

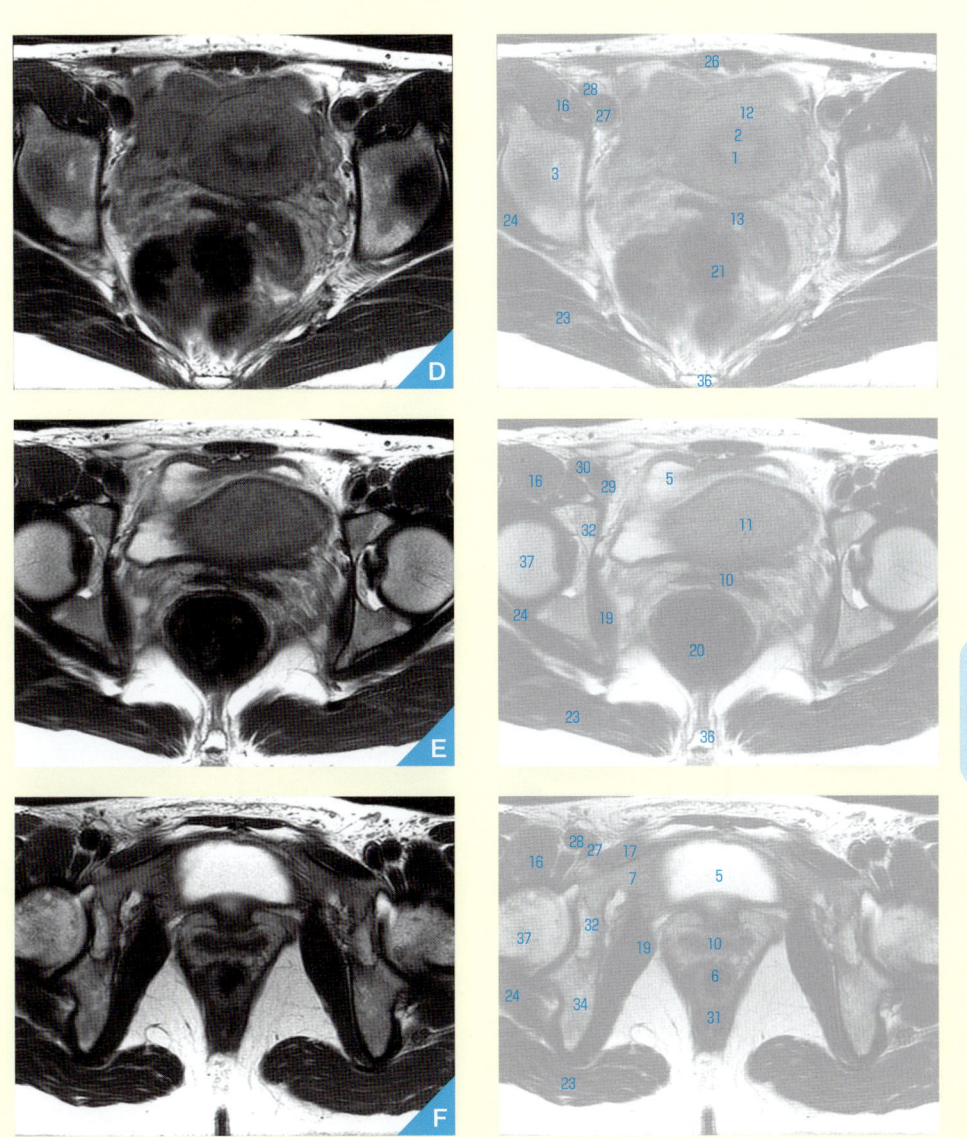

T2強調画像で，子宮内膜（1）は筋層（12）に比べて常に高信号を示し，その周囲にはJunctional zone（2）の低信号が認められる

骨盤腔 女性骨盤MRI 水平断

1 子宮内膜　2 Junctional zone　3 腸骨　5 膀胱　6 肛門　7 恥骨　10 腟　11 子宮底部　12 子宮体部
13 子宮頸部　16 腸腰筋　17 恥骨筋　19 内閉鎖筋　20 直腸　21 S字状結腸　23 大殿筋　24 中殿筋　26 腹直筋
27 外腸骨静脈　28 外腸骨動脈　29 大腿静脈　30 大腿動脈　31 肛門挙筋　32 寛骨臼　34 坐骨　36 尾骨
37 大腿骨頭

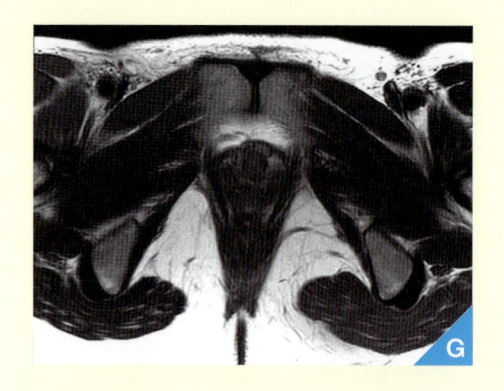

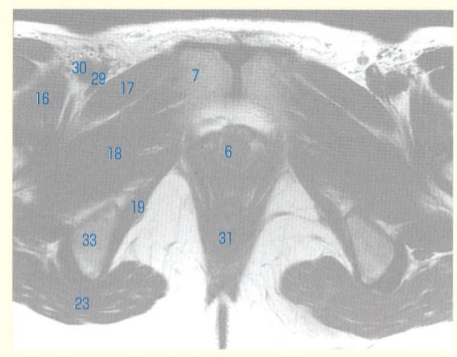

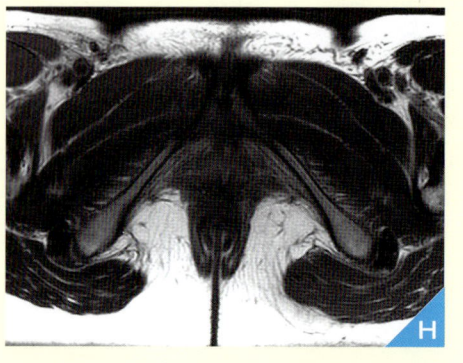

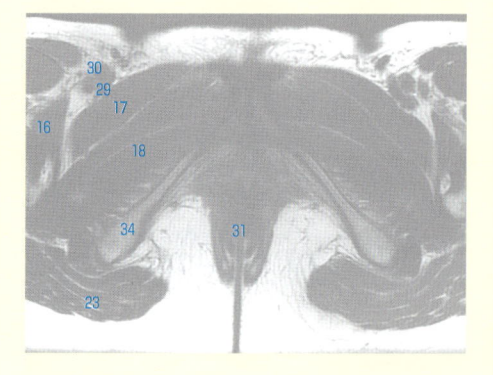

骨盤底のレベル

骨盤腔　女性骨盤MRI水平断

| 6 肛門 | 7 恥骨 | 16 腸腰筋 | 17 恥骨筋 | 18 外閉鎖筋 | 19 内閉鎖筋 | 23 大殿筋 | 29 大腿静脈 | 30 大腿動脈 |
| 31 肛門挙筋 | 33 坐骨結節 | 34 坐骨 |

女性骨盤MRI冠状断

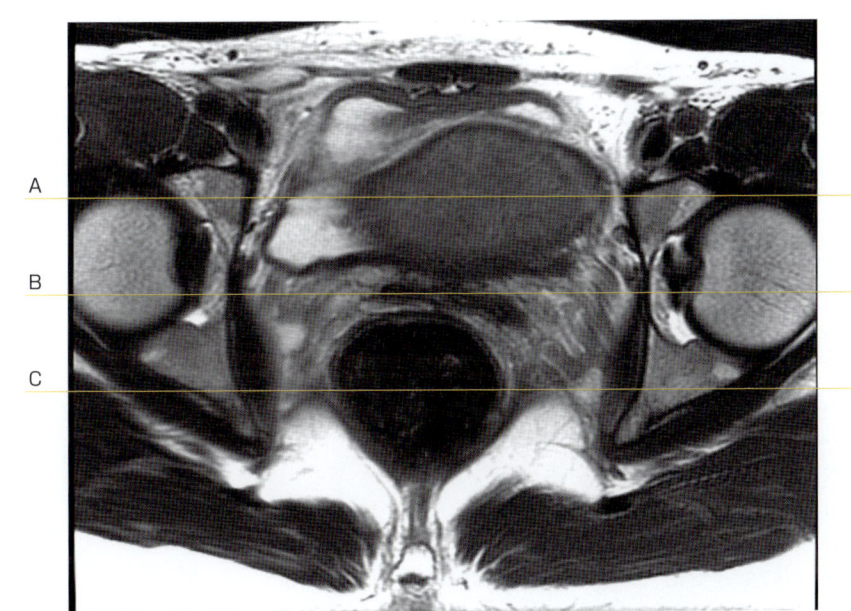

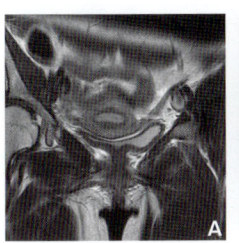

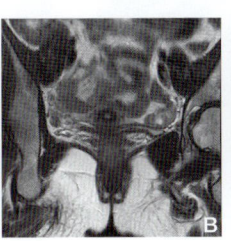

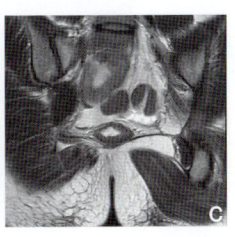

骨盤腔　女性骨盤MRI-冠状断

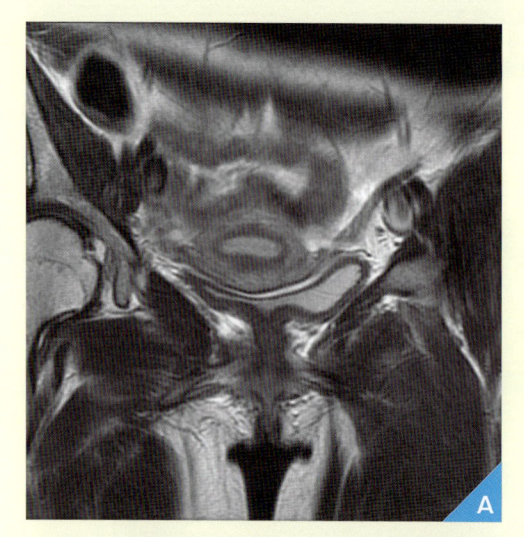

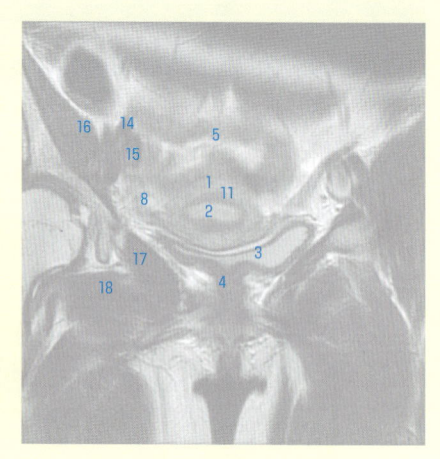

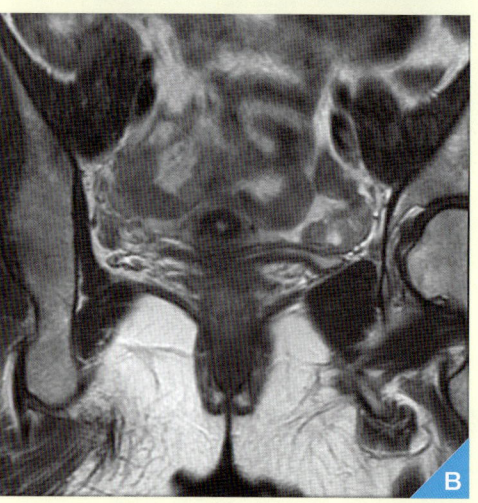

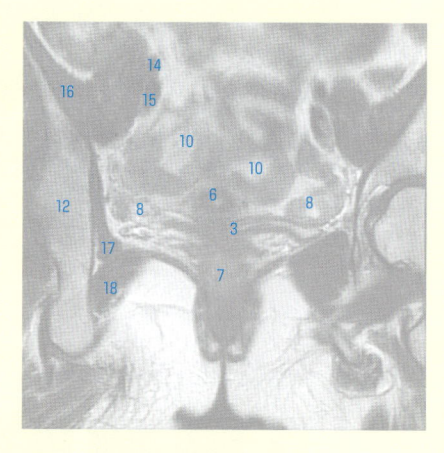

T2強調像で子宮は，高信号の内膜（2），低信号のJunctional zone（11），やや低信号の筋層（1）の三層構造として認められる

1 子宮体部　2 子宮内膜　3 膀胱　4 尿道　5 直腸　6 子宮頸部　7 腟　8 卵巣　10 S字状結腸
11 Junctional zone　12 腸骨　14 外腸骨動脈　15 外腸骨静脈　16 腸骨筋　17 内閉鎖筋　18 外閉鎖筋

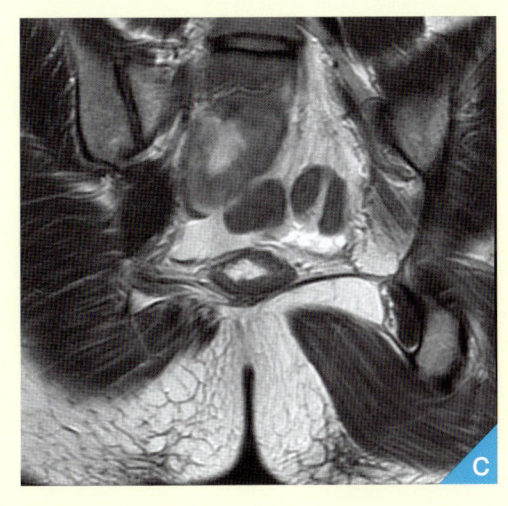

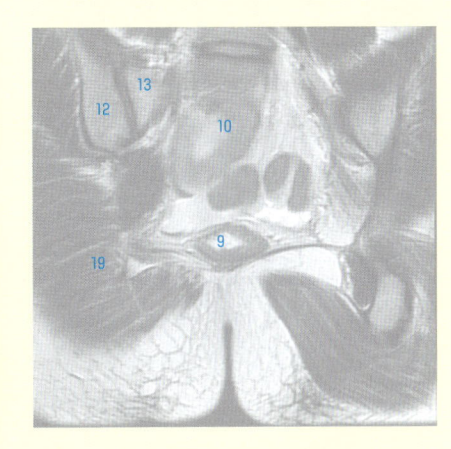

最背部のレベル

9 直腸　10 S字状結腸　12 腸骨　13 仙骨　19 大殿筋

memo

子宮卵管造影

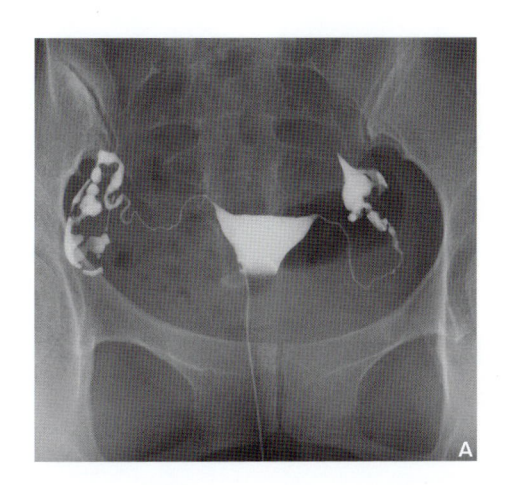

骨盤腔

子宮卵管造影

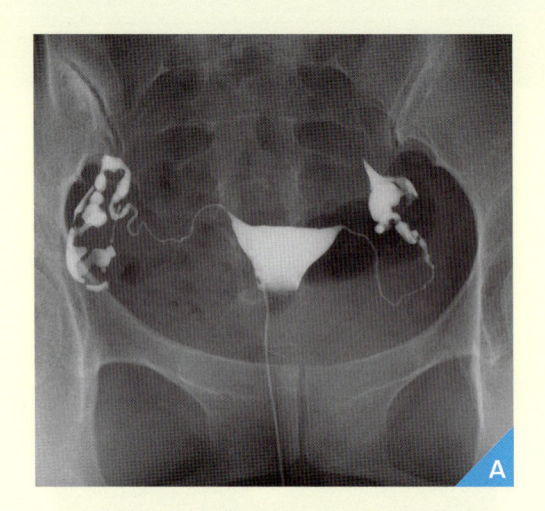

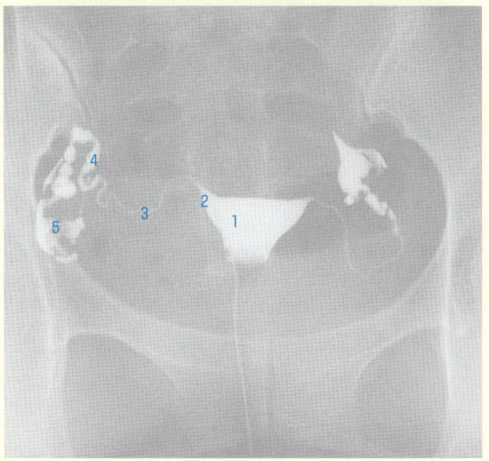

子宮（1）内の造影剤は，卵管（3）を経て腹腔内に拡散してゆく（5）

1 子宮腔　2 子宮角　3 卵管　4 卵管膨大部　5 腹腔内に漏出した造影剤

6 脊椎

解剖の基本 …………………………………… 198

- エックス線 …………………………………… 201
- CT …………………………………………… 209
- MRI ………………………………………… 215

解剖の基本

頸椎の解剖

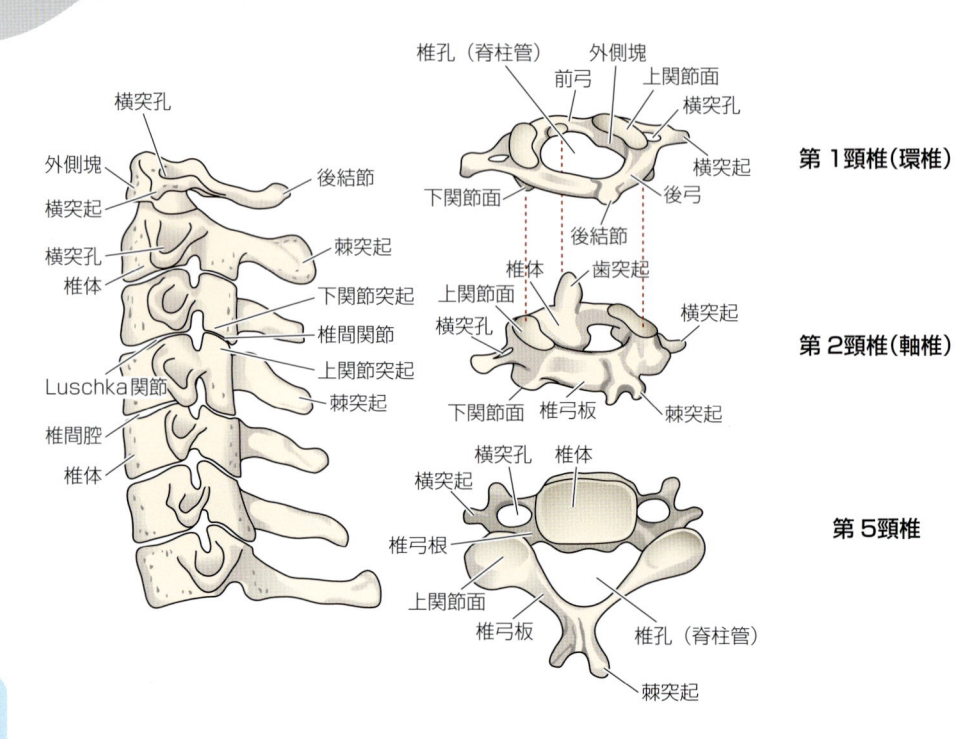

第1頸椎（環椎）
- 椎孔（脊柱管）
- 前弓
- 外側塊
- 上関節面
- 横突孔
- 横突起
- 後弓
- 下関節面
- 後結節

第2頸椎（軸椎）
- 椎体
- 歯突起
- 上関節面
- 横突起
- 横突孔
- 下関節面
- 椎弓板
- 棘突起

第5頸椎
- 横突孔
- 横突起
- 椎体
- 椎弓根
- 上関節面
- 椎弓板
- 椎孔（脊柱管）
- 棘突起

（側面図）
- 横突孔
- 外側塊
- 横突起
- 後結節
- 椎体
- 棘突起
- 下関節突起
- 椎間関節
- 上関節突起
- Luschka関節
- 椎間腔
- 椎体

脊椎

胸椎の解剖

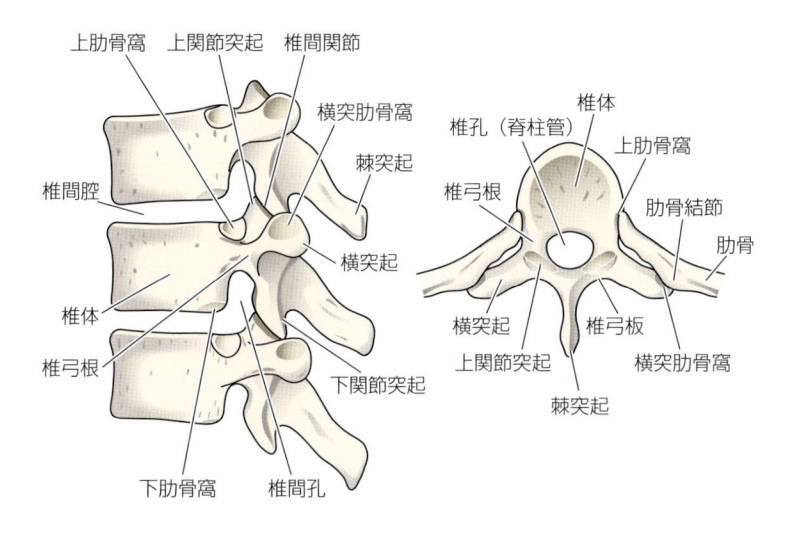

腰椎の解剖

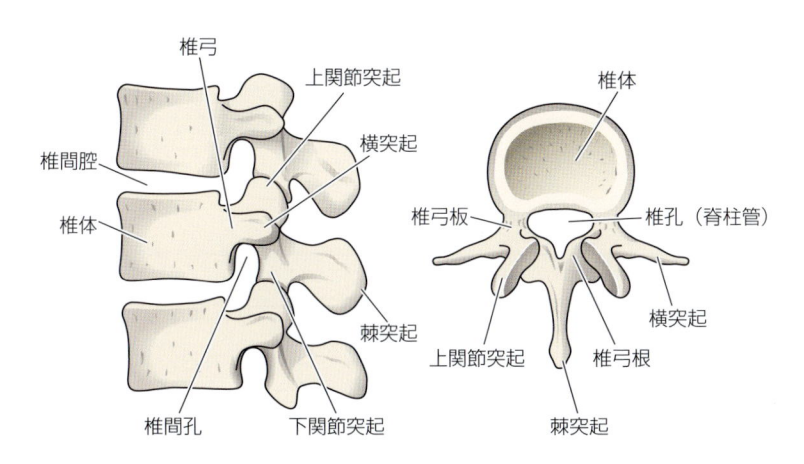

脊椎

memo

脊椎

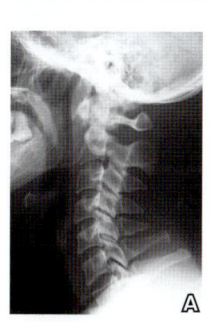

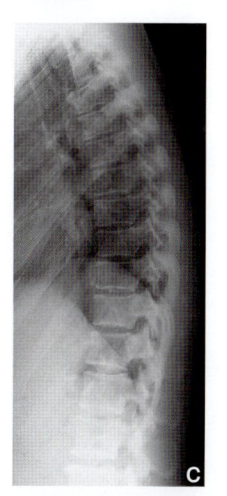

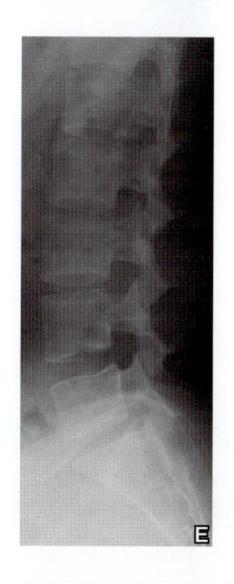

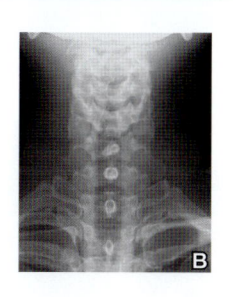

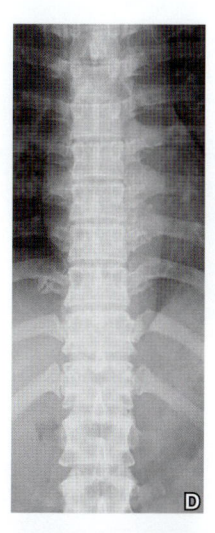

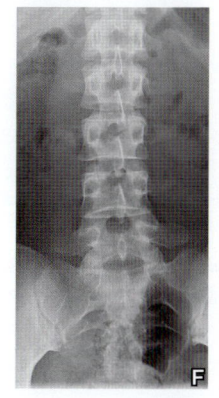

エックス線

A

B

C

D

E

F

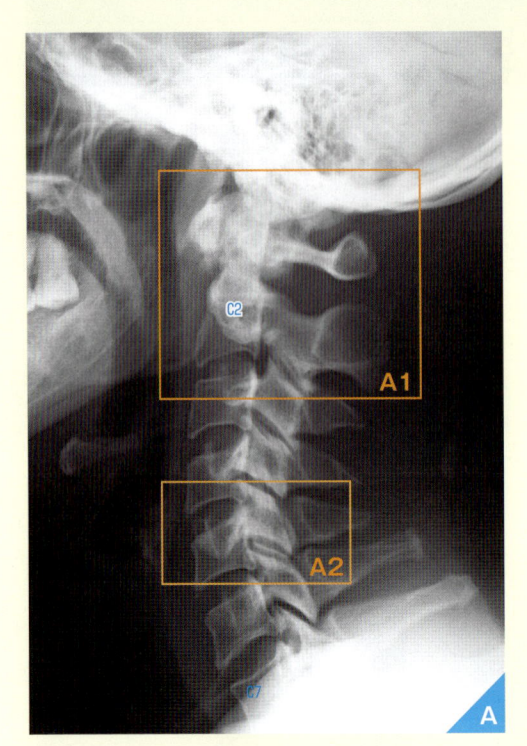

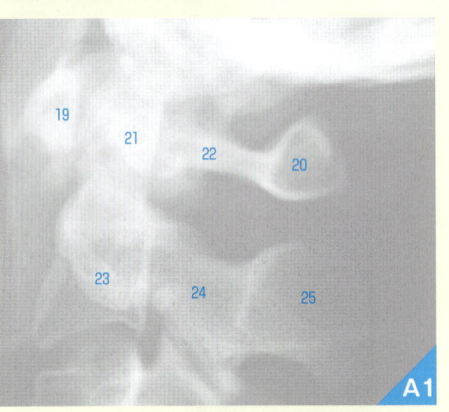

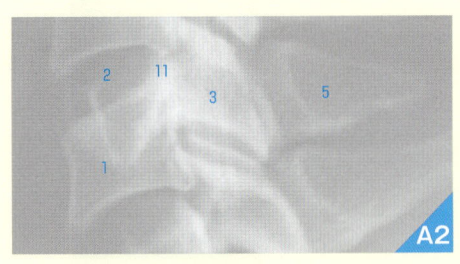

頸椎側面像
頸椎のうち，C1（環椎），C2（軸椎）は特殊な形状で，環軸関節を構成して頭部の回旋運動にあずかる．軸椎歯突起（21）は，形成異常，外傷の好発部位である

C2 第2頸椎　C7 第7頸椎　1 椎体　2 椎間腔　3 椎弓　5 棘突起　11 Luschka関節　19 第1頸椎（環椎）前弓
20 第1頸椎（環椎）後結節　21 第2頸椎（軸椎）歯突起　22 第1頸椎（環椎）後弓
23 第2頸椎（軸椎）椎体　24 第2頸椎（軸椎）椎弓　25 第2頸椎（軸椎）棘突起

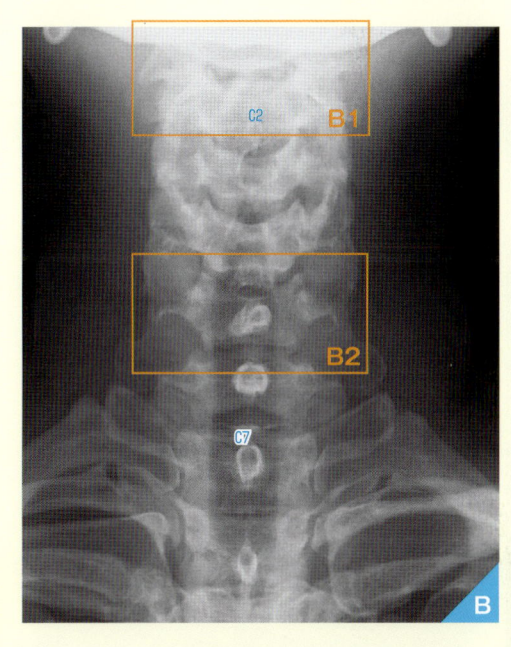

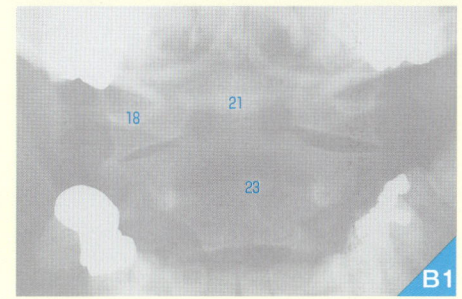

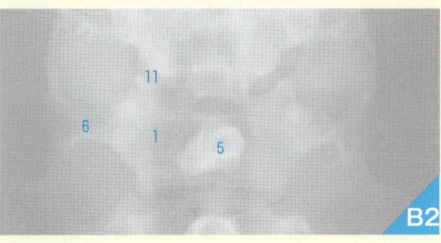

頸椎正面像

脊椎 エックス線

C2 第2頸椎　C7 第7頸椎　1 椎体　5 棘突起　6 横突起　11 Luschka関節　18 第1頸椎（環椎）外側塊
21 第2頸椎（軸椎）歯突起　23 第2頸椎（軸椎）椎体

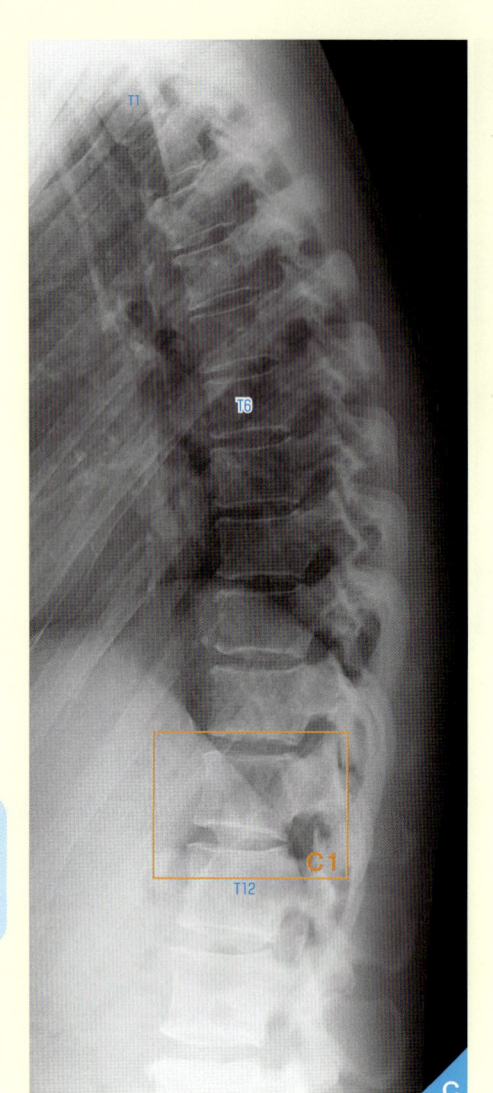

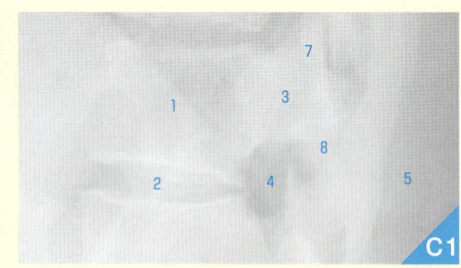

胸椎側面像

T1 第1胸椎　T6 第6胸椎　T12 第12胸椎　1 椎体　2 椎間腔　3 椎弓　4 椎間孔　5 棘突起　7 上関節突起
8 下関節突起

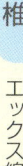

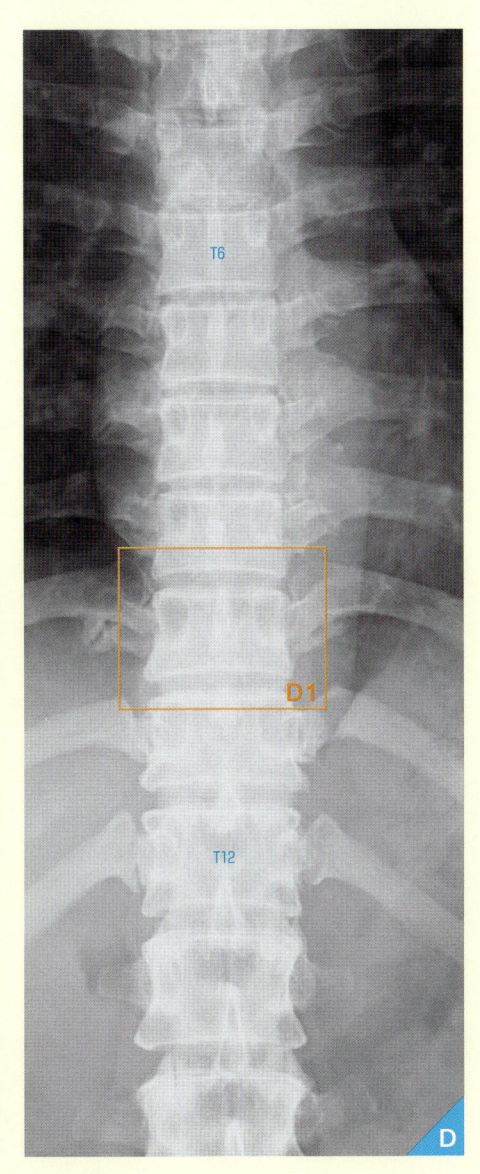

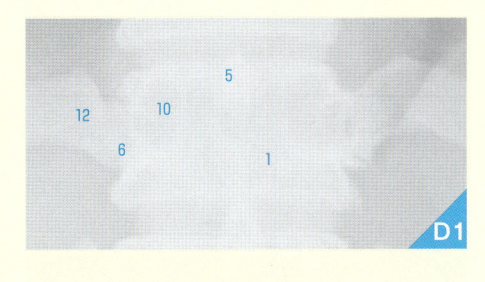

胸椎正面像

D1

D

T6 第6胸椎　T12 第12胸椎　1 椎体　5 棘突起　6 横突起　10 椎弓根　12 肋骨

脊椎 エックス線

205

脊椎 エックス線

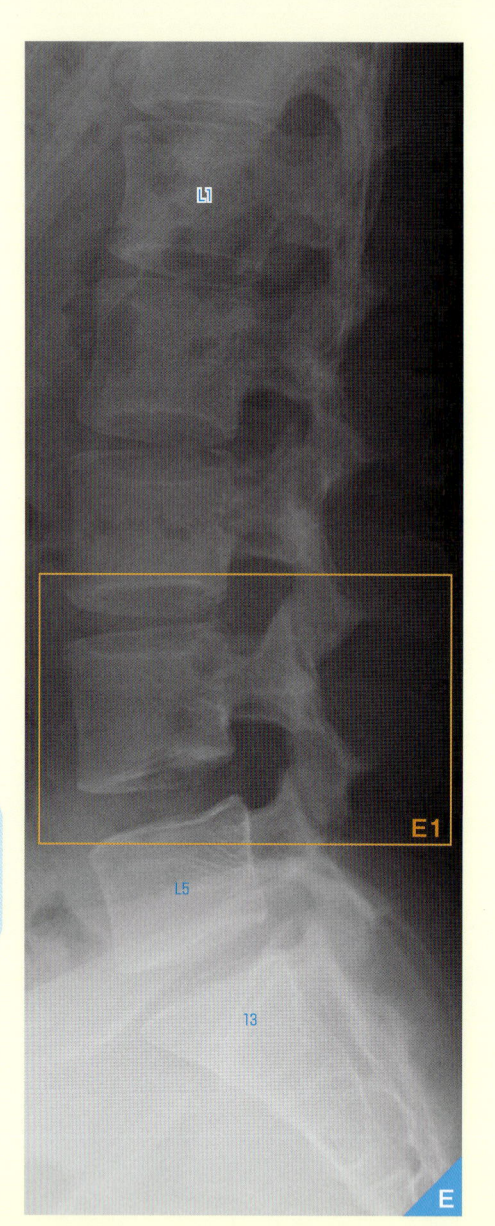

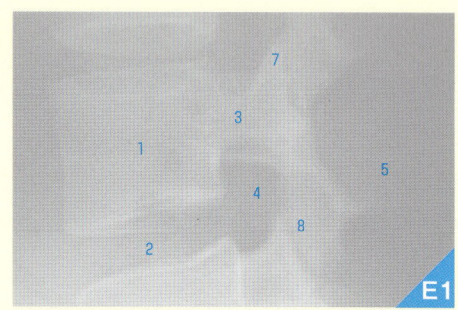

腰椎側面像

L1 第1腰椎　**L5** 第5腰椎　**1** 椎体　**2** 椎間腔　**3** 椎弓　**4** 椎間孔　**5** 棘突起　**7** 上関節突起　**8** 下関節突起
13 仙骨椎体

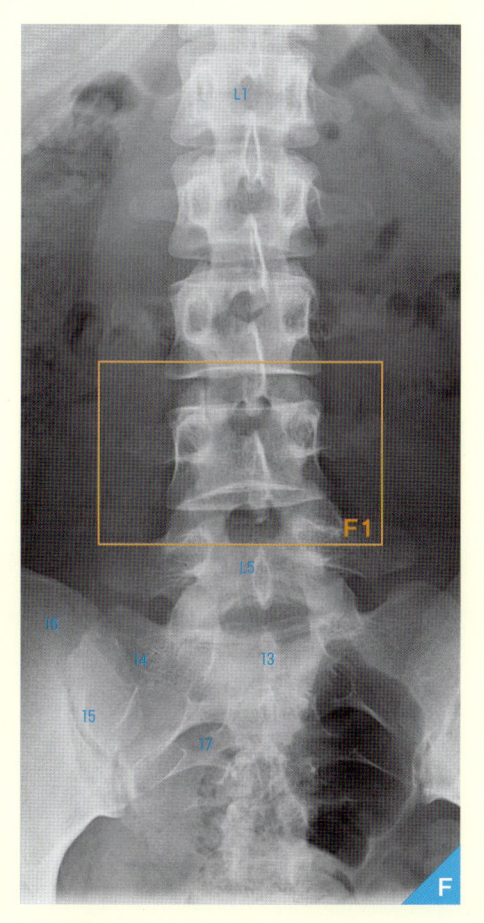

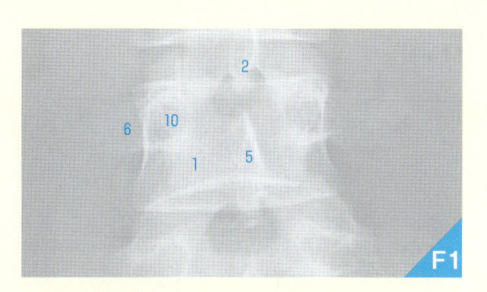

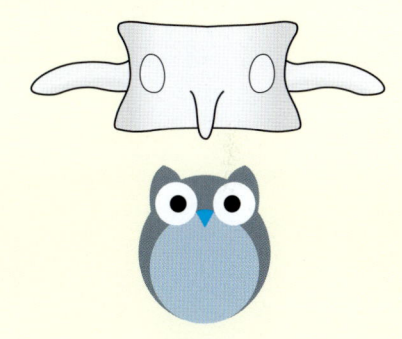

腰椎正面像
フクロウの顔のように見え、「めだま」は、左右の椎弓根に相当する。悪性骨腫瘍、特に転移性脊椎腫瘍は椎弓根を破壊し、「片目のフクロウ」になる（winking owl sing）

脊椎 エックス線

L1 第1腰椎　L5 第5腰椎　1 椎体　2 椎間腔　5 棘突起　6 横突起　10 椎弓根　13 仙骨椎体　14 仙骨翼
15 仙腸関節　16 腸骨　17 仙骨孔

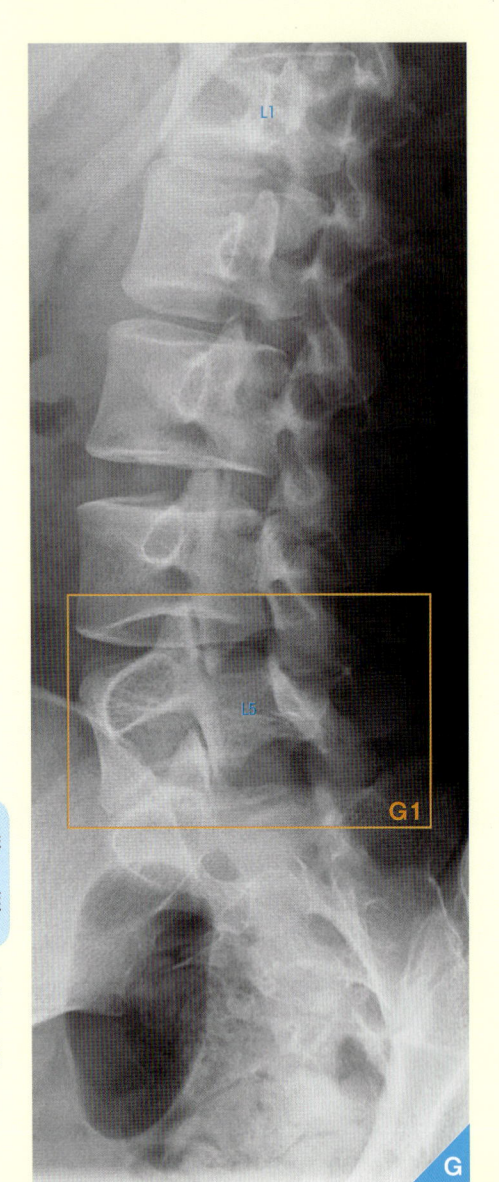

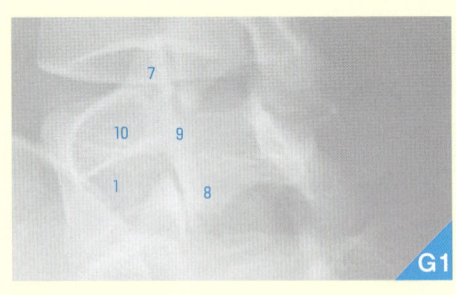

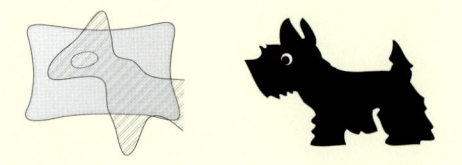

腰椎左前斜位像
腰椎斜位像は，腰椎分離症の好発部位である椎弓間部（9）が，テリア犬の首のように見える．分離症があると首輪状の透亮像が見える（scotch terrier sign）

L1 第1腰椎　L5 第5腰椎　1 椎体　7 上関節突起　8 下関節突起　9 椎弓間部　10 椎弓根

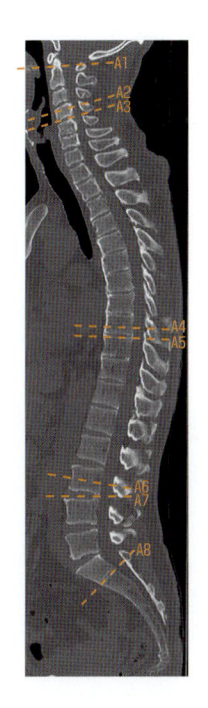

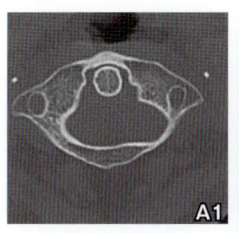

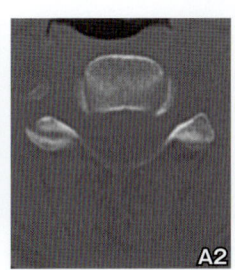

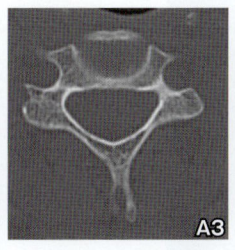

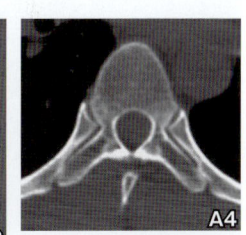

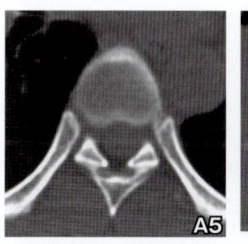

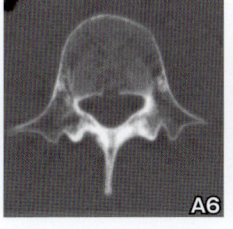

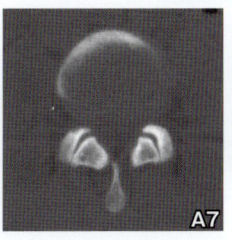

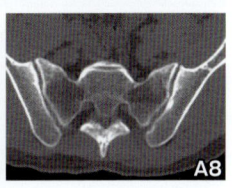

CT

脊椎 CT

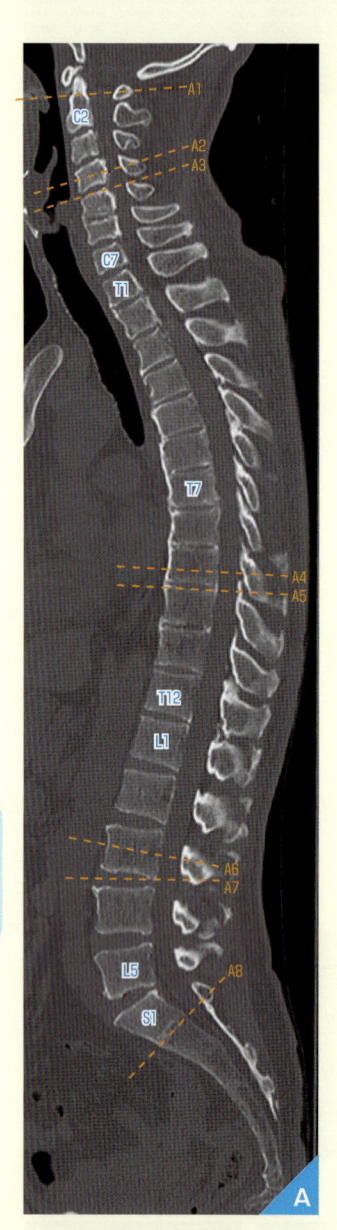

脊椎全長矢状断（再構成像）

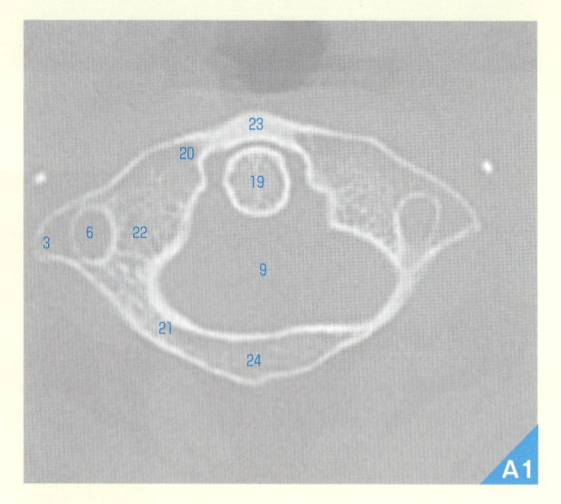

環軸椎（C1-2）水平断
環軸椎は特殊な形態をとり，軸椎歯突起（19）と環椎前弓（23）が環軸関節をつくる．関節リウマチでは亜脱臼を伴うことがある

C2 第2頸椎（軸椎）　**C7** 第7頸椎　**T1** 第1胸椎　**T7** 第7胸椎　**T12** 第12胸椎　**L1** 第1腰椎　**L5** 第5腰椎
S1 第1仙椎　**3** 横突起　**6** 横突孔　**9** 椎孔（脊柱管）　**19** 歯突起　**20** 前弓　**21** 後弓　**22** 外側塊　**23** 前結節
24 後結節

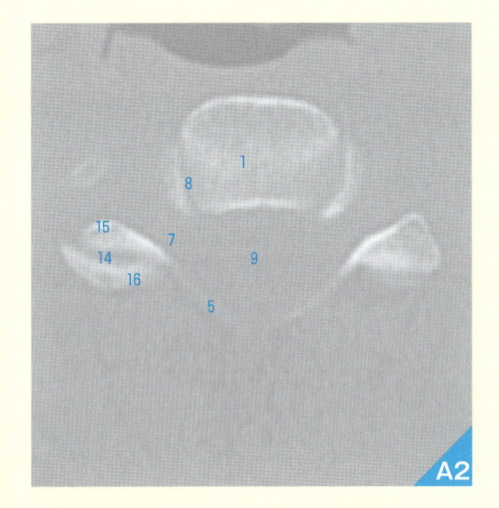

頸椎（C4）水平断
頸椎 C3〜6 には，上下椎体後縁が隣接する Luschka 関節（8）が存在し，椎間関節（14）とともに変性の好発部位である

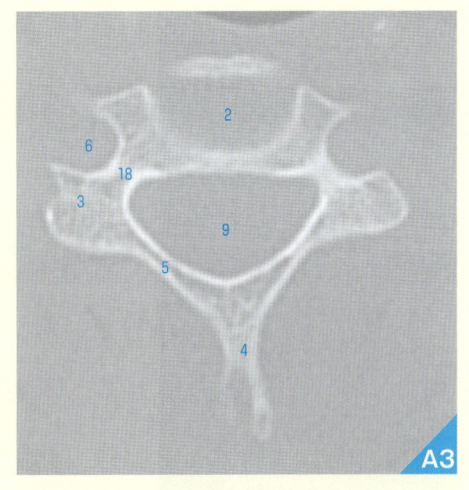

頸椎椎間（C4/5）水平断
頸椎には横突孔（6）があり，椎骨動脈が通過する

1 椎体　2 椎間板　3 横突起　4 棘突起　5 椎弓板　6 横突孔　7 椎間孔　8 Luschka 関節　9 椎孔（脊柱管）
14 椎間関節　15 上関節突起　16 下関節突起　18 椎弓根

脊椎 CT

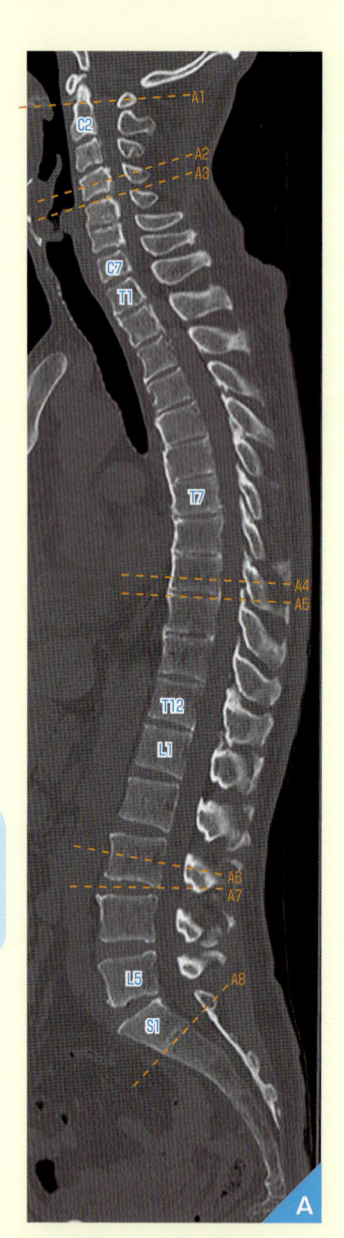

脊椎全長矢状断（再構成像）

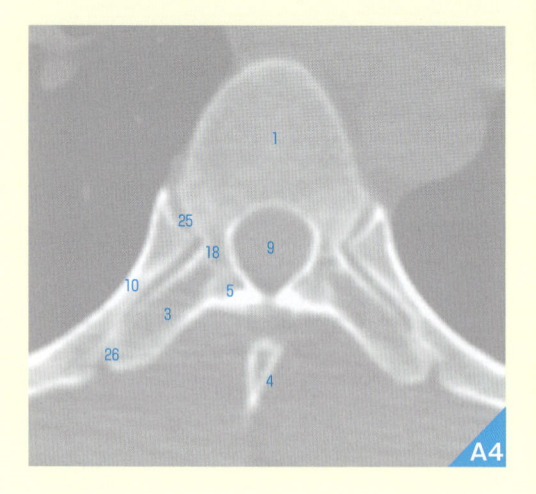

胸椎（T7）水平断
胸椎には肋骨（10）が，椎体の肋骨窩（25），横突起の横突肋骨窩（26）で関節をつくる

脊椎 CT

C2 第2頸椎（軸椎）　C7 第7頸椎　T1 第1胸椎　T7 第7胸椎　T12 第12胸椎　L1 第1腰椎　L5 第5腰椎
S1 第1仙椎　1 椎体　3 横突起　4 棘突起　5 椎弓板　9 椎孔（脊柱管）　10 肋骨　18 椎弓根　25 肋骨窩
26 横突肋骨窩

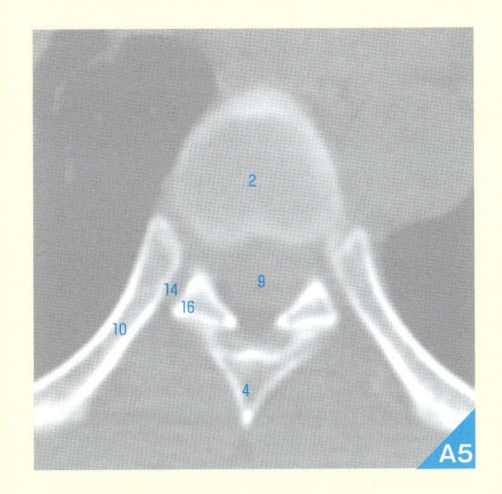

胸椎椎間（T7/8）水平断

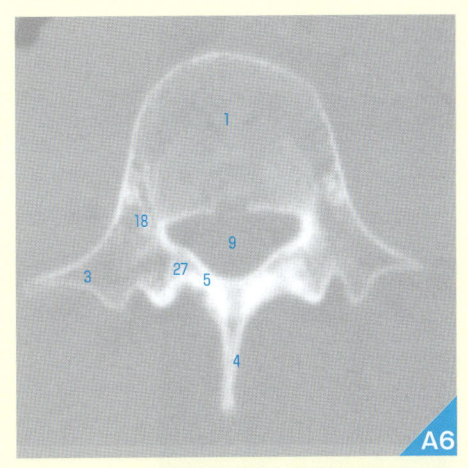

腰椎（L3）水平断
脊椎分離症では，椎弓間部（27）が分離する

1 椎体　2 椎間板　3 横突起　4 棘突起　5 椎弓板　9 椎孔（脊柱管）　10 肋骨　14 椎間関節　16 下関節突起
18 椎弓根　27 椎弓間部

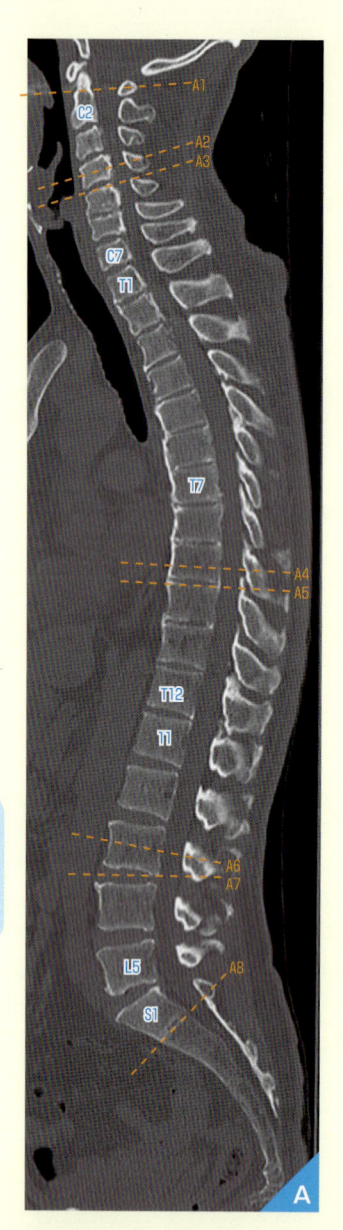

脊椎 CT

脊椎全長矢状断（再構成像）

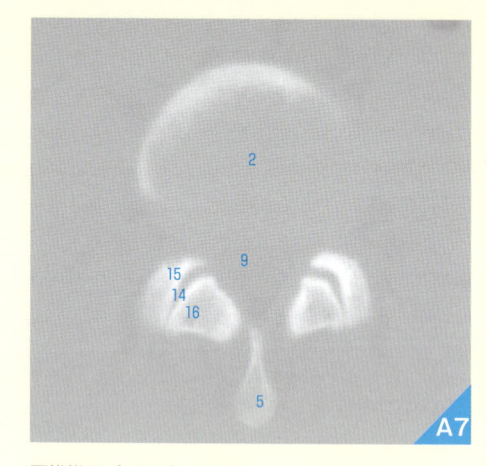

腰椎椎間（L3/4）水平断

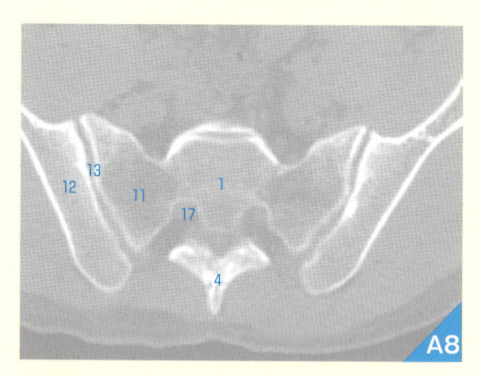

仙椎（S2）水平断
仙腸関節（13）は，関節リウマチをはじめとするリウマチ関連疾患でしばしば侵される

C2 第2頸椎（軸椎）	C7 第7頸椎	T1 第1胸椎	T7 第7胸椎	T12 第12胸椎	L1 第1腰椎	L5 第5腰椎
S1 第1仙椎	1 椎体	2 椎間板	4 棘突起	5 椎弓板	9 椎孔（脊柱管）	11 仙骨翼	12 腸骨	13 仙腸関節
14 椎間関節	15 上関節突起	16 下関節突起	17 仙骨孔

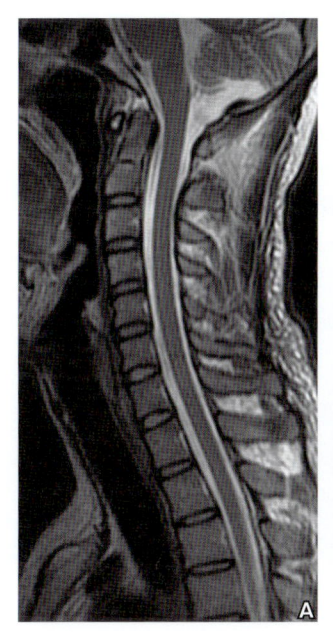

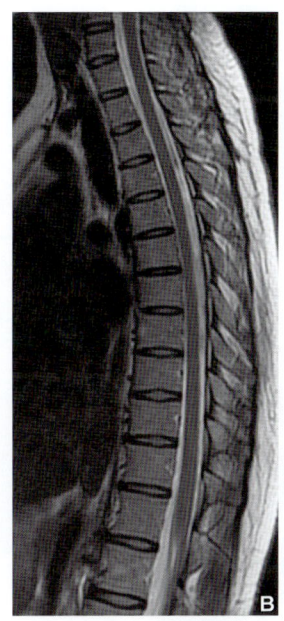

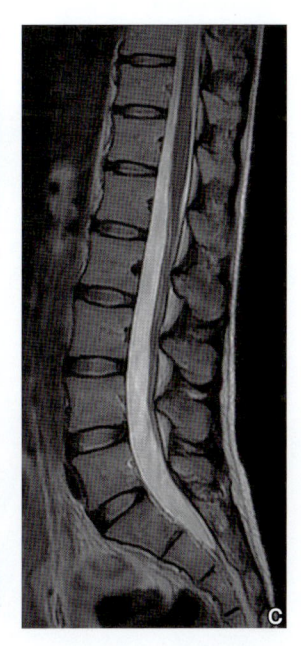

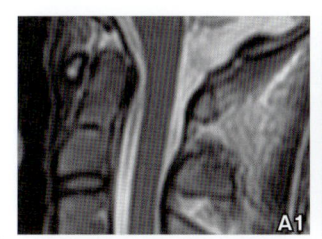

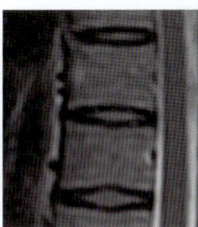

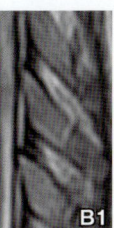

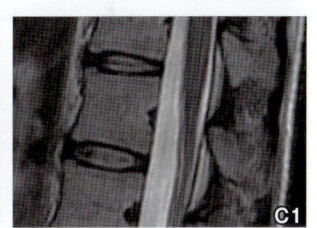

MRI

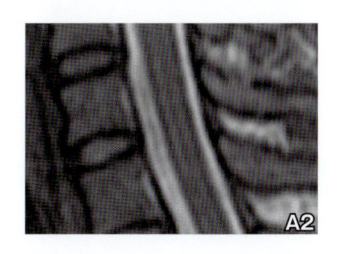

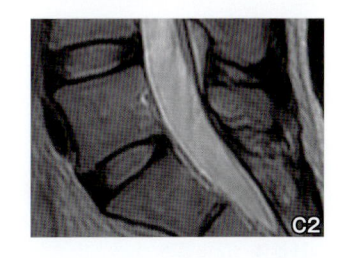

脊椎 MRI

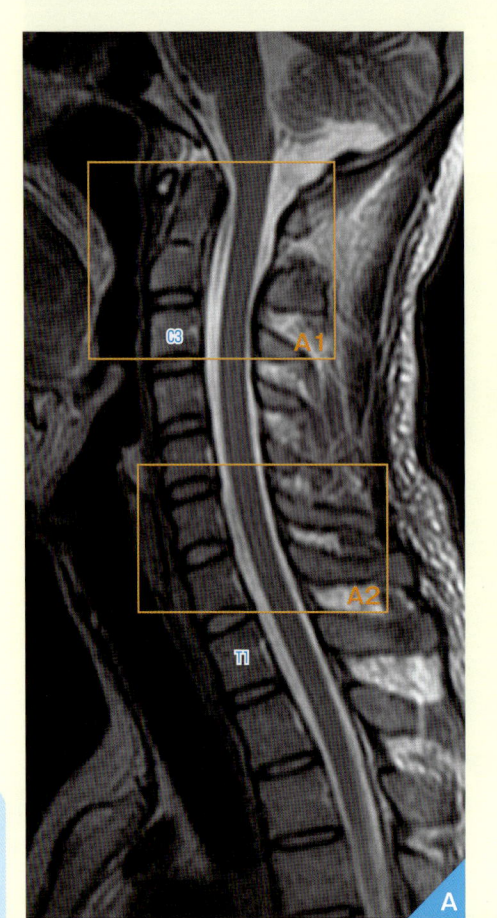

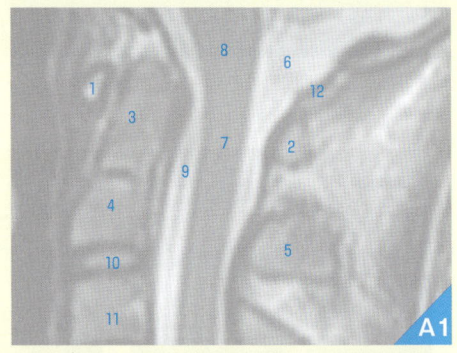

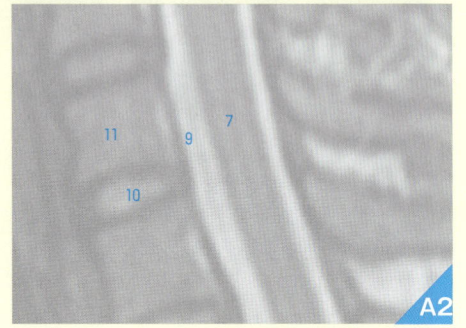

頸椎矢状断

椎間板（10）はT2強調画像で椎体よりも高信号を示すが，加齢，変性がすすむと低信号となり，菲薄化する

C3 第3頸椎　**T1** 第1胸椎　**1** 第1頸椎（環椎）前弓　**2** 第1頸椎（環椎）後弓　**3** 第2頸椎（軸椎）歯突起
4 第2頸椎（軸椎）椎体　**5** 第2頸椎（軸椎）棘突起　**6** 大槽　**7** 頸髄　**8** 延髄　**9** 脊髄クモ膜下腔　**10** 椎間板
11 椎体　**12** 後頭骨

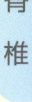

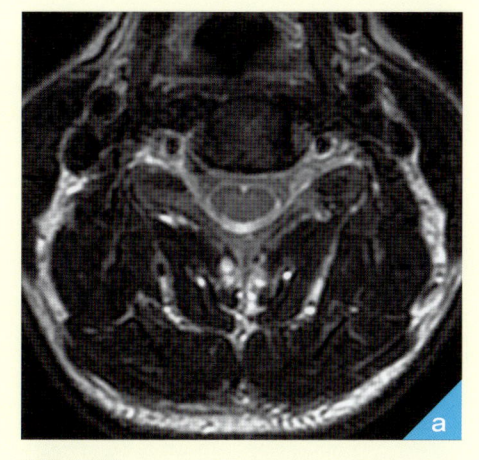

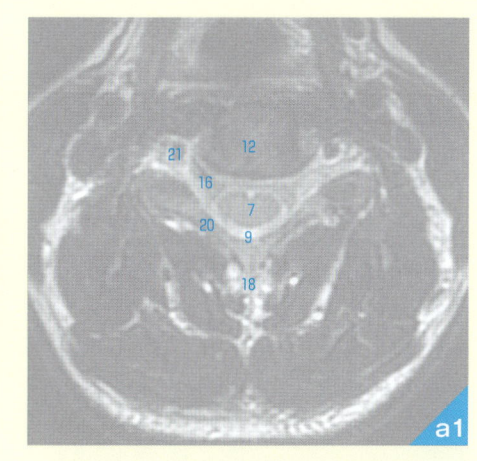

頸椎水平断
(脊椎周囲の解剖については第 2 章を参照)

7 頸髄　9 脊髄クモ膜下腔　12 後頭骨　16 椎間孔　18 棘突起　20 椎弓板　21 椎骨動脈（横突孔）

脊椎

MRI

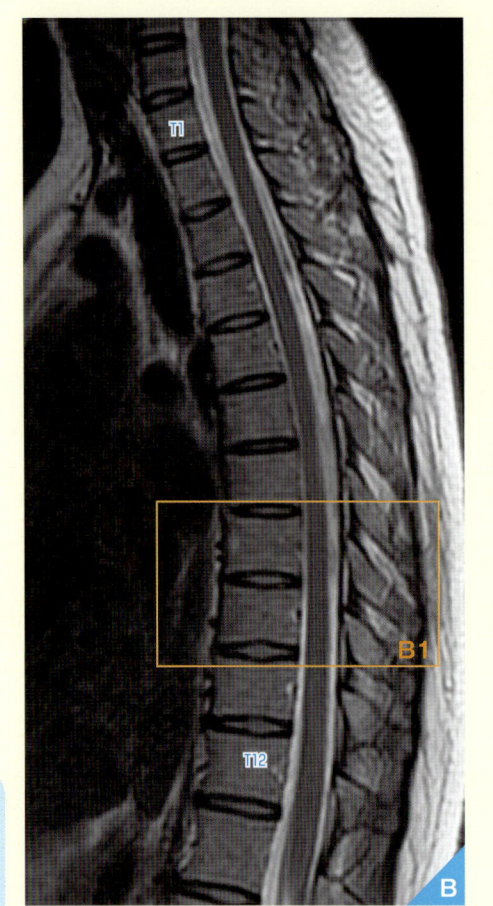

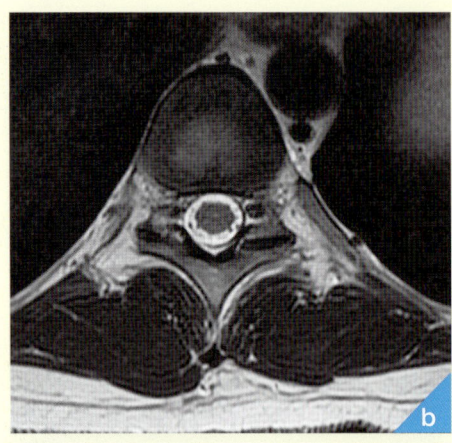

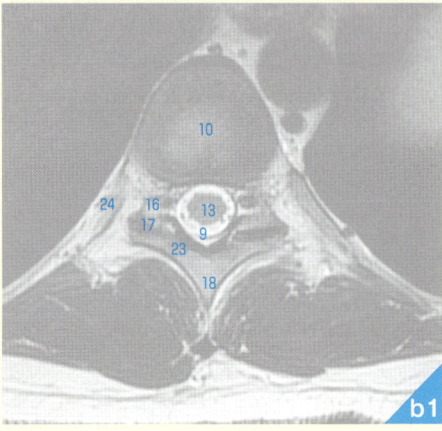

胸椎水平断

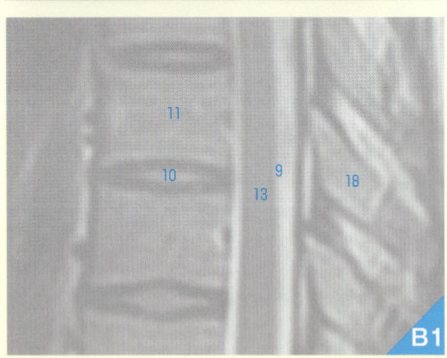

胸椎矢状断

T1 第1胸椎　**T12** 第12胸椎　**9** 脊髄クモ膜下腔　**10** 椎間板　**11** 椎体　**13** 胸髄　**16** 椎間孔　**17** 椎間関節
18 棘突起　**23** 下関節突起　**24** 肋骨

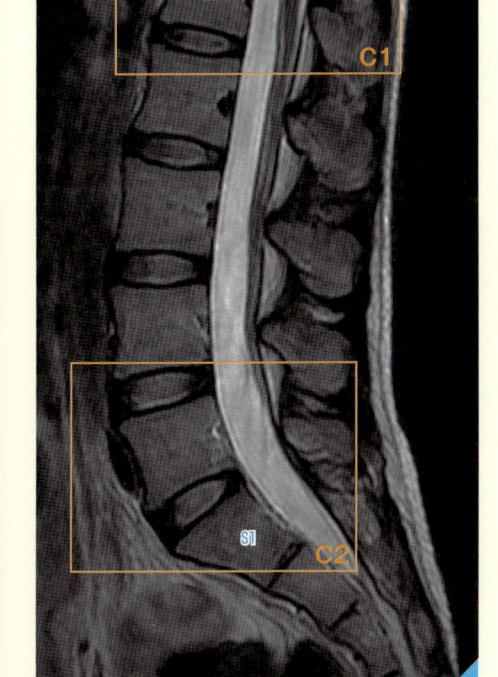

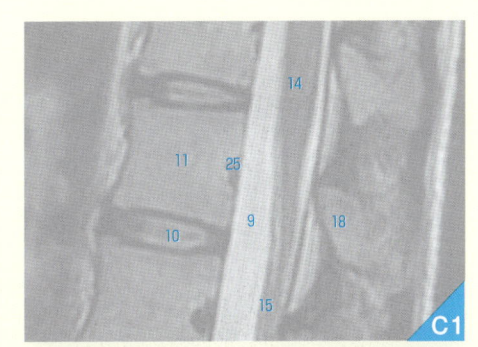

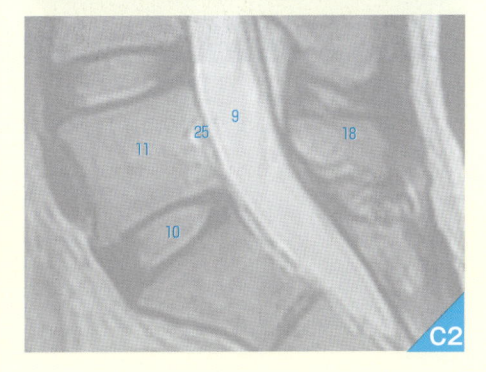

腰椎矢状断

L1 第1腰椎　**S1** 第1仙椎　**9** 脊髄クモ膜下腔　**10** 椎間板　**11** 椎体　**14** 脊髄円錐（腰髄）　**15** 馬尾　**18** 棘突起
25 椎体静脈

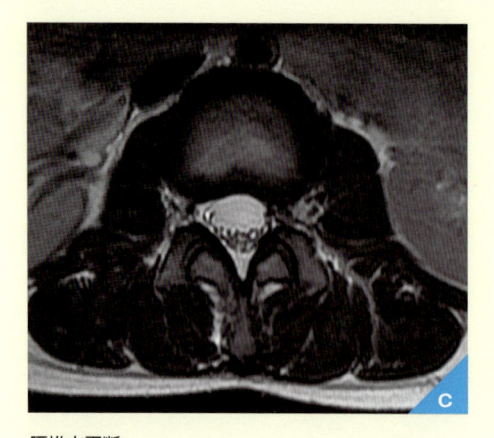

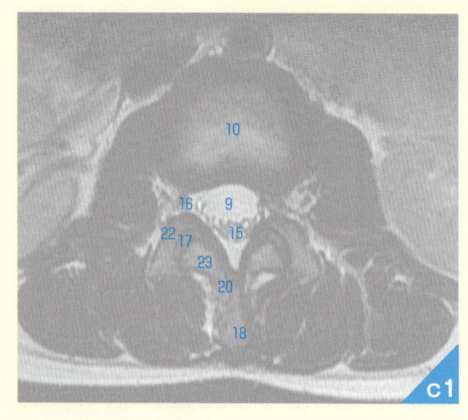

腰椎水平断
このレベルでは脊髄はなく，馬尾（15）が点状構造として認められる

9 脊髄クモ膜下腔　10 椎間板　15 馬尾　16 椎間孔　17 椎間関節　18 棘突起　20 椎弓板　22 上関節突起
23 下関節突起

7 上肢

解剖の基本 …………………………… 222

- エックス線 ………………………… 225
- 上腕・前腕 MRI水平断 …………… 231
- 肩関節 MRI冠状断 ………………… 239
- 肩関節 MRI水平断 ………………… 243
- 肩関節 MRI矢状断 ………………… 247
- 肘関節 MRI冠状断 ………………… 251
- 肘関節 MRI水平断 ………………… 255
- 肘関節 MRI矢状断 ………………… 259
- 手 MRI冠状断 ……………………… 263
- 手 MRI水平断 ……………………… 267

解剖の基本

肩関節の解剖

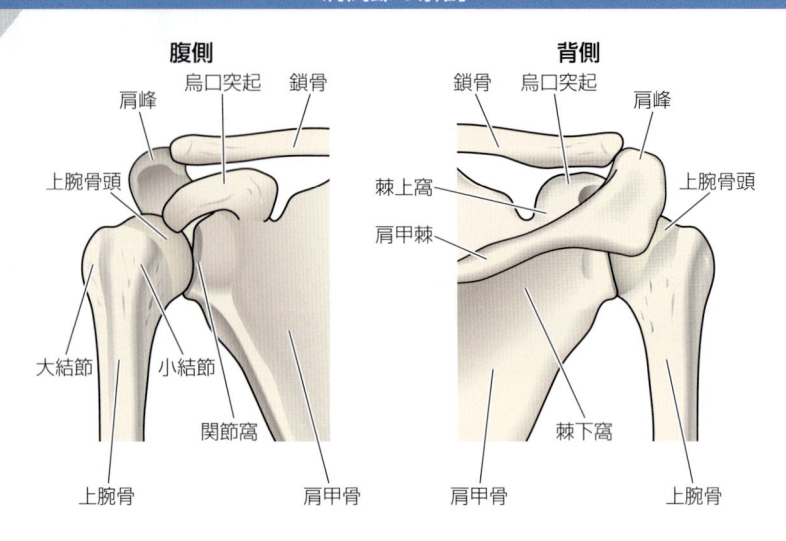

腹側

肩峰、烏口突起、鎖骨、上腕骨頭、大結節、小結節、関節窩、上腕骨、肩甲骨

背側

鎖骨、烏口突起、肩峰、棘上窩、肩甲棘、上腕骨頭、棘下窩、肩甲骨、上腕骨

腱板の解剖

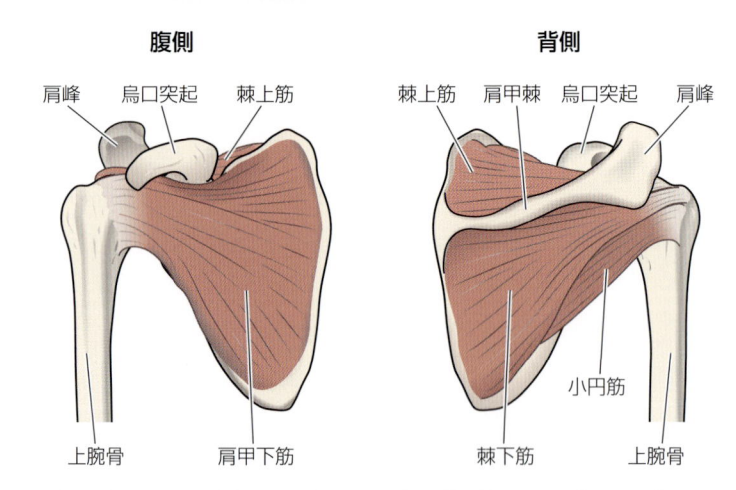

腹側

肩峰、烏口突起、棘上筋、上腕骨、肩甲下筋

背側

棘上筋、肩甲棘、烏口突起、肩峰、小円筋、棘下筋、上腕骨

腱板＝上腕骨頭の周囲を輪状に取り囲む，棘上筋，棘下筋，肩甲下筋，小円筋の腱の総称

上肢

肘関節の解剖

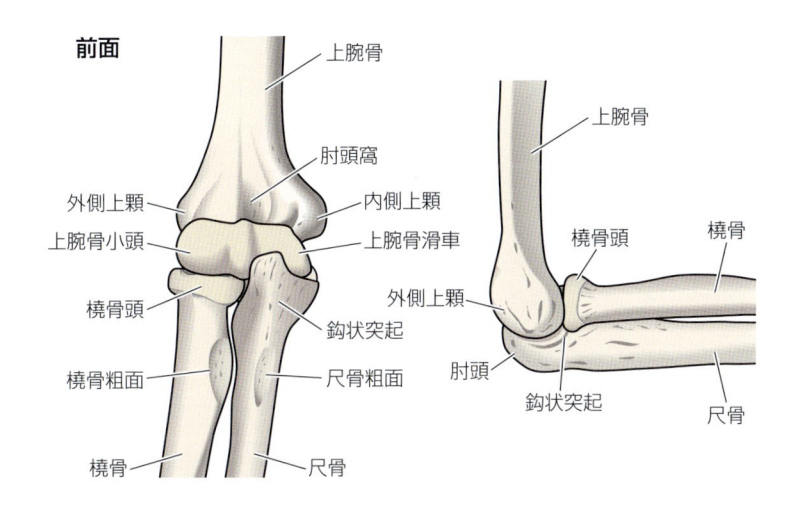

前面

- 上腕骨
- 肘頭窩
- 外側上顆
- 上腕骨小頭
- 橈骨頭
- 橈骨粗面
- 橈骨
- 内側上顆
- 上腕骨滑車
- 鉤状突起
- 尺骨粗面
- 尺骨

- 上腕骨
- 橈骨頭
- 橈骨
- 外側上顆
- 肘頭
- 鉤状突起
- 尺骨

手関節の解剖

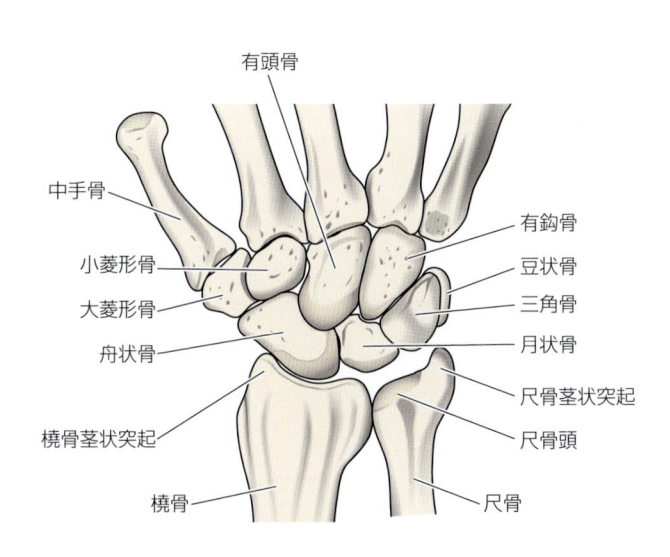

- 有頭骨
- 中手骨
- 小菱形骨
- 大菱形骨
- 舟状骨
- 橈骨茎状突起
- 橈骨
- 有鈎骨
- 豆状骨
- 三角骨
- 月状骨
- 尺骨茎状突起
- 尺骨頭
- 尺骨

上肢

memo

エックス線

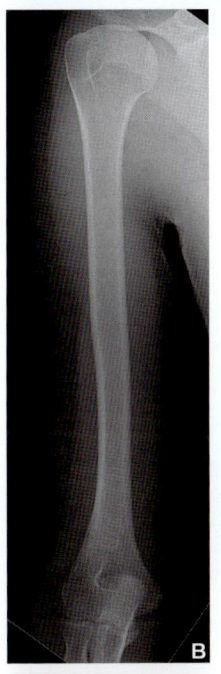

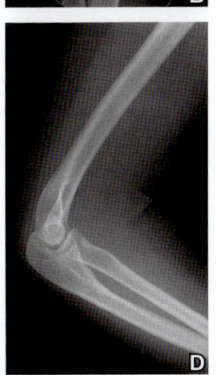

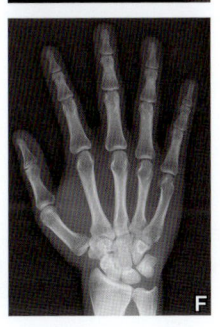

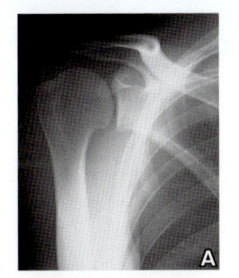

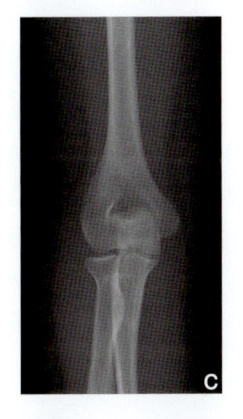

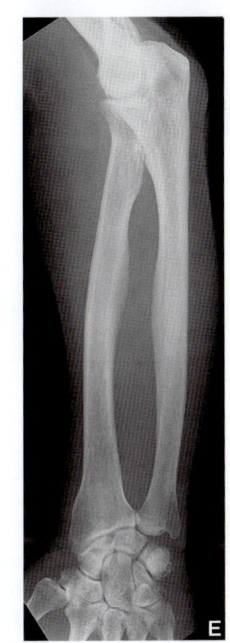

上肢　エックス線

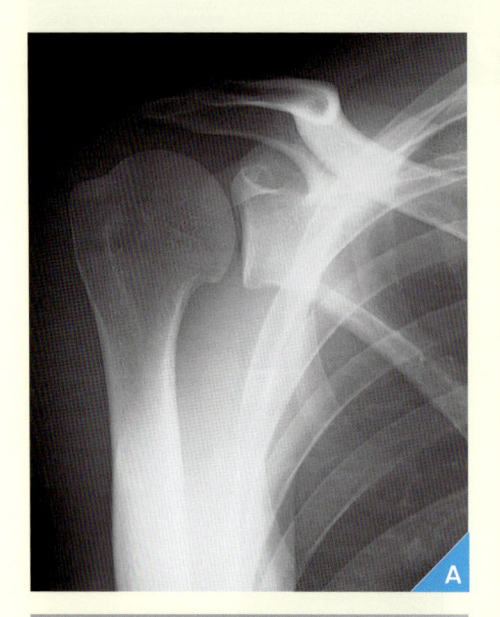

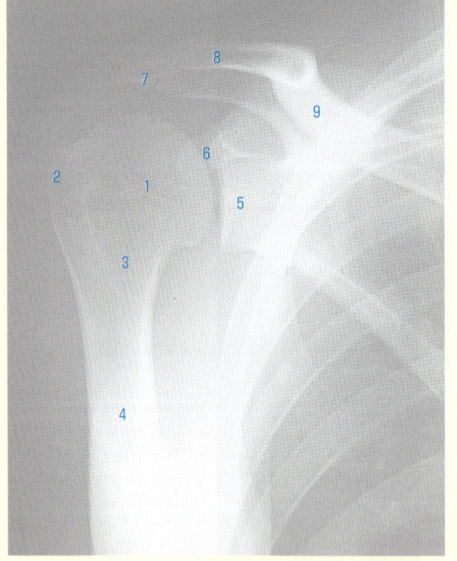

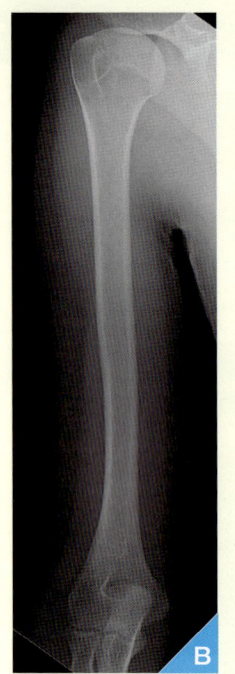

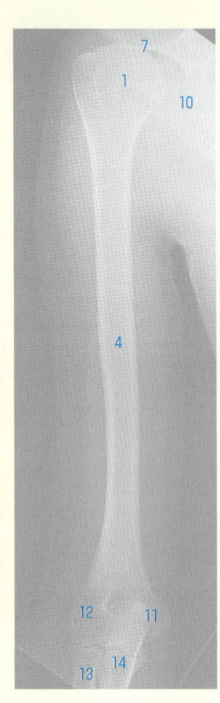

上腕骨大結節（2）は骨折の好発部位

1 上腕骨頭　2 大結節　3 外科頸　4 上腕骨　5 関節窩（肩甲骨）　6 烏口突起　7 肩峰　8 肩峰端（鎖骨）
9 鎖骨　10 肩甲骨　11 上腕骨内側上顆　12 上腕骨外側上顆　13 橈骨　14 尺骨

上腕骨小頭（17）は野球肘（離断性骨軟骨炎），上腕骨外側上顆（12）はテニス肘（外側上顆炎）の好発部位

上肢 エックス線

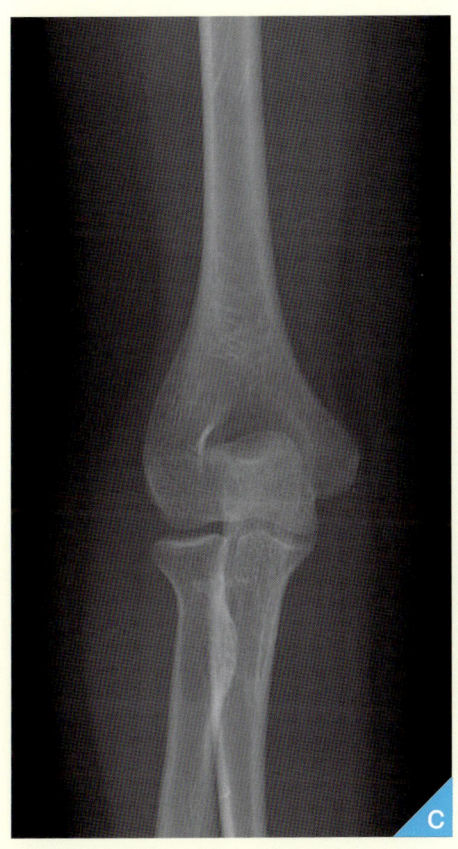

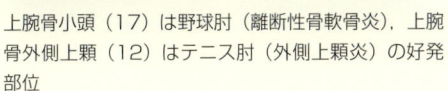

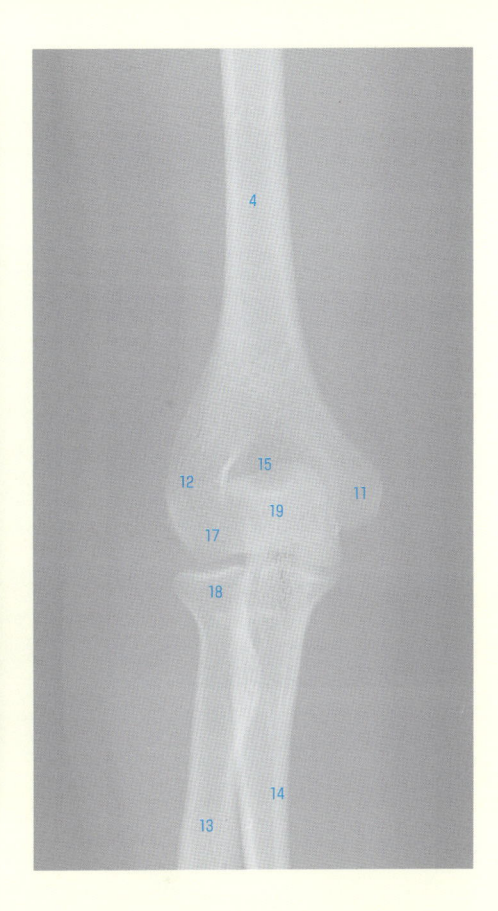

| 4 上腕骨 | 11 上腕骨内側上顆 | 12 上腕骨外側上顆 | 13 橈骨 | 14 尺骨 | 15 肘頭窩 | 17 上腕骨小頭 | 18 橈骨頭 |
| 19 肘頭 |

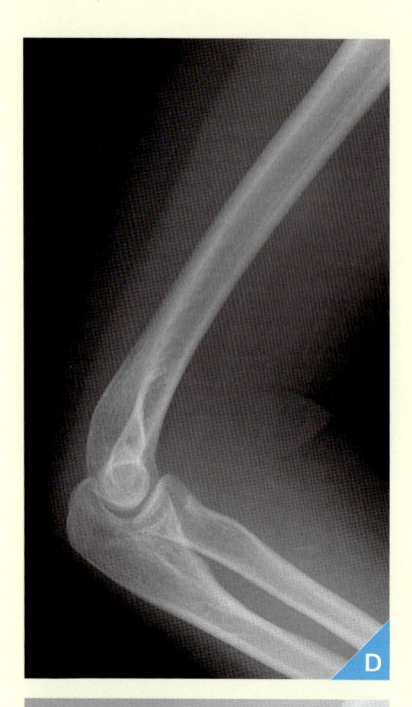

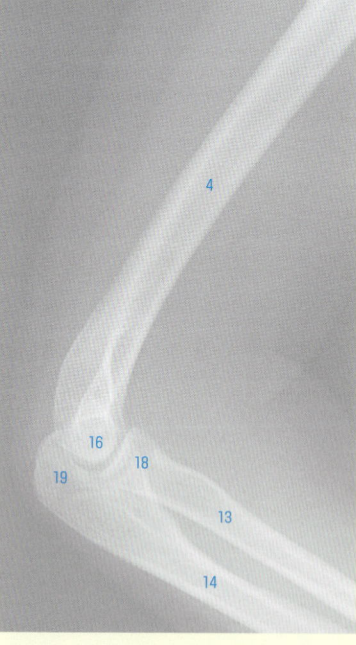

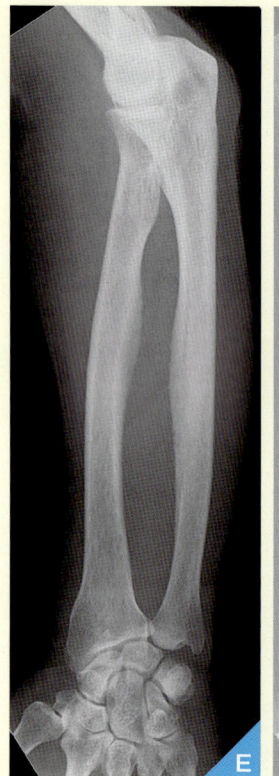

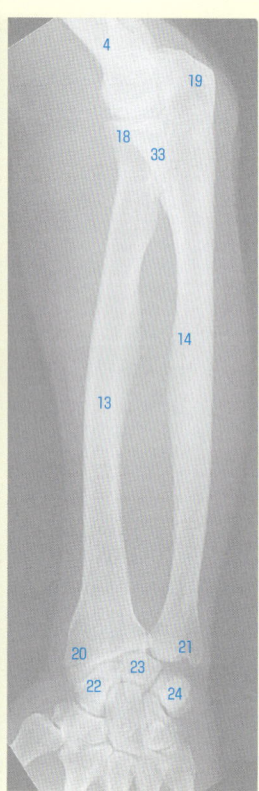

橈骨頭（18）は骨折の好発部位で，肘関節骨折の中では最多

4 上腕骨　13 橈骨　14 尺骨　16 上腕骨滑車　18 橈骨頭　19 肘頭　20 橈骨茎状突起　21 尺骨茎状突起
22 舟状骨　23 月状骨　24 三角骨　33 鉤状突起

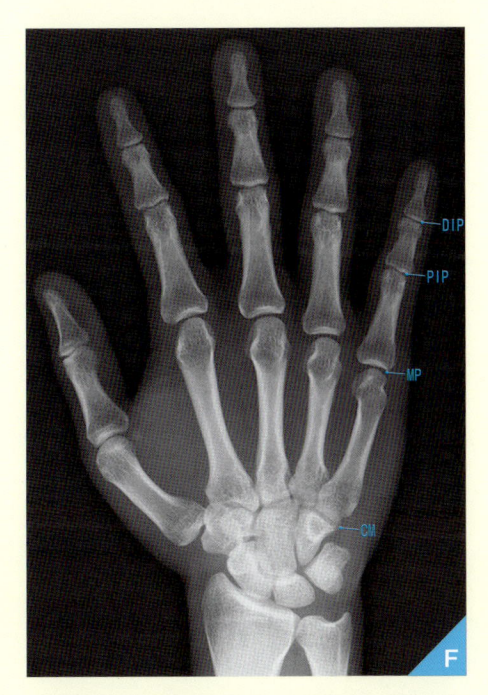

舟状骨（22），月状骨（23）は骨壊死の好発部位．MP関節，PIP関節は関節リウマチで，DIP関節は変形性関節の好発部位

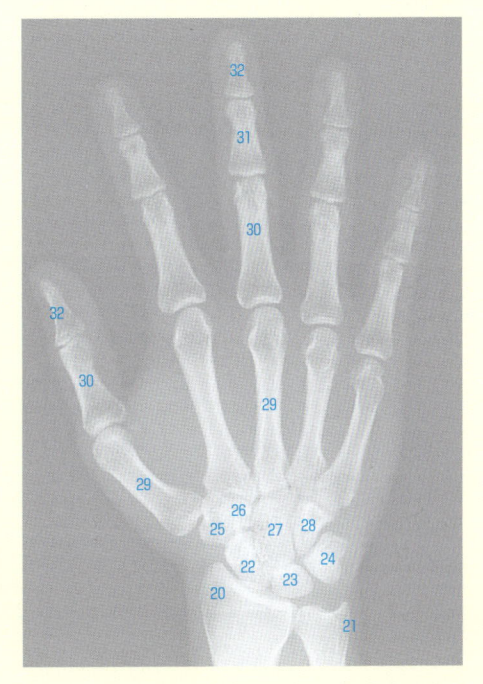

DIP 遠位指節間関節　**PIP** 近位指節間関節　**MP** 中手指節間関節　**CM** 手根中手関節　**20** 橈骨茎状突起
21 尺骨茎状突起　**22** 舟状骨　**23** 月状骨　**24** 三角骨　**25** 大菱形骨　**26** 小菱形骨　**27** 有頭骨　**28** 有鈎骨
29 中手骨　**30** 基節骨　**31** 中節骨　**32** 末節骨

上肢　エックス線

memo

上腕・前腕MRI水平断

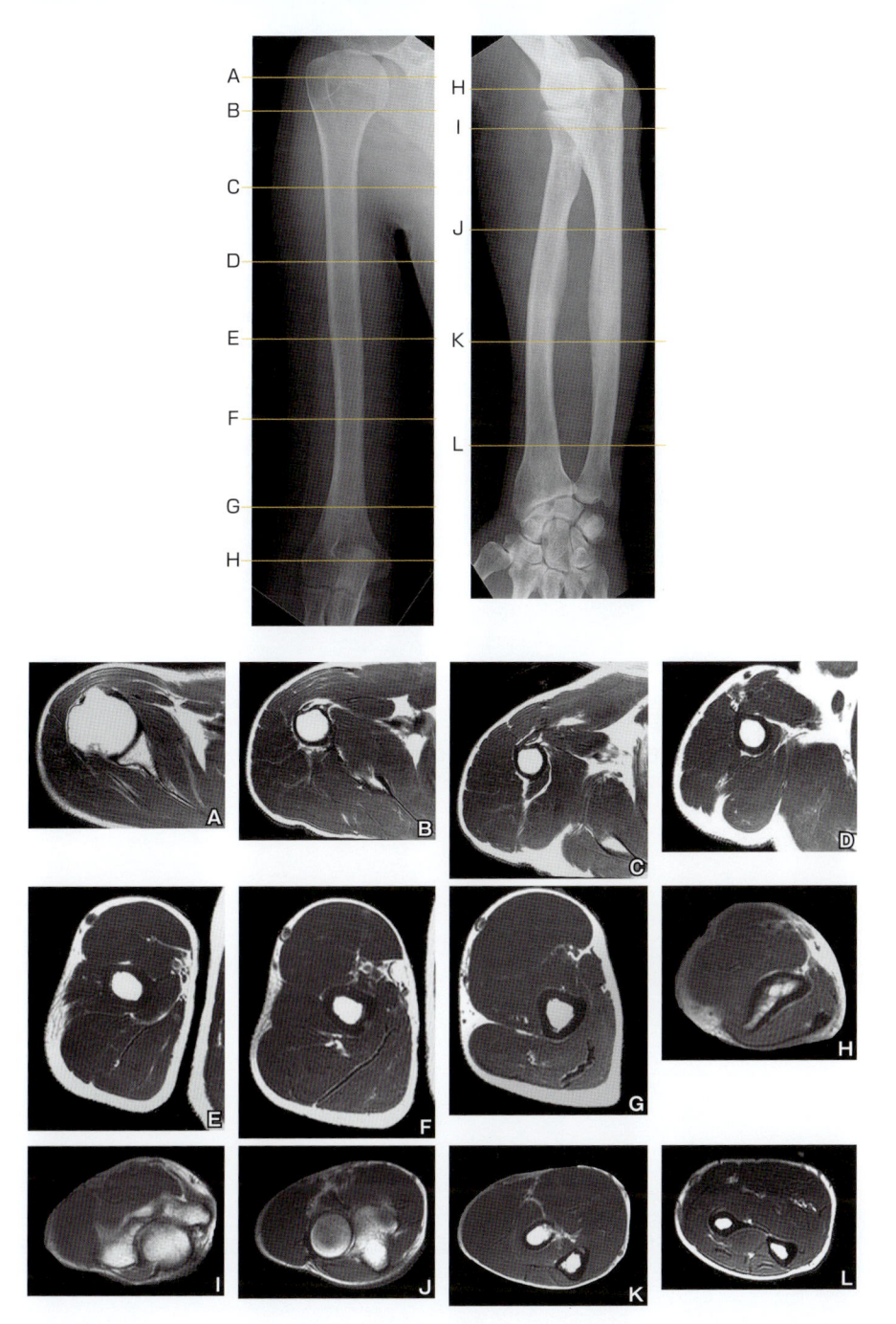

231

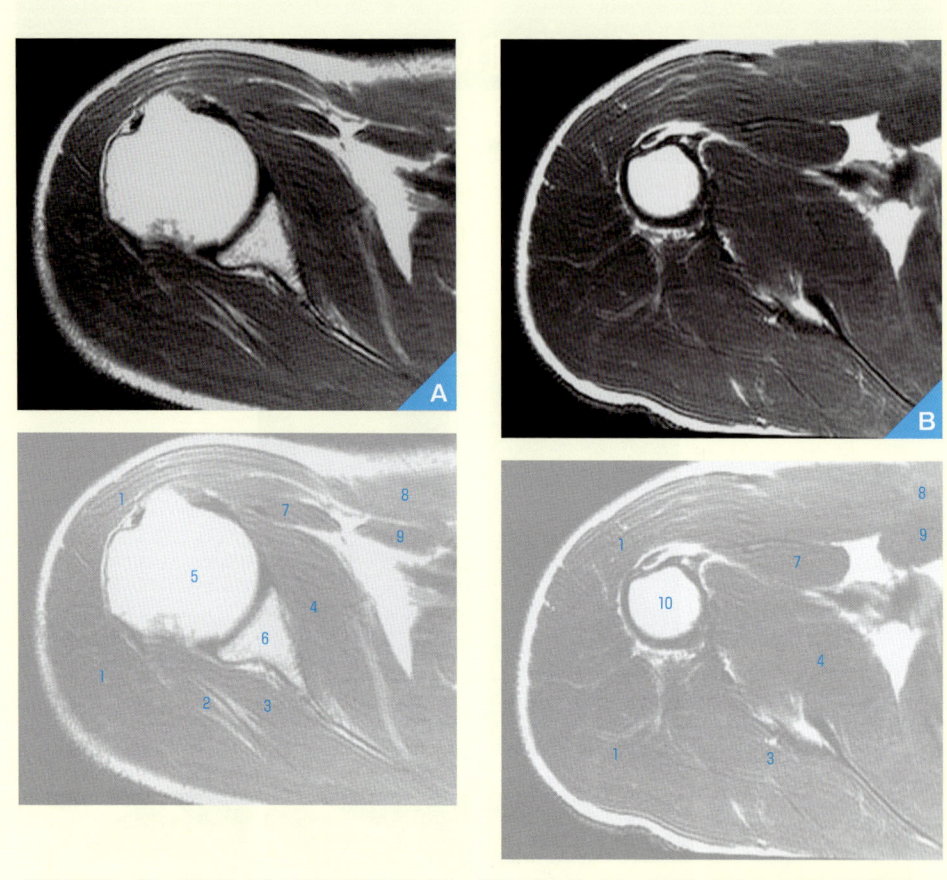

上腕骨頭のレベル．肩甲骨（6）腹側の肩甲下筋（4），背側の棘下筋（3），小円筋（2）は，腱板を構成する

1 三角筋　2 小円筋　3 棘下筋　4 肩甲下筋　5 上腕骨頭　6 関節窩（肩甲骨）　7 烏口腕筋　8 大胸筋　9 小胸筋
10 上腕骨

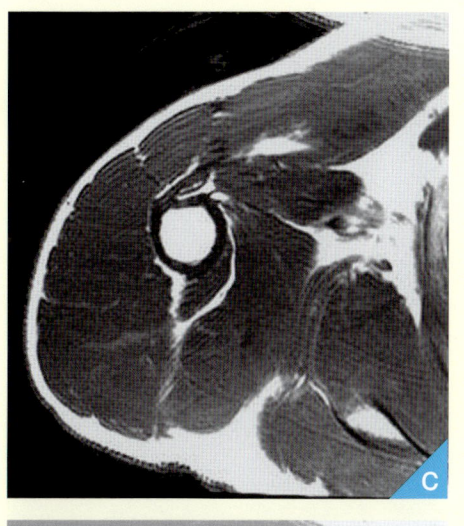

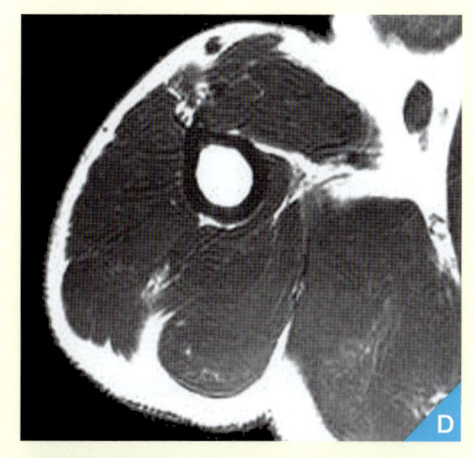

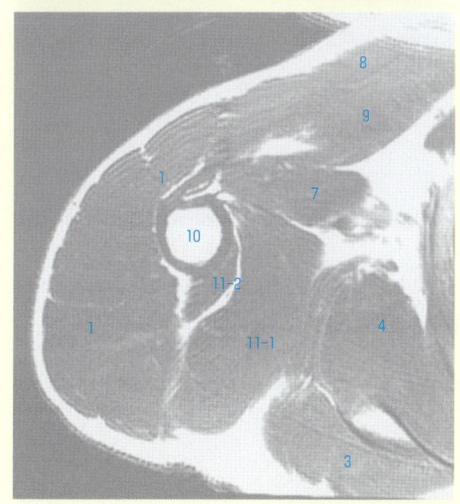

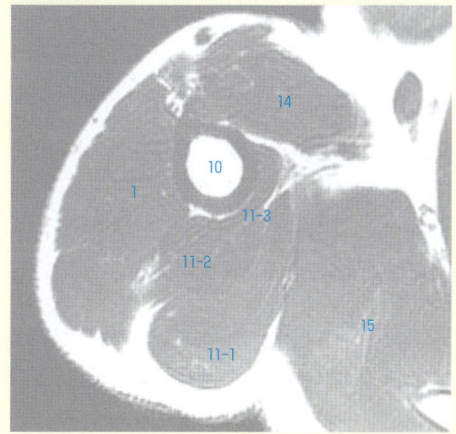

上腕骨幹近位のレベル．上腕骨の外側に三角筋（1），内側に上腕三頭筋（11），腹側に上腕二頭筋（14）が位置する

1 三角筋　**3** 棘下筋　**4** 肩甲下筋　**7** 烏口腕筋　**8** 大胸筋　**9** 小胸筋　**10** 上腕骨　**11-1** 上腕三頭筋長頭
11-2 上腕三頭筋外側頭　**11-3** 上腕三頭筋内側頭　**14** 上腕二頭筋　**15** 大円筋

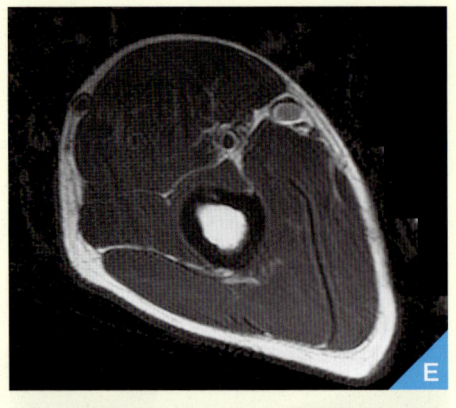

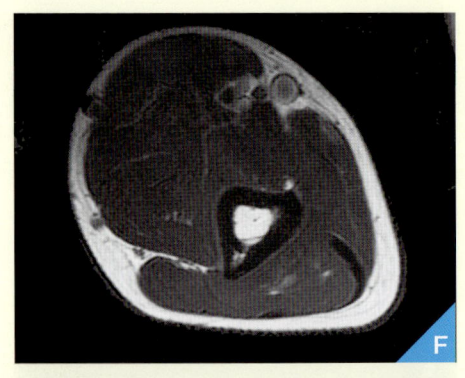

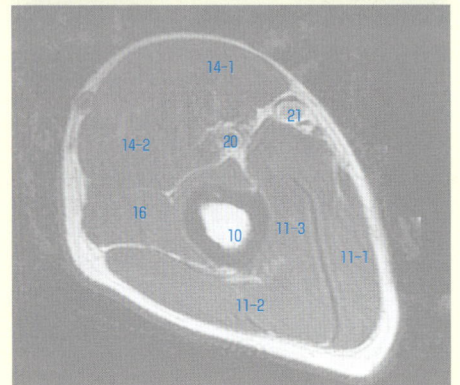

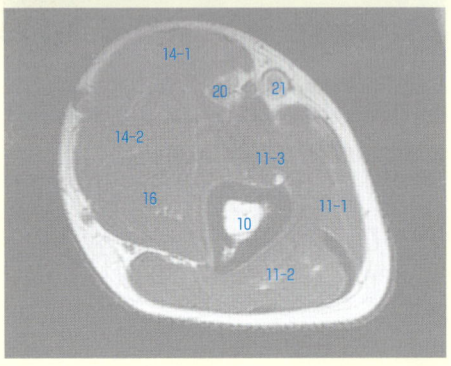

上腕骨幹遠位のレベル．上腕骨腹側に上腕二頭筋（14），背側に上腕三頭筋（11）が位置する

10 上腕骨　**11-1** 上腕三頭筋長頭　**11-2** 上腕三頭筋外側頭　**11-3** 上腕三頭筋内側頭　**14-1** 上腕二頭筋短頭
14-2 上腕二頭筋長頭　**16** 上腕筋　**20** 上腕動脈　**21** 上腕静脈

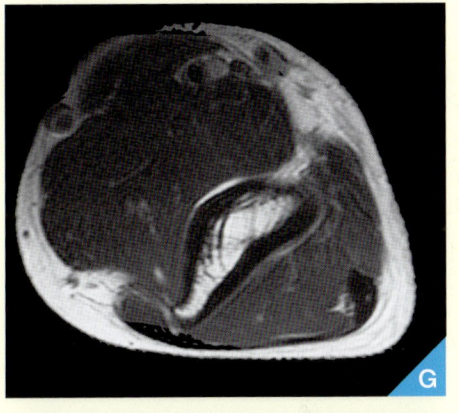

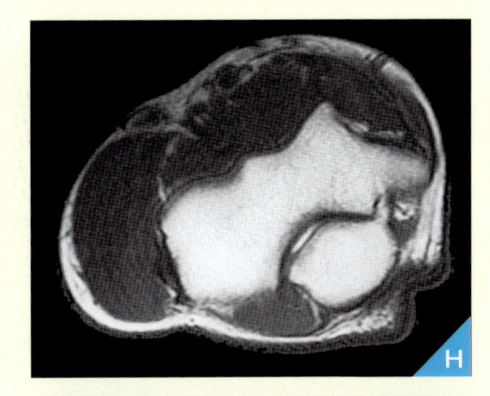

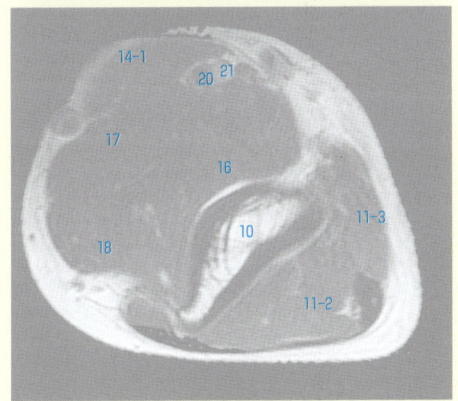

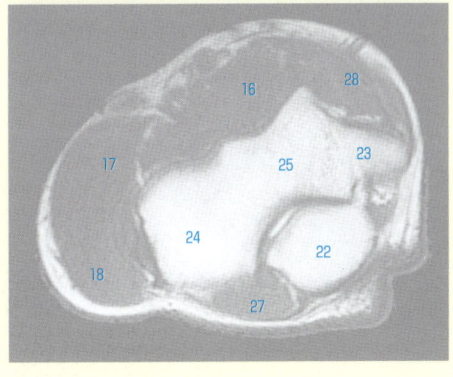

肘関節近位のレベル．上腕骨滑車（25）が尺骨肘頭（22）と関節をなす

10 上腕骨　11-2 上腕三頭筋外側頭　11-3 上腕三頭筋内側頭　14-1 上腕二頭筋短頭　16 上腕筋　17 腕橈骨筋
18 橈側手根伸筋　20 上腕動脈　21 上腕静脈　22 肘頭（尺骨）　23 上腕骨外側上顆　24 上腕骨内側上顆
25 滑車（上腕骨）　27 肘筋　28 円回内筋

上肢
上腕・前腕MRI水平断

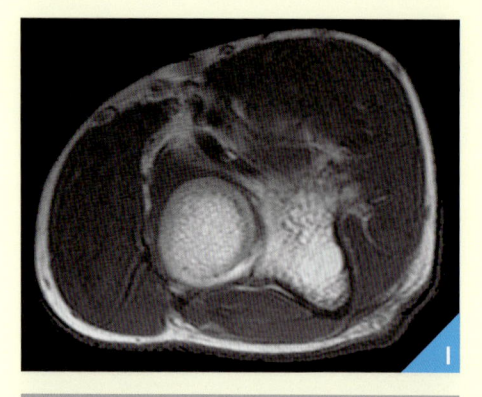

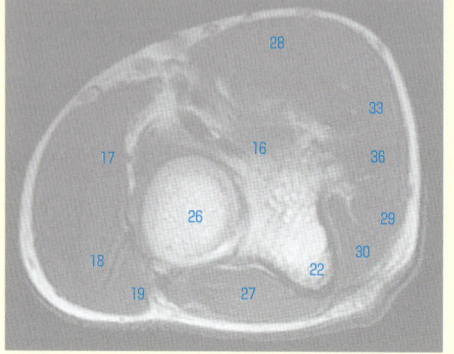

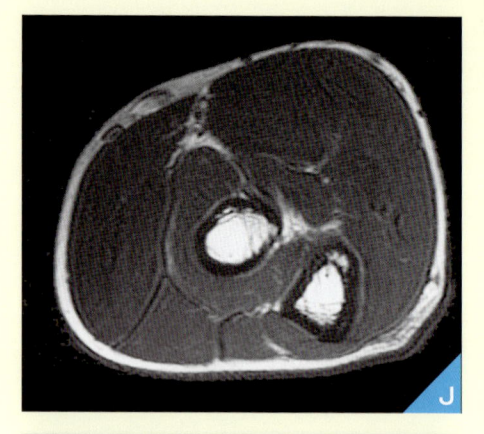

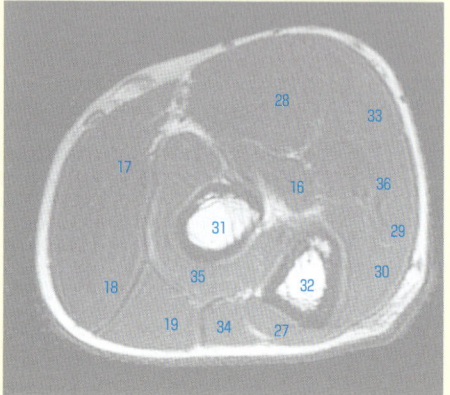

肘関節遠位のレベル．橈骨頭（26）は尺骨肘頭（22）と関係をなす

上肢

上腕・前腕MRI水平断

16 上腕筋　17 腕橈骨筋　18 橈側手根伸筋　19 総指伸筋　22 肘頭（尺骨）　26 橈骨頭　27 肘筋　28 円回内筋
29 尺側手根屈筋　30 深指屈筋　31 橈骨　32 尺骨　33 橈側手根伸筋　34 尺側手根伸筋　35 回外筋
36 浅指屈筋

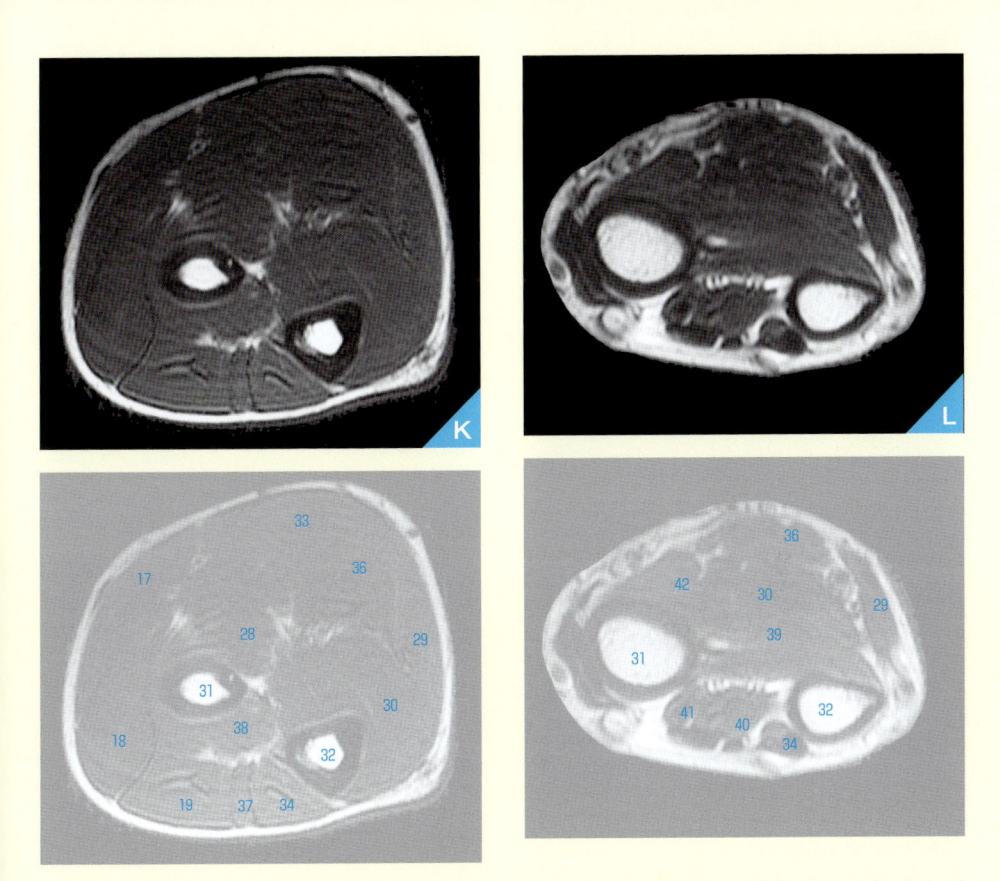

橈骨・尺骨骨幹のレベル．腹側に手関節，指関節の屈筋（29，30，33），背側には伸筋（18，19，34）が位置する

17 腕橈骨筋	18 橈側手根伸筋	19 総指伸筋	28 円回内筋	29 尺側手根屈筋	30 深指屈筋	31 橈骨	32 尺骨
33 橈側手根屈筋	34 尺側手根伸筋	36 浅指屈筋	37 小指伸筋	38 長拇指外転筋	39 方形回内筋
40 示指伸筋	41 長拇指伸筋	42 長拇指屈筋

上肢　上腕・前腕MRI水平断

memo

肩関節 MRI 冠状断

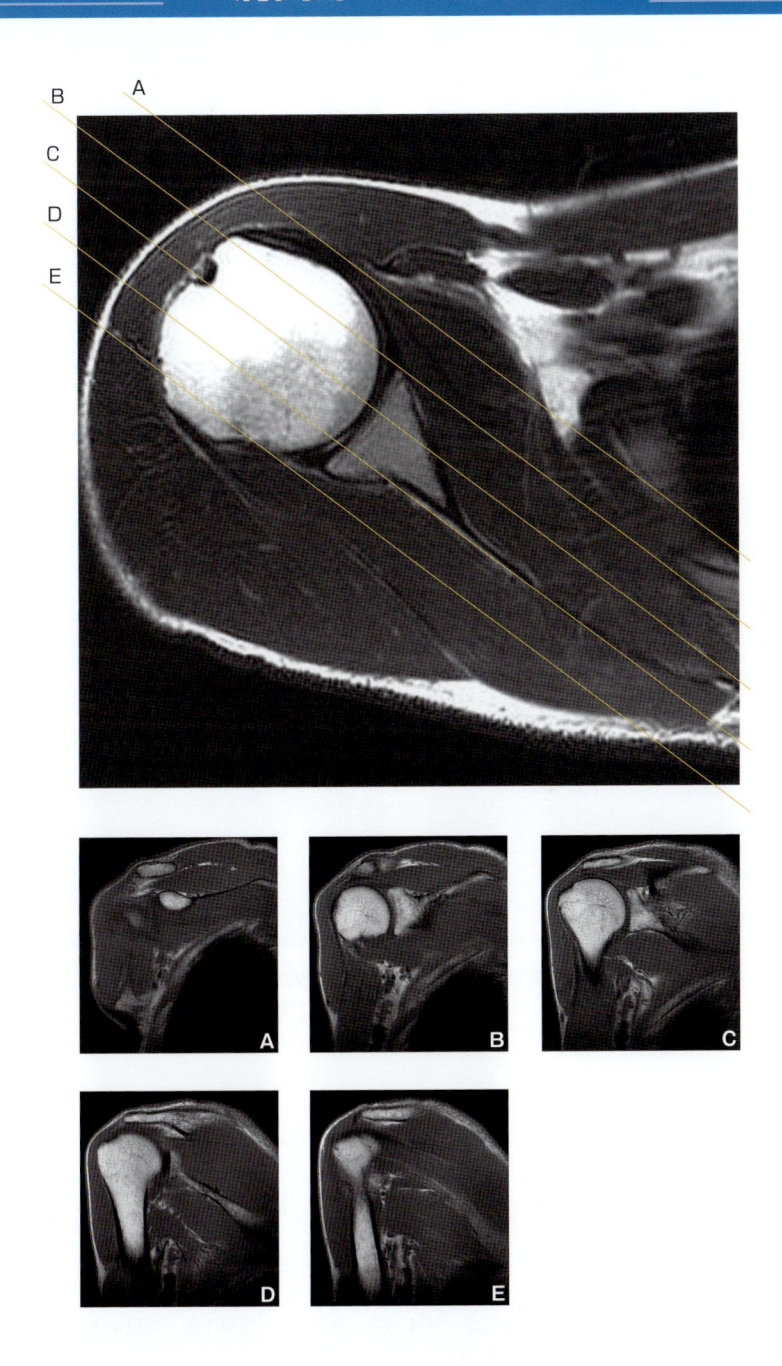

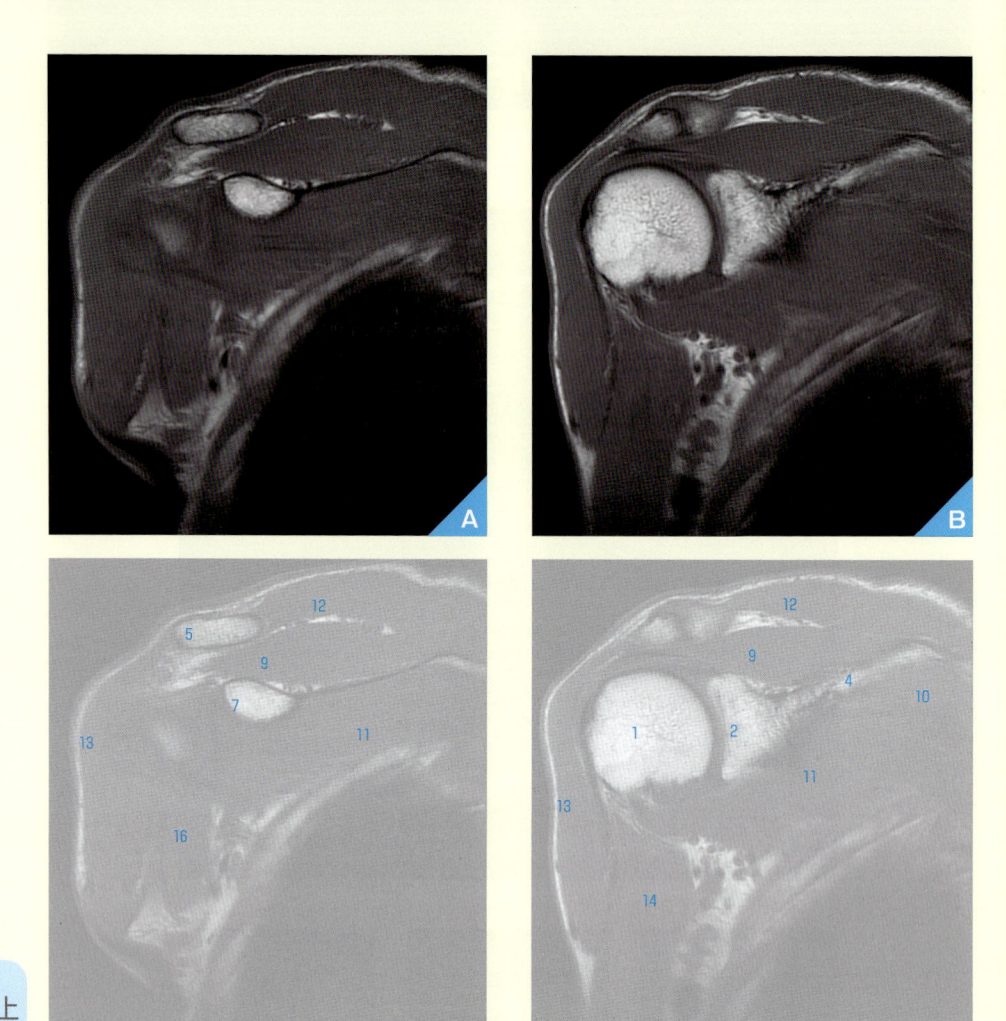

肩関節前面のレベル．上腕骨頭（1）は肩甲骨の関節窩（2）と浅い関節を形成し，これを腱板（9〜11）が取り囲んで支持している

1 上腕骨　2 関節窩（肩甲骨）　4 肩甲棘　5 肩峰　7 烏口突起　9 棘上筋　10 棘下筋　11 肩甲下筋
12 僧帽筋　13 三角筋　14 上腕二頭筋　16 烏口腕筋

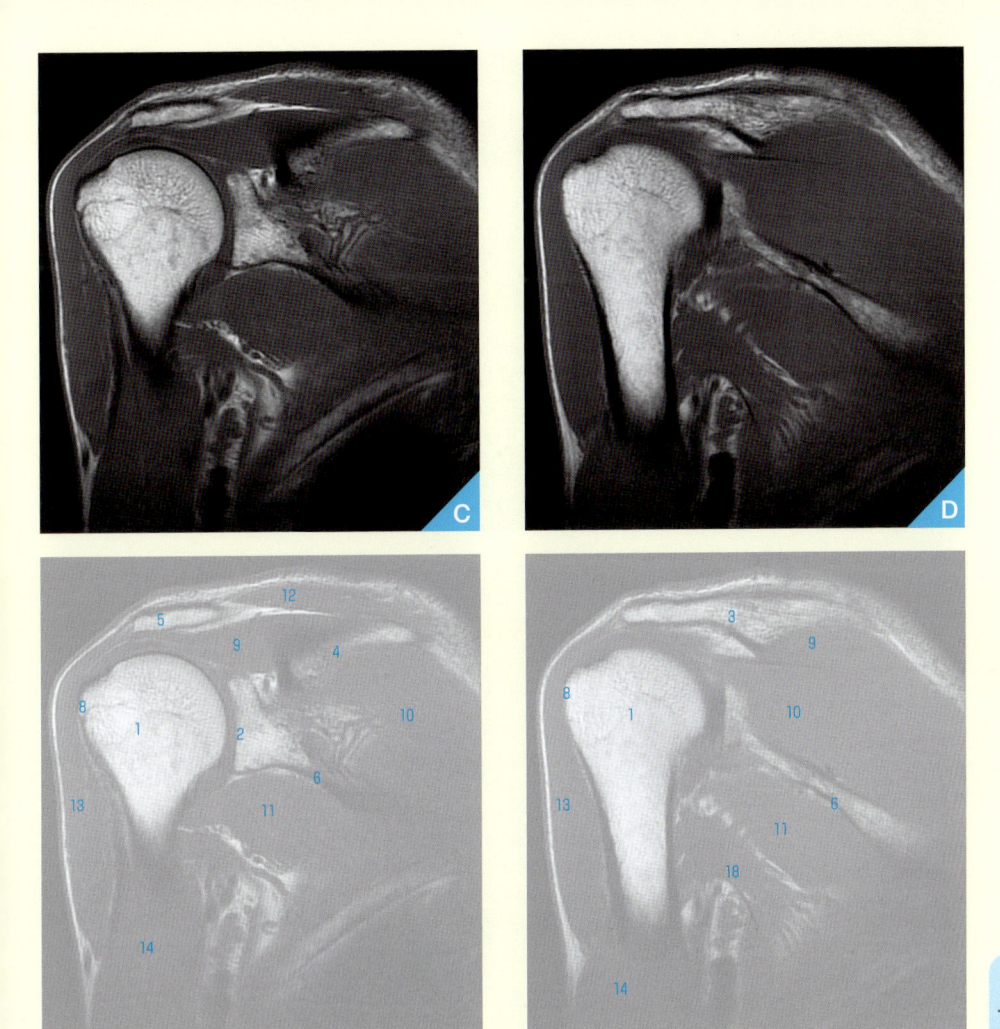

上腕骨頭のレベル．棘上筋（9），棘下筋（10），肩甲下筋（11），小円筋が腱板を構成する．中でも，棘上筋腱の遠位は，損傷，断裂が最も高頻度である

1 上腕骨　2 関節窩（肩甲骨）　3 鎖骨　4 肩甲棘　5 肩峰　6 肩甲骨　8 大結節　9 棘上筋　10 棘下筋
11 肩甲下筋　12 僧帽筋　13 三角筋　14 上腕二頭筋　18 大円筋

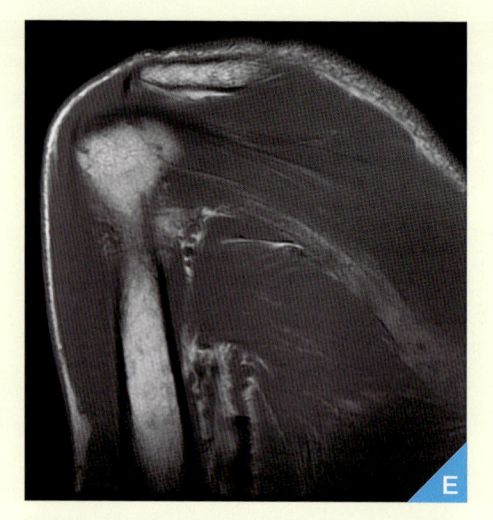

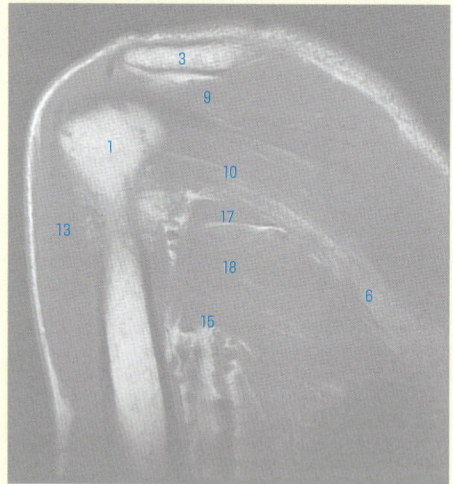

肩関節後面のレベル

1 上腕骨　3 鎖骨　6 肩甲骨　9 棘上筋　10 棘下筋　13 三角筋　15 広背筋　17 小円筋　18 大円筋

肩関節MRI水平断

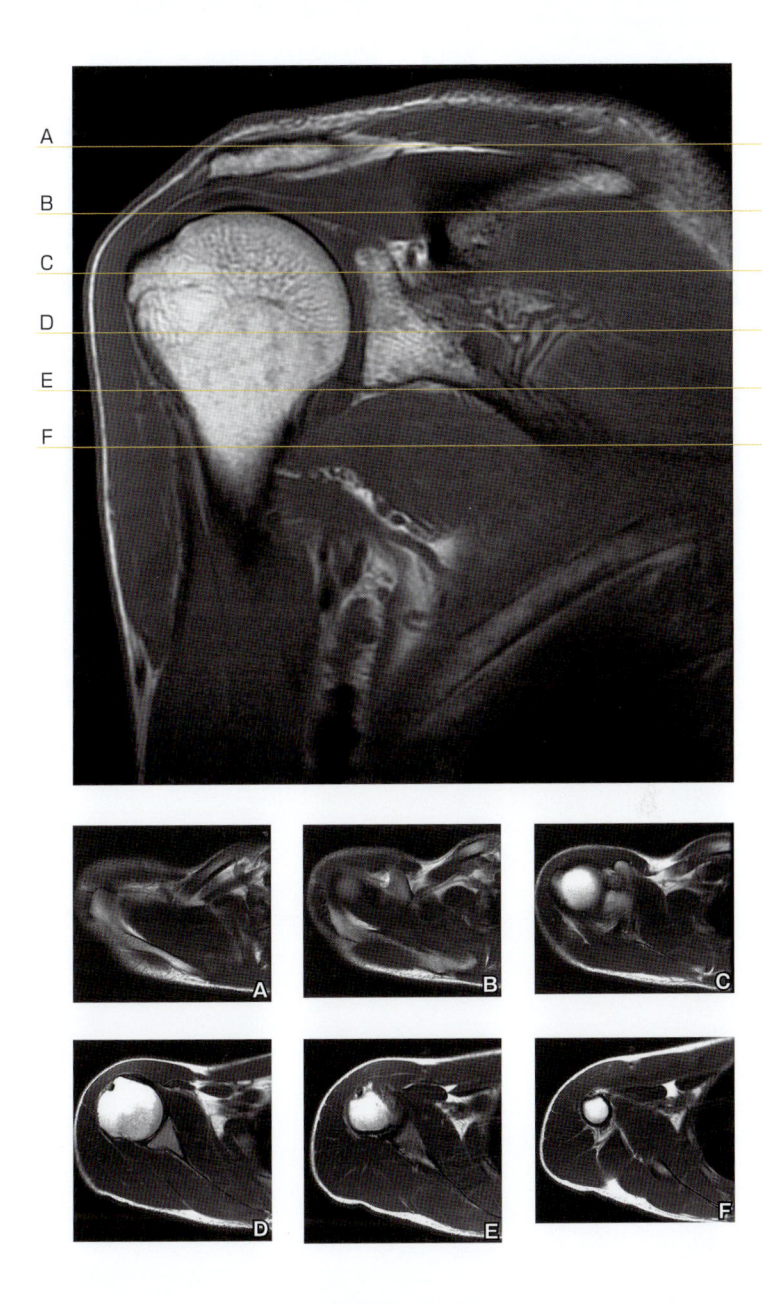

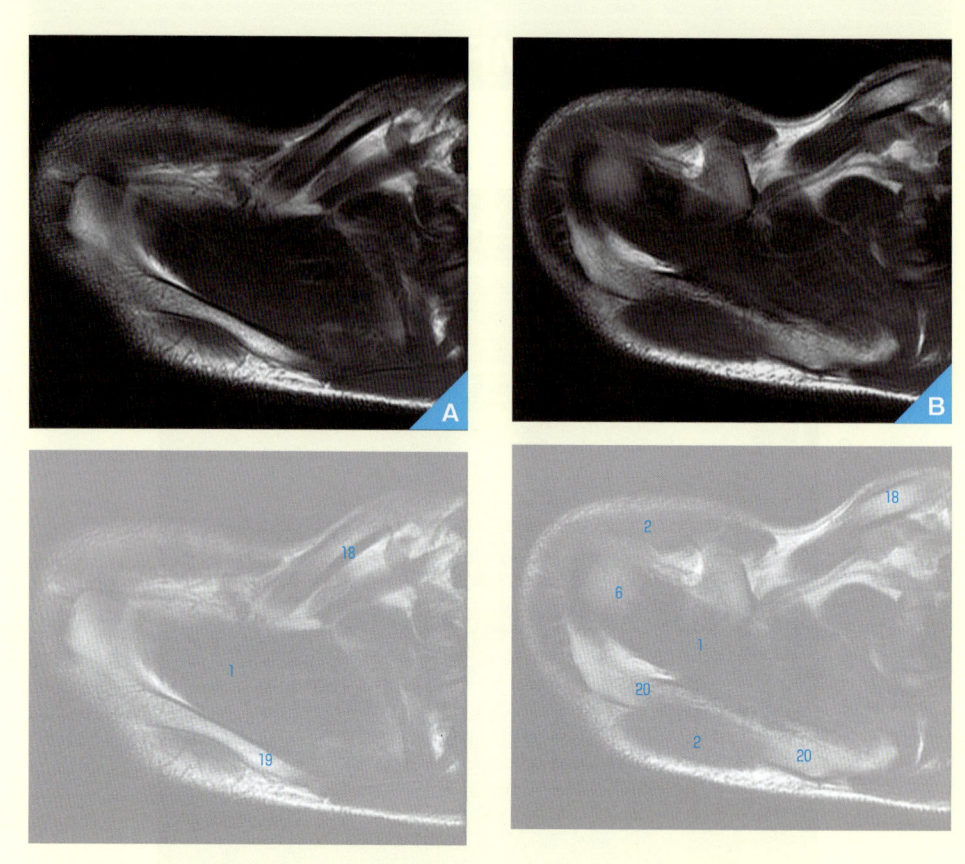

鎖骨上窩のレベル．肩甲骨棘（20）の上方に棘上筋（1），下方に棘下筋（4）が位置する

上肢
肩関節MRI水平断

1 棘上筋　**2** 三角筋　**6** 上腕骨頭　**18** 鎖骨　**19** 肩甲骨　**20** 肩甲棘

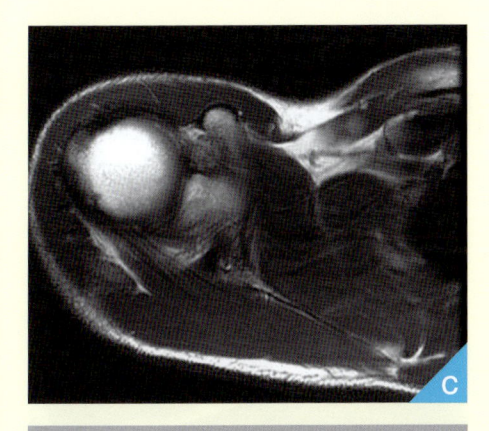

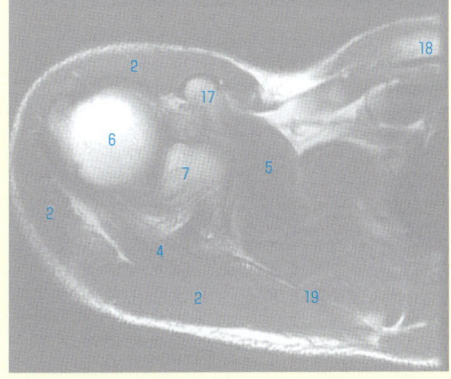

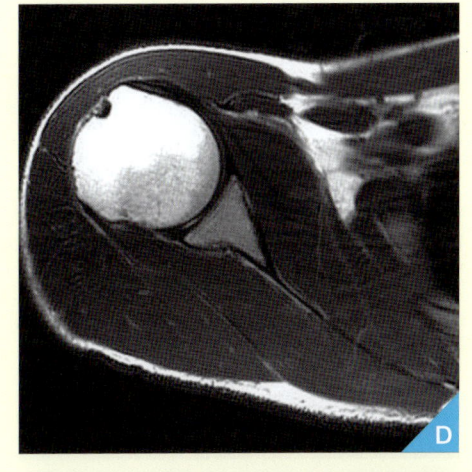

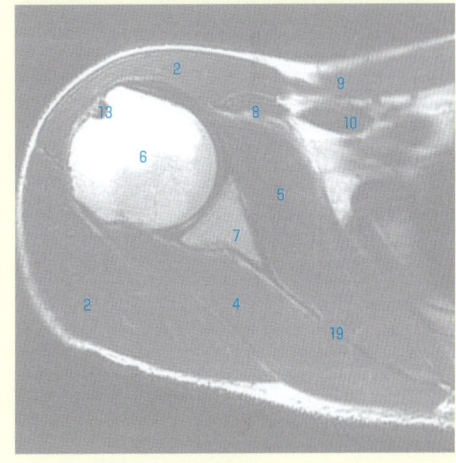

上腕骨頭のレベル
・上腕骨の関節窩は浅いので，脱臼しやすい．特に前方脱臼が多く，関節窩（7）の前縁（前唇）が上腕骨頭（6）により損傷して剥離する
・肩甲骨（7, 19）の腹側から肩甲下筋（5），背側から棘上筋（1），棘下筋（4）上腕骨頭（6）を支える

上肢　肩関節MRI水平断

2 三角筋　4 棘下筋　5 肩甲下筋　6 上腕骨頭　7 関節窩（肩甲骨）　8 烏口腕筋　9 大胸筋　10 小胸筋
13 上腕二頭筋腱　17 烏口突起　18 鎖骨　19 肩甲骨

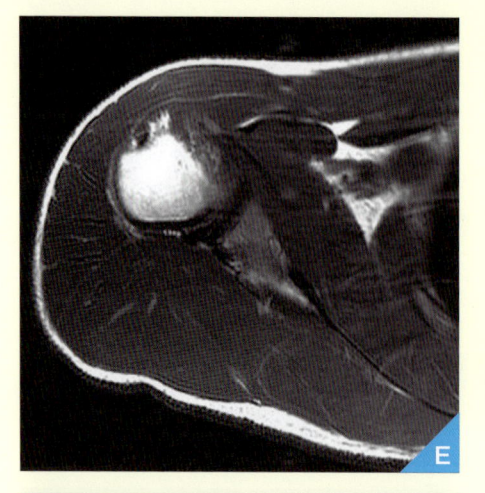

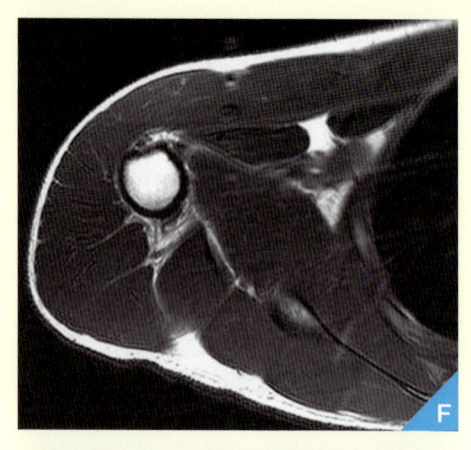

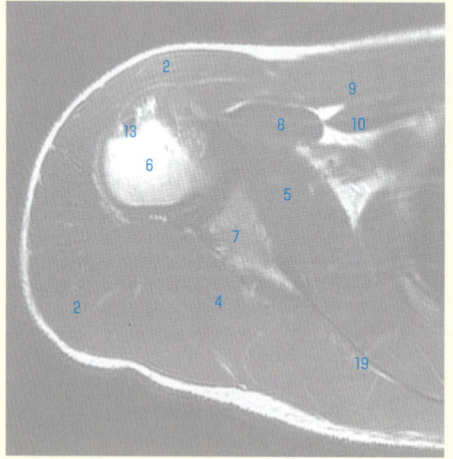

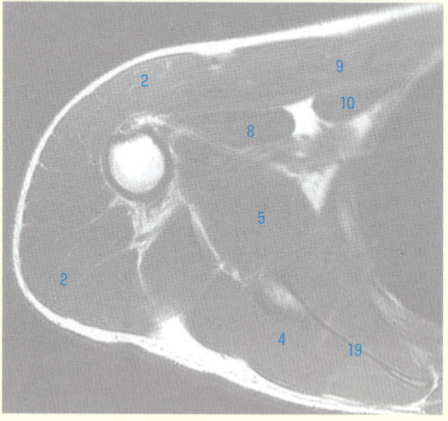

上腕骨頸部のレベル

2 三角筋　**4** 棘下筋　**5** 肩甲下筋　**6** 上腕骨頭　**7** 関節窩（肩甲骨）　**8** 烏口腕筋　**9** 大胸筋　**10** 小胸筋
13 上腕二頭筋腱　**19** 肩甲骨

肩関節MRI矢状断

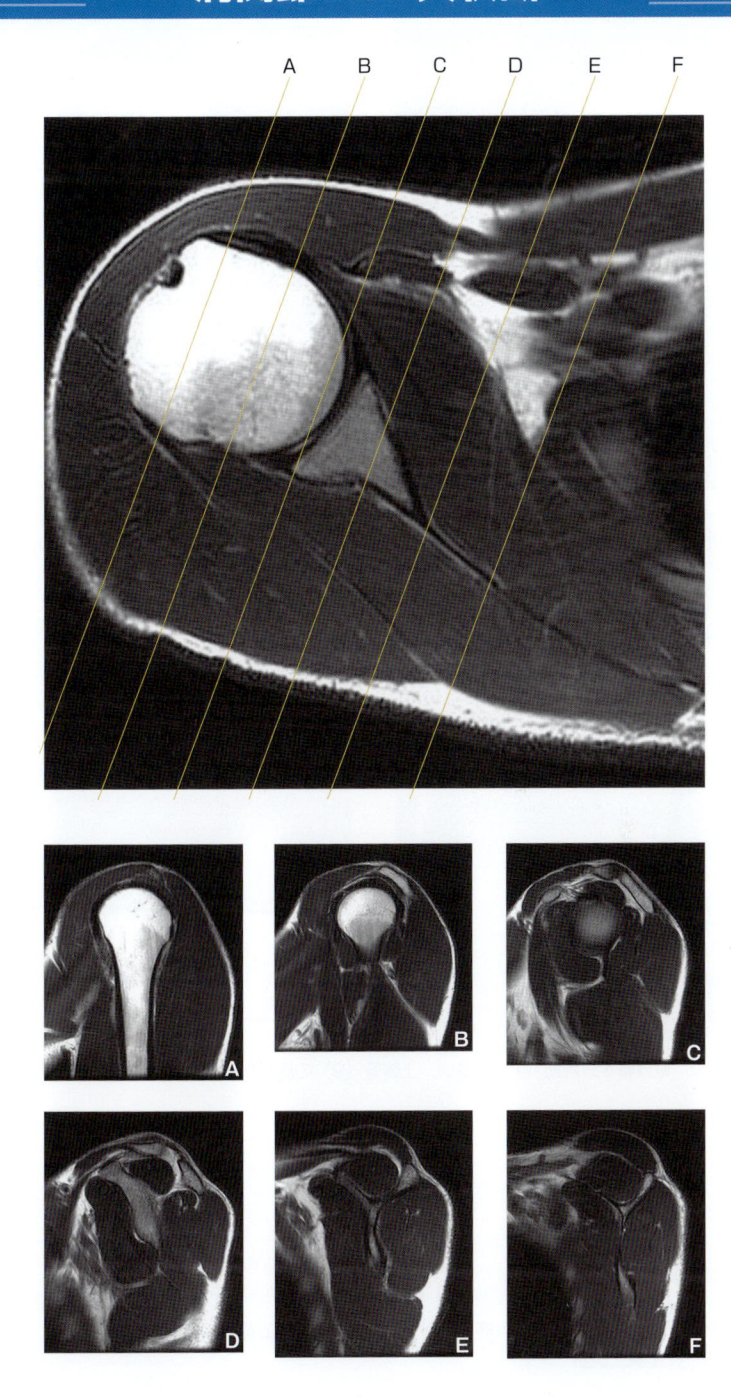

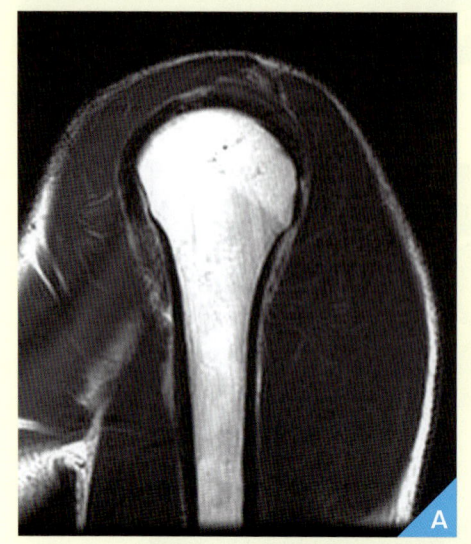

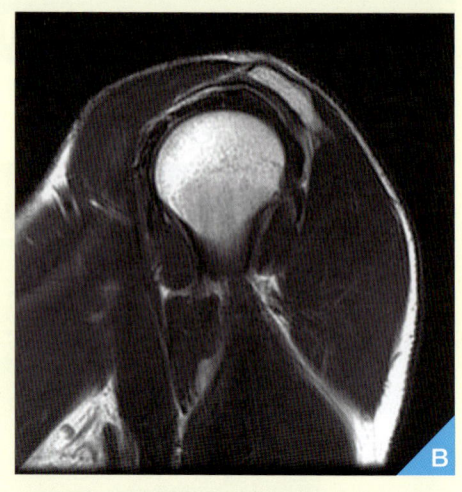

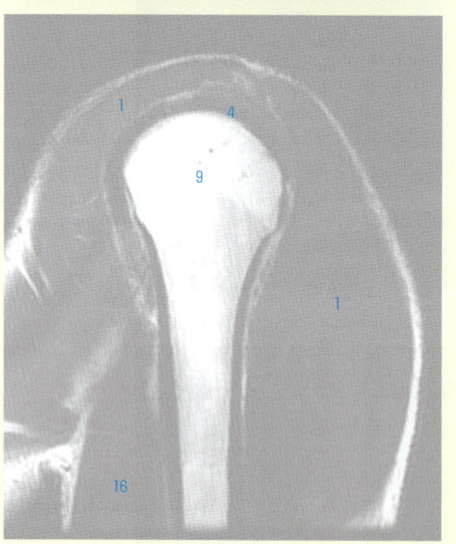

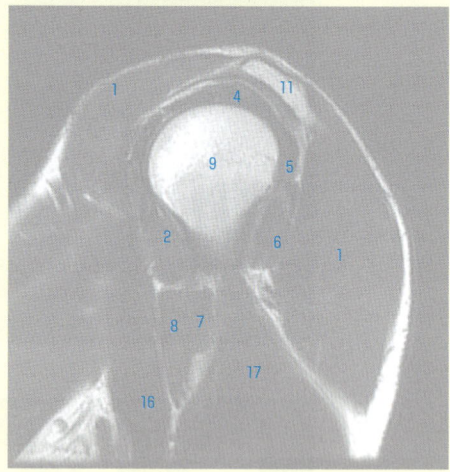

上腕骨頭のレベル．最外層を三角筋（1）が覆い，上腕骨（9）の周囲から腱板（2〜6）が支える

| 1 三角筋 | 2 肩甲下筋 | 4 棘上筋 | 5 棘下筋 | 6 小円筋 | 7 大円筋 | 8 広背筋 | 9 上腕骨 | 11 肩峰 |
| 16 上腕二頭筋 | 17 上腕三頭筋 |

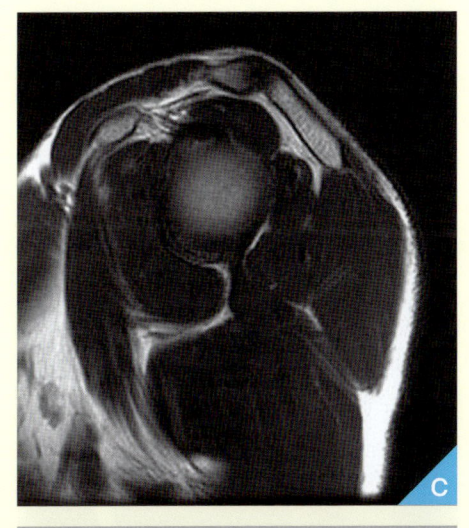

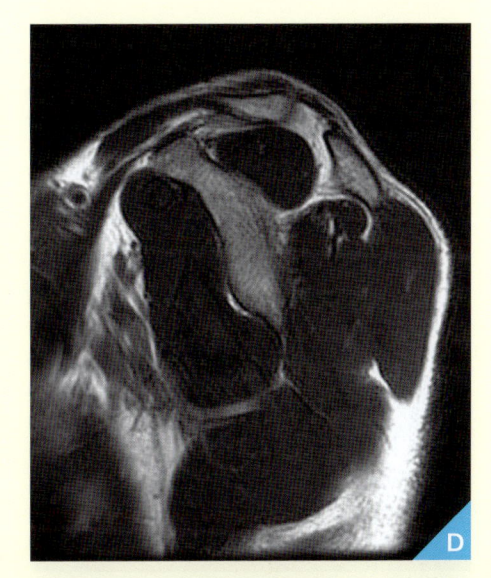

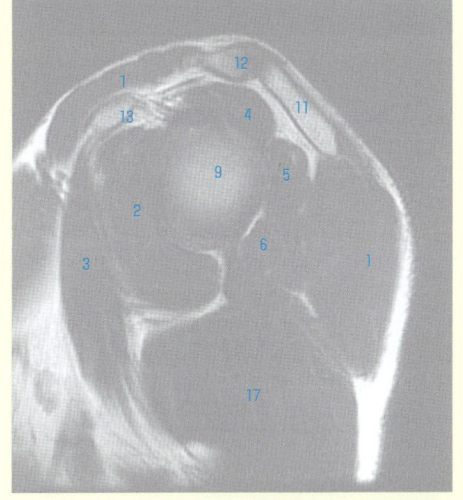

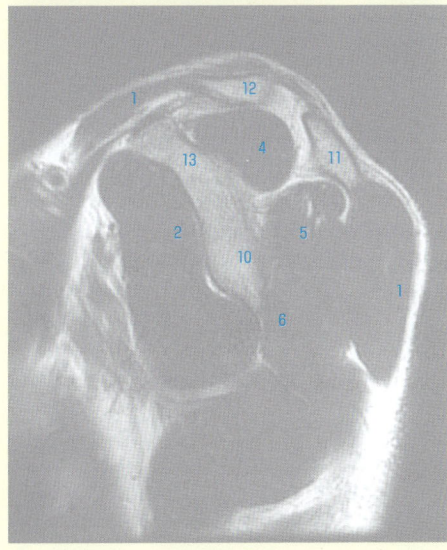

関節窩のレベル．腱板を構成する4つの筋＝肩甲下筋（2），棘上筋（4），棘下筋（5），小円筋（6）が，上腕骨頭（9）をとりまく

1 三角筋　**2** 肩甲下筋　**3** 烏口腕筋　**4** 棘上筋　**5** 棘下筋　**6** 小円筋　**9** 上腕骨　**10** 肩甲骨　**11** 肩峰　**12** 鎖骨　**13** 烏口突起　**17** 上腕三頭筋

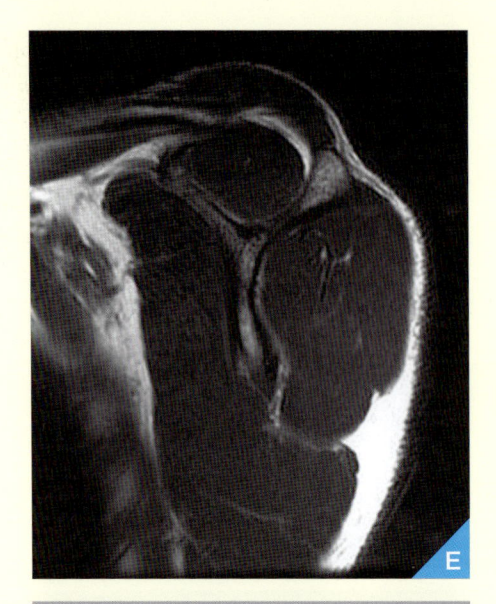

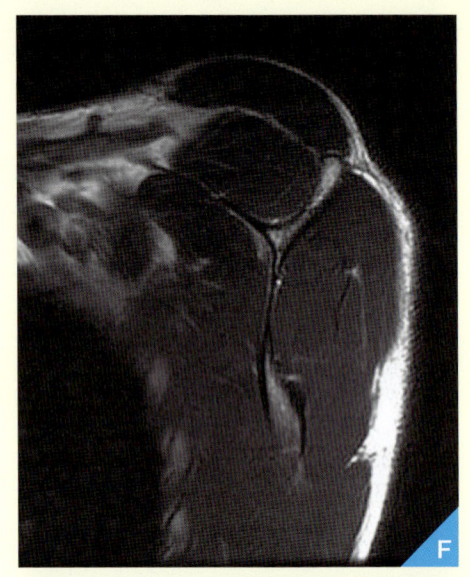

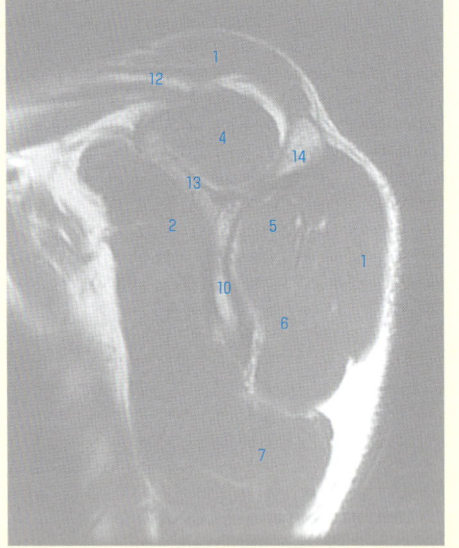

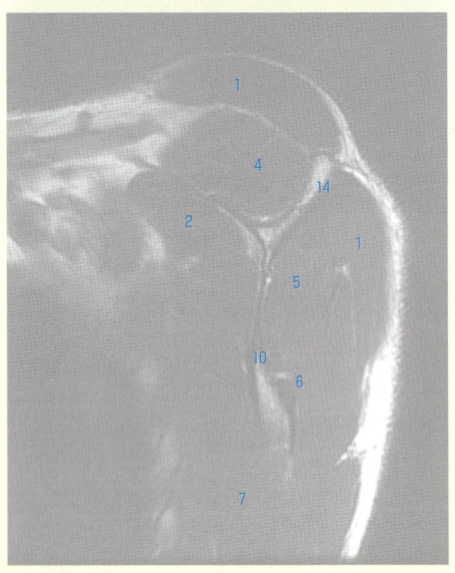

肩甲棘のレベル．肩甲骨の腹側に肩甲下筋（2），背側では肩甲棘（14）の上に棘上筋（4），下に棘下筋（5），小円筋（6）が位置する

1 三角筋　2 肩甲下筋　4 棘上筋　5 棘下筋　6 小円筋　7 大円筋　10 肩甲骨　12 鎖骨　13 烏口突起
14 肩甲棘

肘関節MRI冠状断

上肢

肘関節MRI冠状断

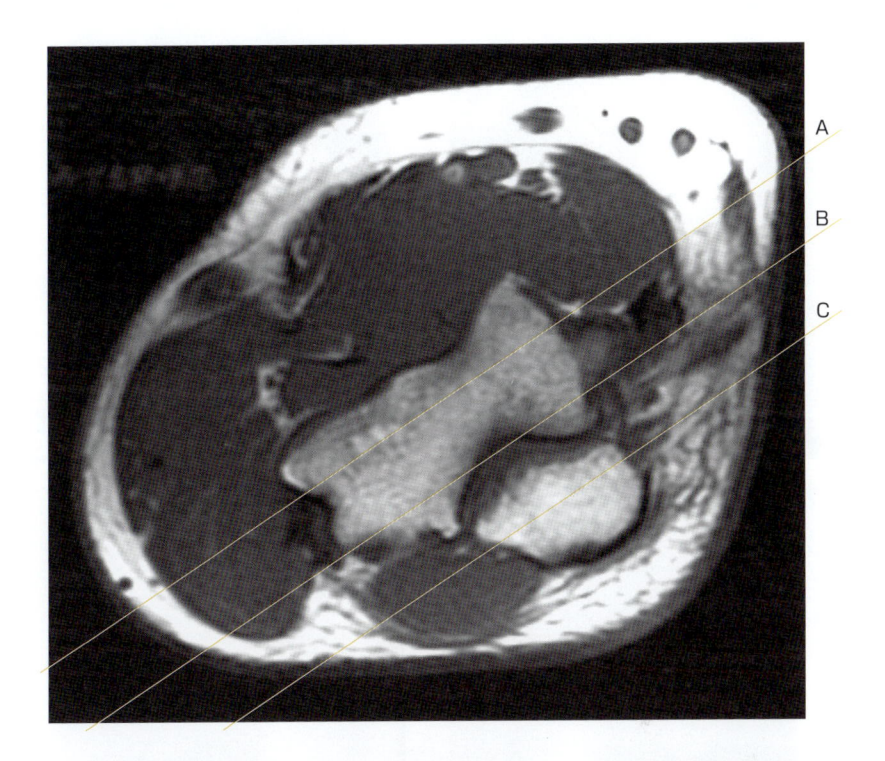

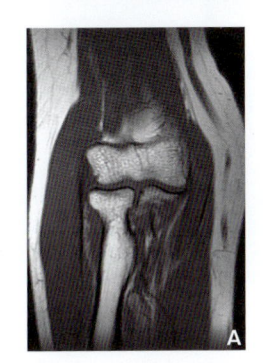

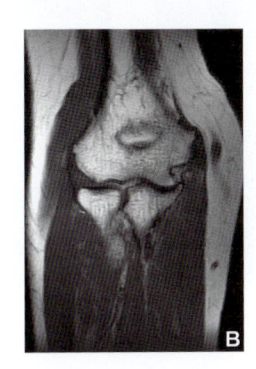

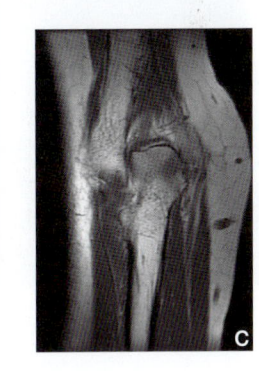

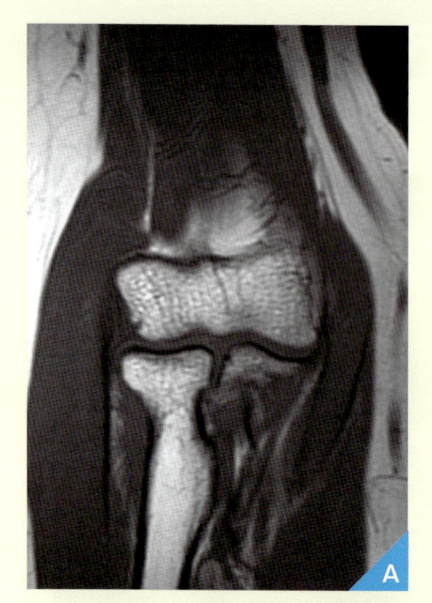

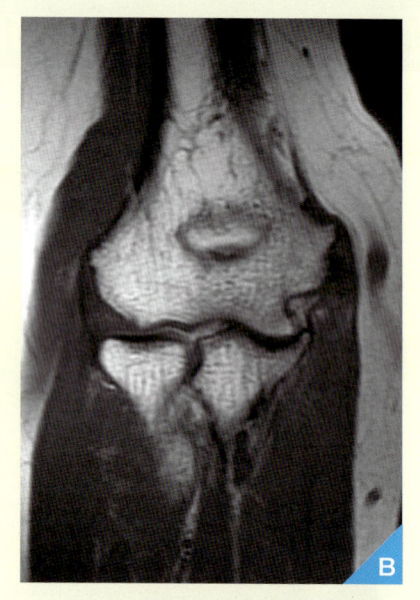

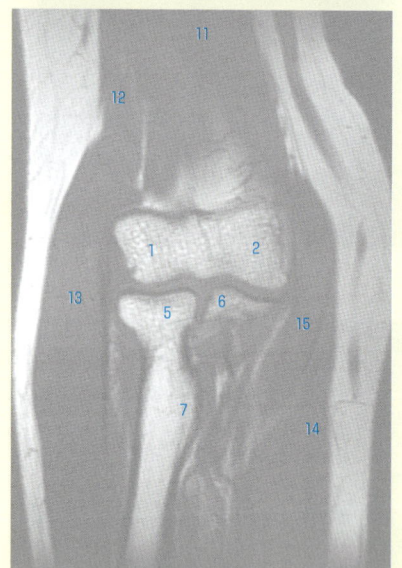

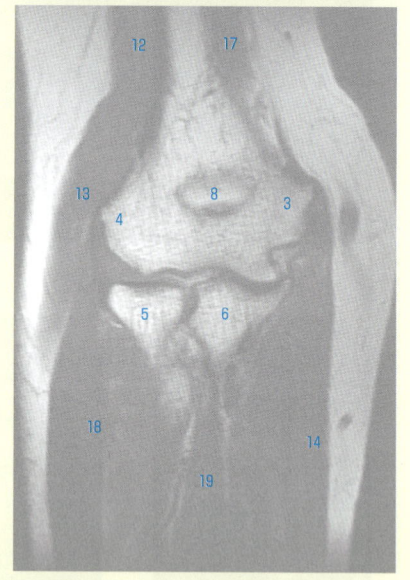

1 上腕骨小頭　2 上腕骨滑車　3 内側上顆　4 外側上顆　5 橈骨頭　6 尺骨　7 橈骨粗面　8 肘頭窩　11 上腕筋
12 腕橈骨筋　13 長橈側手根伸筋　14 尺側手根屈筋　15 浅指屈筋　17 上腕三頭筋　18 短橈側手根伸筋
19 深指屈筋

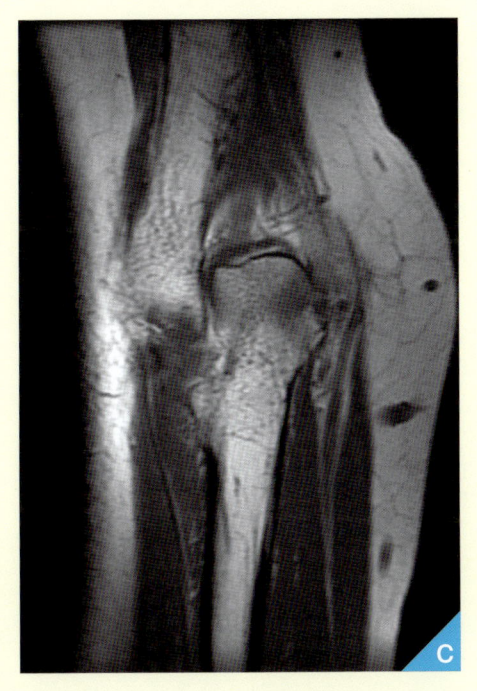

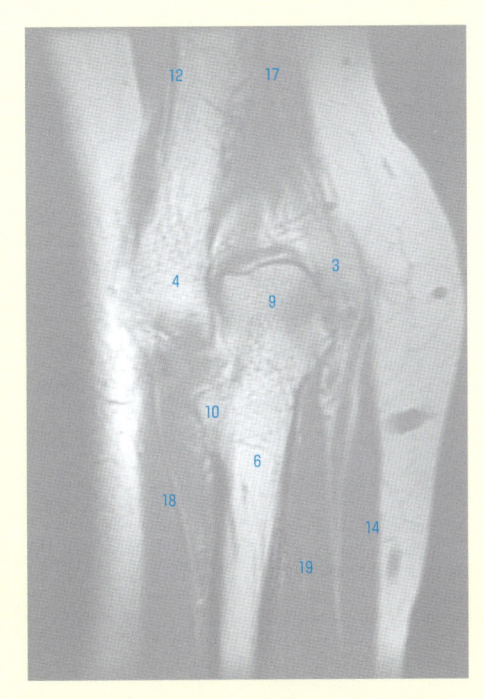

上腕骨小頭（1）は野球肘（離断性骨軟骨炎），上腕骨外側上顆（4）はテニス肘（外側上顆炎）の好発部位

3内側上顆　4外側上顆　6尺骨　9肘頭　10鉤状突起　12腕橈骨筋　14尺側手根屈筋　17上腕三頭筋
18短橈側手根伸筋　19深指屈筋

memo

肘関節 MRI 水平断

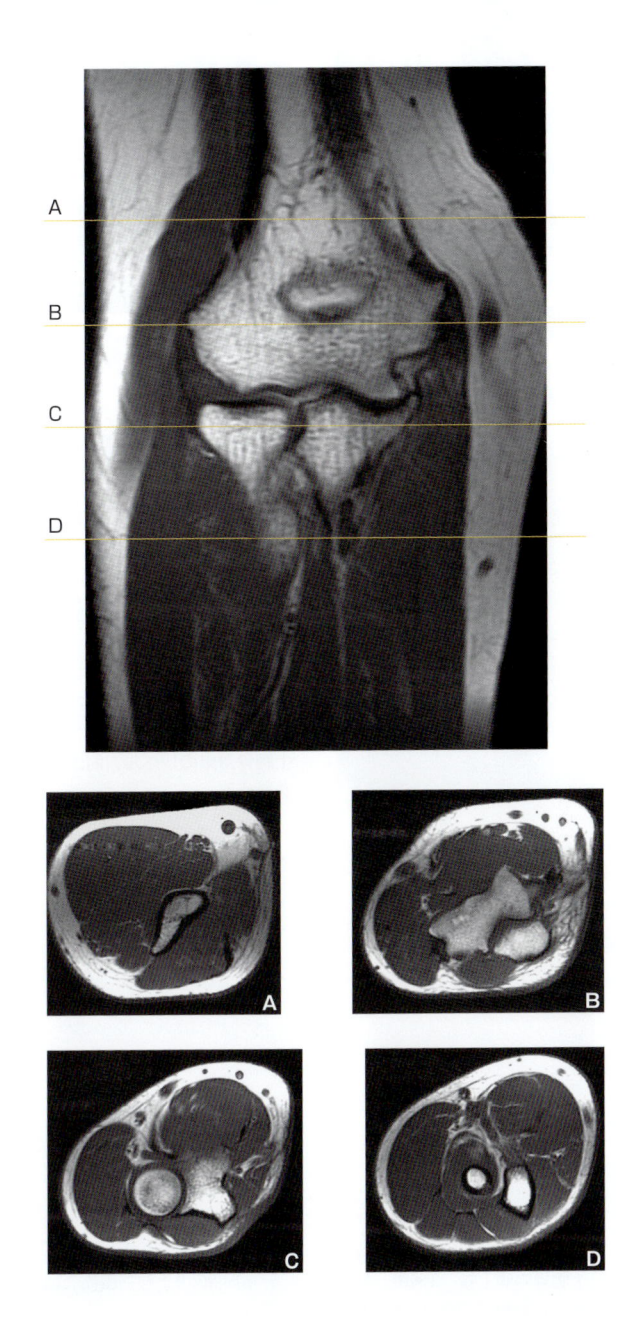

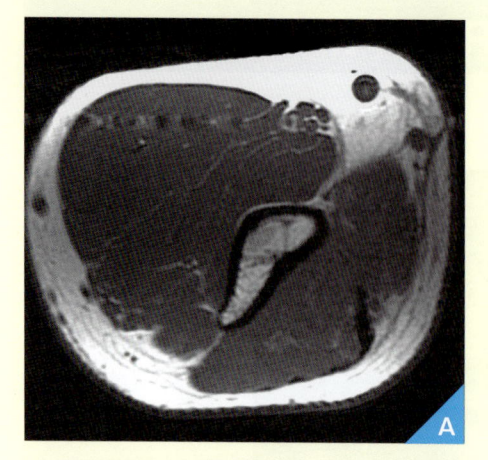

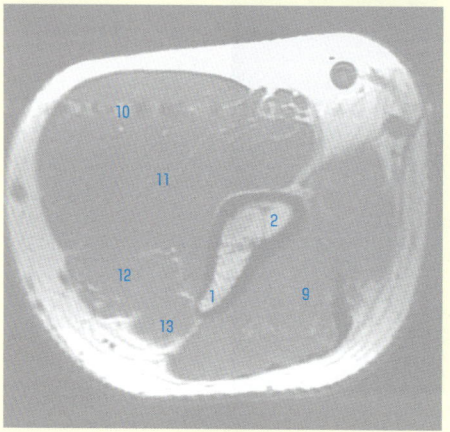

上腕骨遠位のレベル

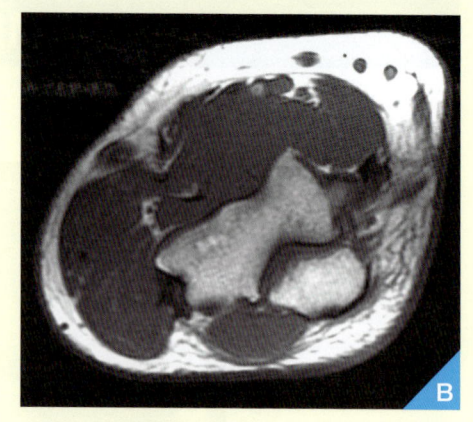

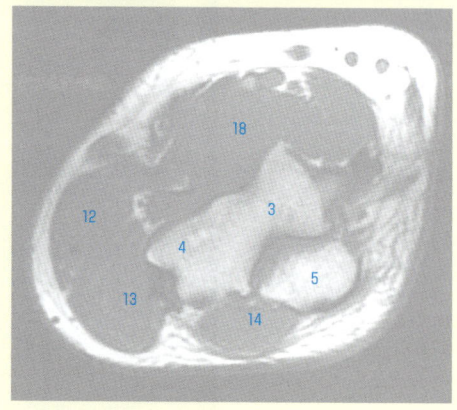

上腕骨滑車のレベル．肘頭（5）が滑車（3）と関節をつくる

1 上腕骨外側上顆　2 上腕骨内側上顆　3 滑車　4 上腕骨小頭　5 肘頭　9 上腕三頭筋　10 上腕二頭筋
11 上腕筋　12 腕橈骨筋　13 橈側手根伸筋　14 肘筋　18 橈側手根屈筋

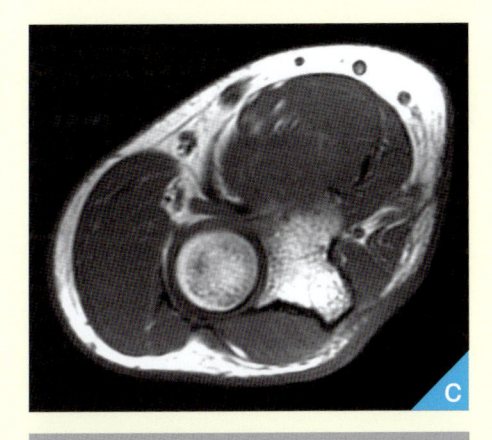

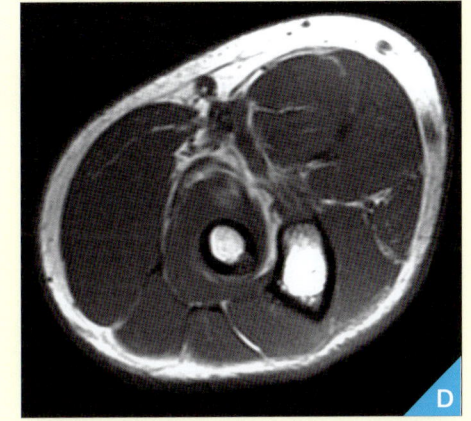

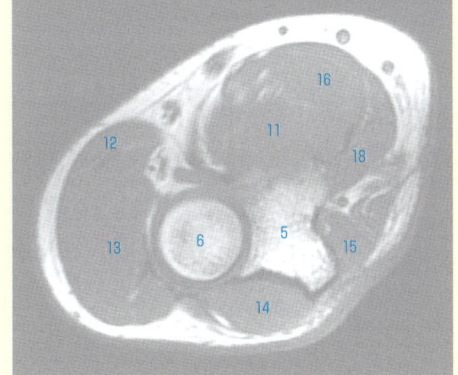

橈骨頭のレベル．上腕骨小頭（4）-橈骨頭（6）の関節は浅く，周囲軟部組織の支持も比較的弱いため，不安定で脱臼しやすい

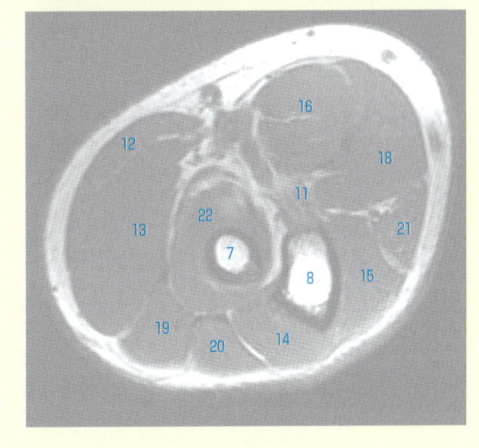

橈骨・尺骨近位のレベル

上肢 肘関節MRI水平断

5 肘頭　6 橈骨頭　7 橈骨　8 尺骨　11 上腕筋　12 腕橈骨筋　13 橈側手根伸筋　14 肘筋　15 深指屈筋
16 円回内筋　18 橈側手根屈筋　19 指伸筋　20 尺側手根伸筋　21 尺側手根屈筋　22 回外筋

memo

肘関節MRI矢状断

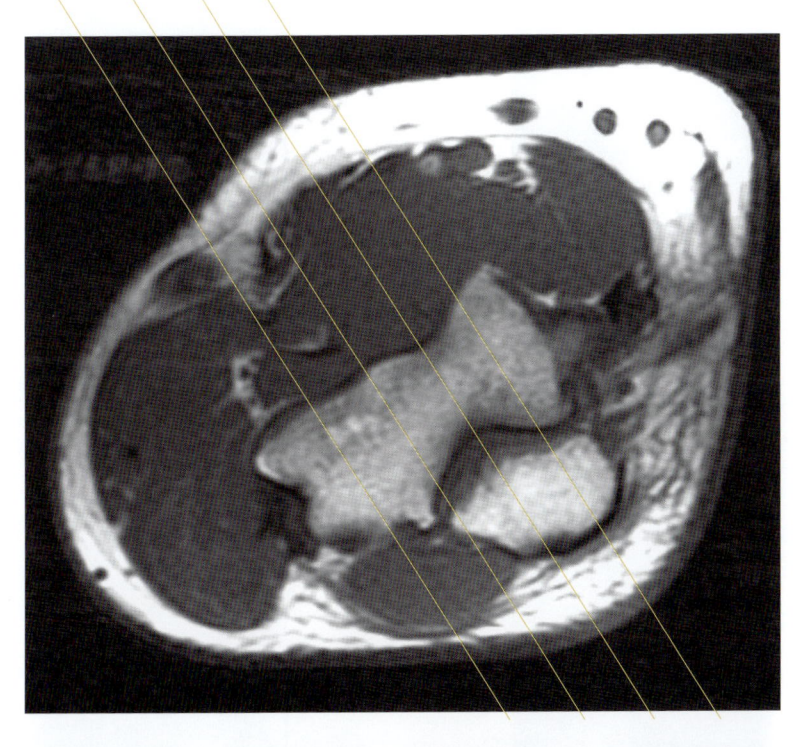

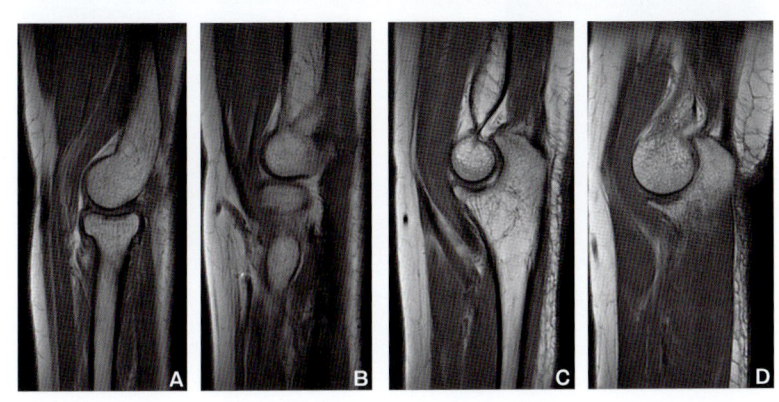

A B C D

A B C D

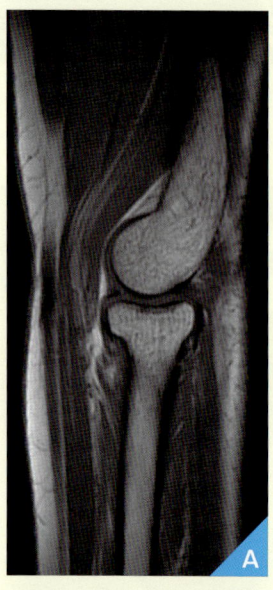

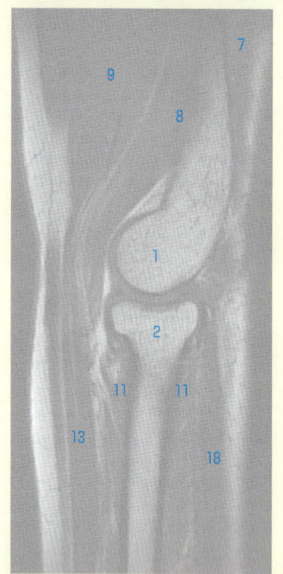

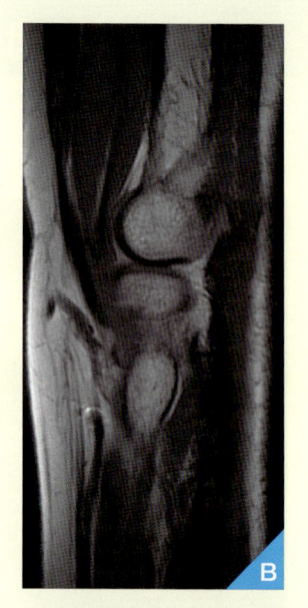

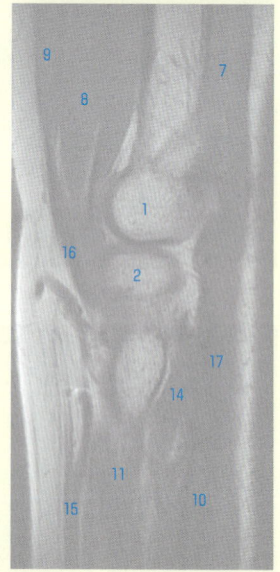

橈骨のレベル．橈骨（2）は，上腕骨小頭（1）と関節をなすが浅く不安定で，周囲の支持も弱いため，肘関節は肩関節についで脱臼が多い

1 上腕骨小頭　2 橈骨頭　7 上腕三頭筋　8 上腕筋　9 上腕二頭筋　10 深指屈筋　11 回外筋
13 腕橈骨筋　14 浅指屈筋　15 円回内筋　16 上腕二頭筋腱　17 肘筋　18 尺側手根伸筋

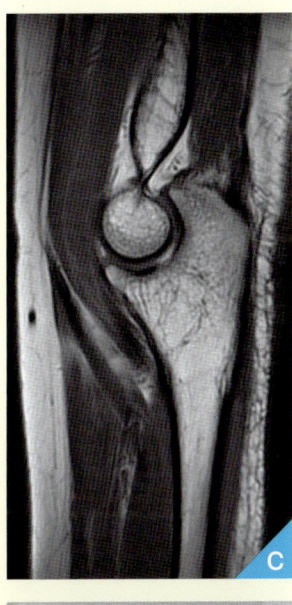

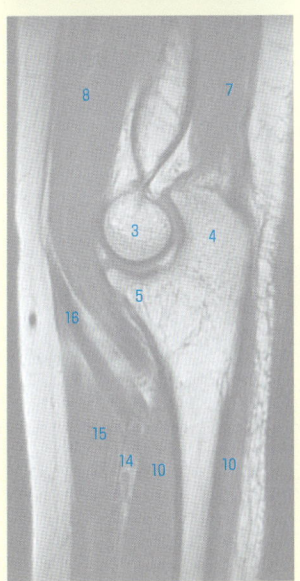

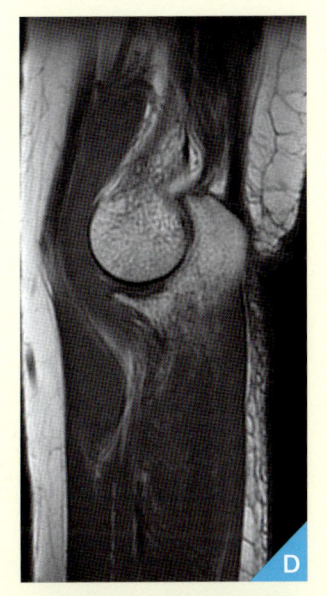

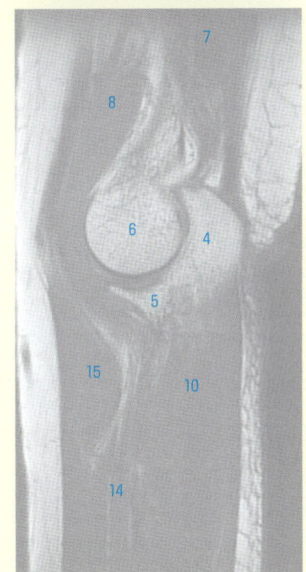

尺骨のレベル．尺骨肘頭（4）は上腕骨滑車（3）にはまり，比較的安定な構造であるが，後方に脱臼しやすい

3 滑車　4 肘頭　5 鉤状突起　6 内側上顆　7 上腕三頭筋　8 上腕筋　10 深指屈筋　14 浅指屈筋
15 円回内筋　16 上腕二頭筋腱

memo

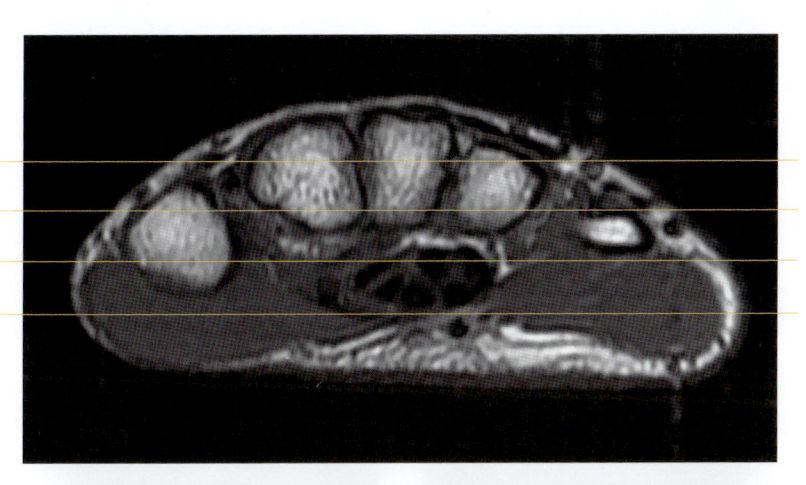

手MRI冠状断

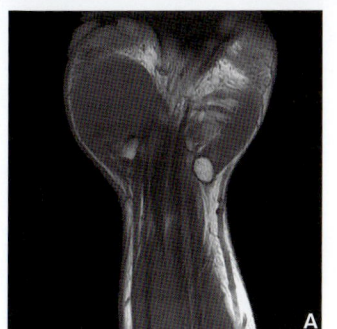

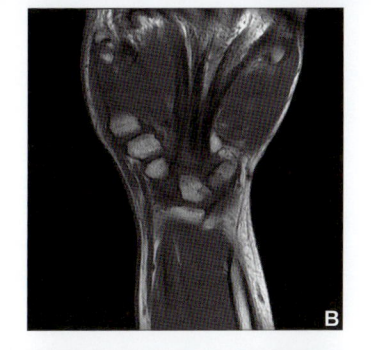

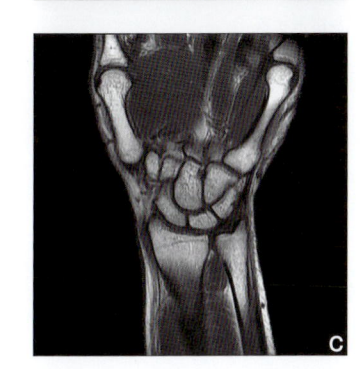

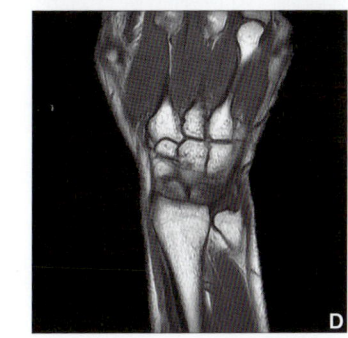

263

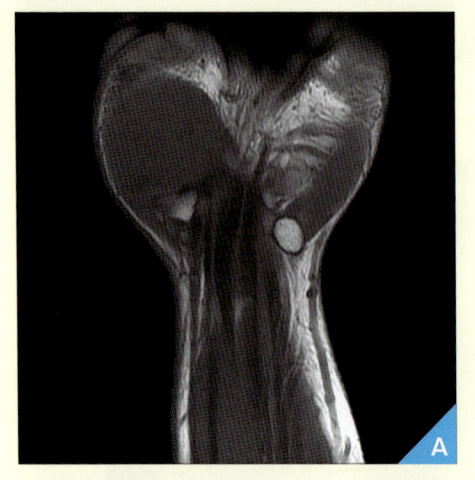

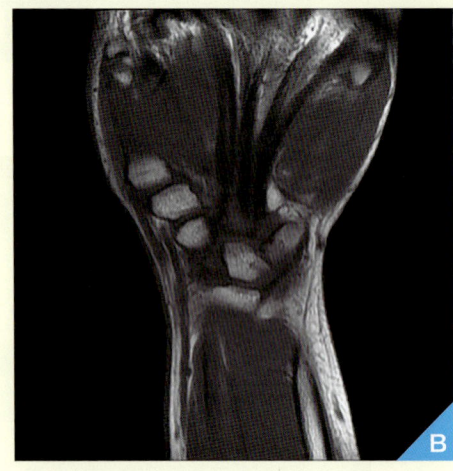

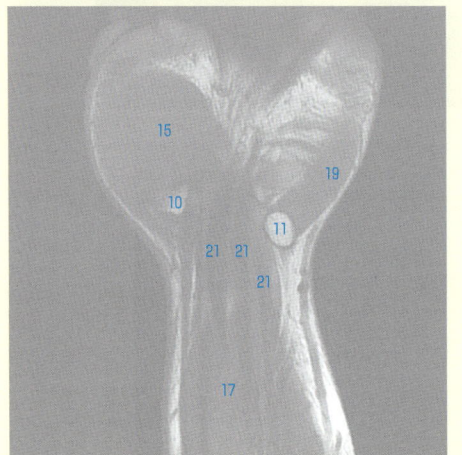

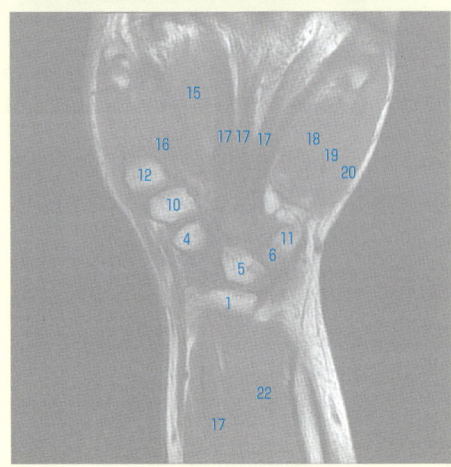

掌側のレベル．浅指屈筋（21），深指屈筋（17）が手根部を縦走する

1 橈骨　4 舟状骨　5 月状骨　6 三角骨　10 大菱形骨　11 豆状骨　12 中手骨　15 母指内転筋　16 母指対立筋
17 深指屈筋（腱）　18 小指対立筋　19 小指屈筋　20 小指外転筋　21 浅指屈筋（腱）　22 方形回内筋

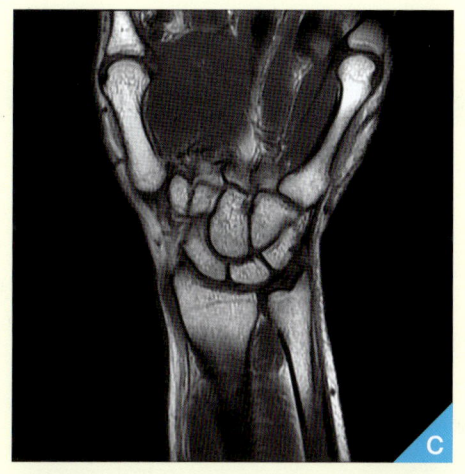

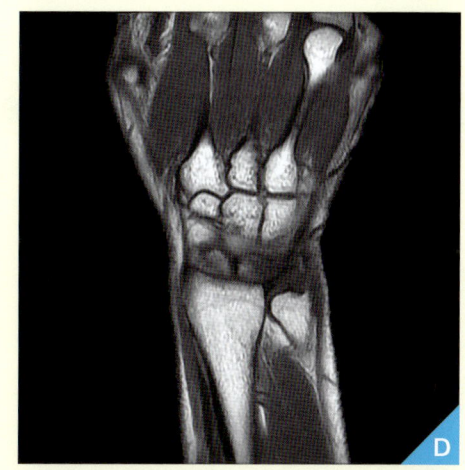

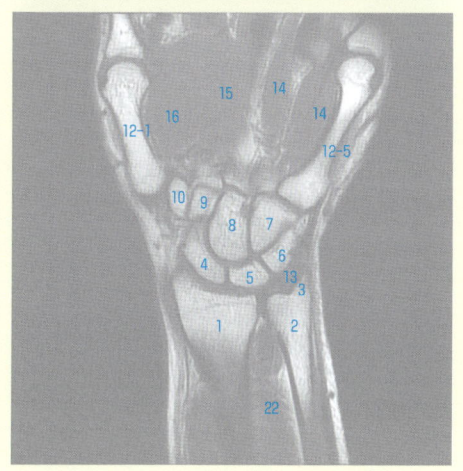

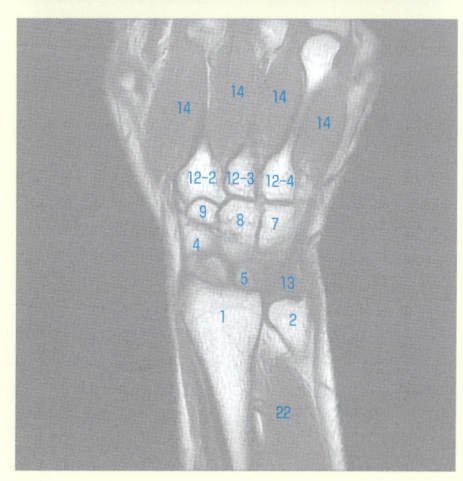

手根骨のレベル
・月状骨，舟状骨は，虚血性骨壊死の好発部位
・三角線維軟骨複合体（13）は外傷の好発部位

上肢　手MRI冠状断

1 橈骨　2 尺骨　3 尺骨茎状突起　4 舟状骨　5 月状骨　6 三角骨　7 有鈎骨　8 有頭骨　9 小菱形骨
10 大菱形骨　12-1 中手骨（第1指）　12-2 中手骨（第2指）　12-3 中手骨（第3指）　12-4 中手骨（第4指）
12-5 中手骨（第5指）　13 三角線維軟骨複合体　14 骨間筋　15 母指内転筋
16 母指対立筋　22 方形回内筋

memo

上肢　手MRI 冠状断

手MRI水平断

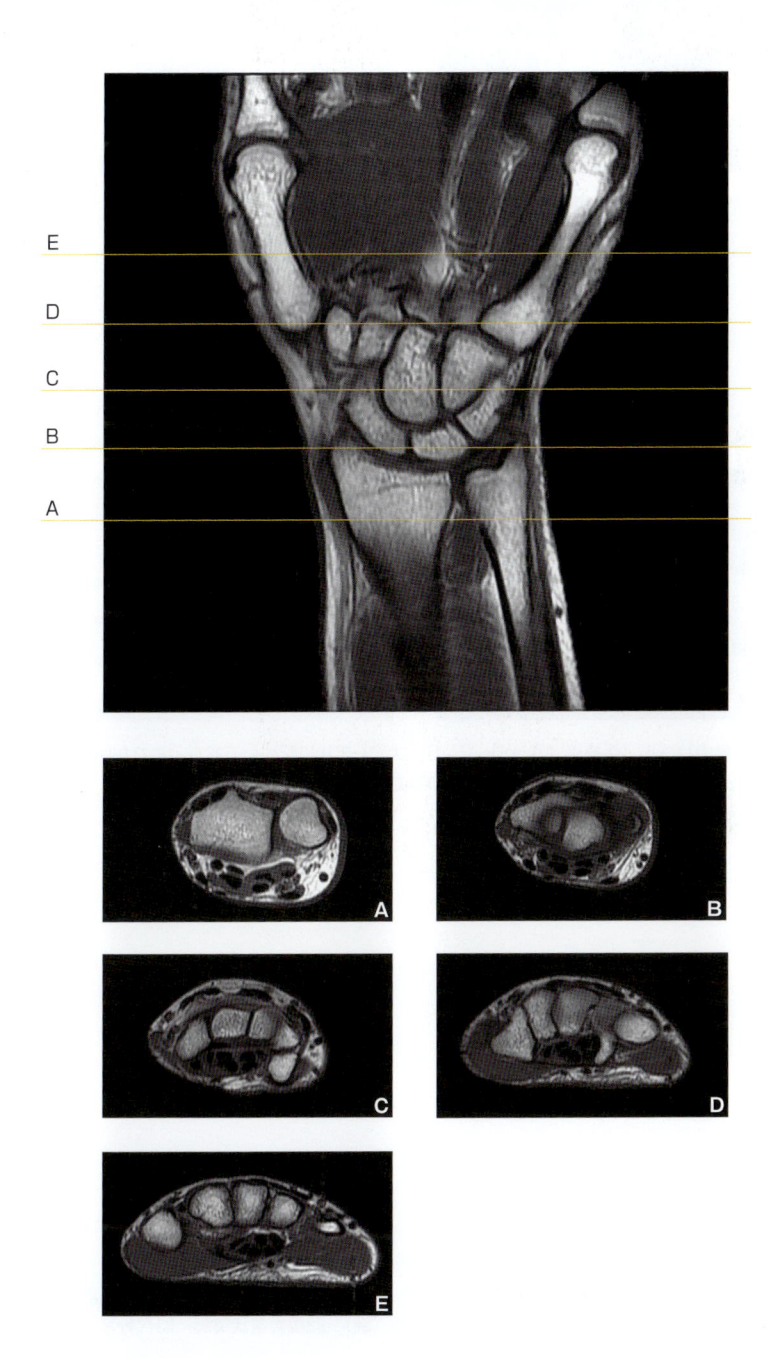

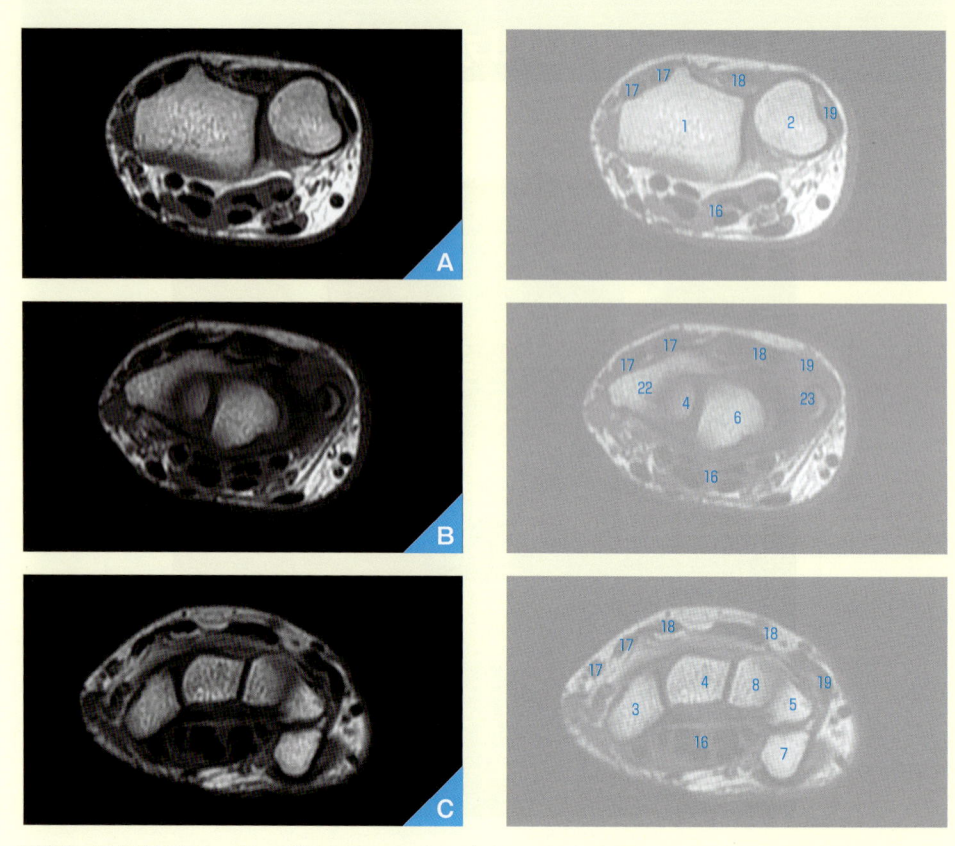

手関節・近位手根骨のレベル．手根骨（3〜5，7，8）はアーチ状に配列しており，これが囲む手根管内を浅・深指屈筋腱群（16）が通過する．手根管症候群はこの部位の狭窄による

上肢 手MRI水平断

1 橈骨 2 尺骨 3 舟状骨 4 有頭骨 5 三角骨 6 月状骨 7 豆状骨 8 有鈎骨 16 浅・深指屈筋腱群
17 橈側手根伸筋（腱） 18 指伸筋（腱） 19 尺側手根伸筋（腱） 22 橈骨茎状突起 23 尺骨茎状突起

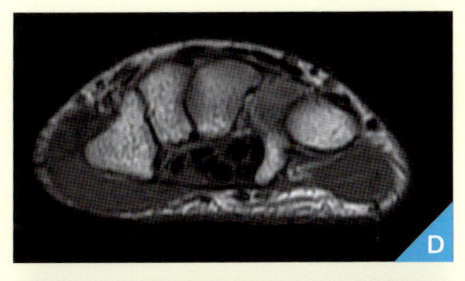

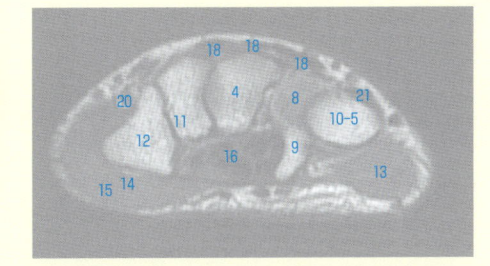

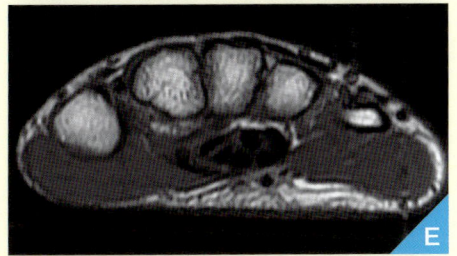

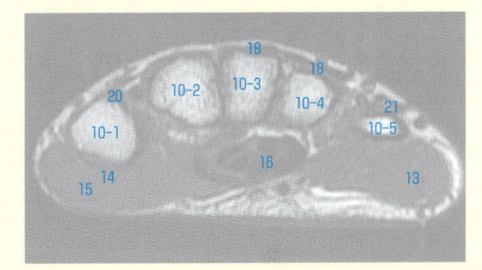

遠位手根骨のレベル・手根中手関節のレベル

4 有頭骨	8 有鈎骨	9 有鈎骨鈎	10-1 中手骨（第1指）	10-2 中手骨（第2指）	10-3 中手骨（第3指）
10-4 中手骨（第4指）	10-5 中手骨（第5指）	11 小菱形骨	12 大菱形骨	13 小指外転筋	14 母指対立筋
15 母指外転筋	16 浅・深指屈筋腱群	18 指伸筋（腱）	20 母指伸筋（腱）	21 小指伸筋（腱）

上肢　手MRI水平断

8 下 肢

解剖の基本 …………………………… 272

- エックス線 ……………………………… 275
- 大腿・下腿 MRI 水平断 ………………… 281
- 股関節 MRI 冠状断 ……………………… 293
- 膝関節 MRI 水平断 ……………………… 297
- 膝関節 MRI 矢状断 ……………………… 303
- 膝関節 MRI 冠状断 ……………………… 309
- 足関節 MRI 水平断 ……………………… 313
- 足関節 MRI 冠状断 ……………………… 319
- 足関節 MRI 矢状断 ……………………… 325
- 血管撮影 ………………………………… 329

解剖の基本

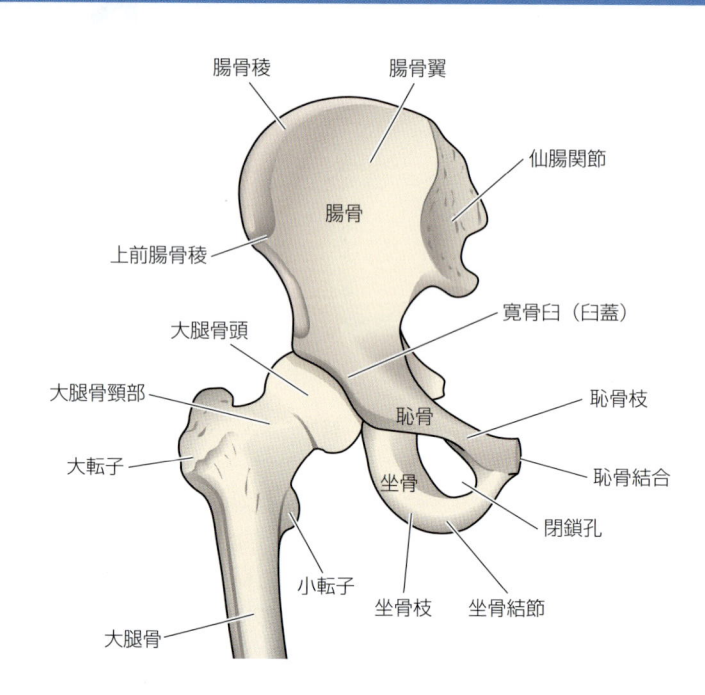

股関節の解剖

- 腸骨稜
- 腸骨翼
- 仙腸関節
- 腸骨
- 上前腸骨稜
- 寛骨臼（臼蓋）
- 大腿骨頭
- 恥骨枝
- 大腿骨頸部
- 恥骨
- 恥骨結合
- 大転子
- 坐骨
- 閉鎖孔
- 小転子
- 坐骨枝
- 坐骨結節
- 大腿骨

膝関節の解剖

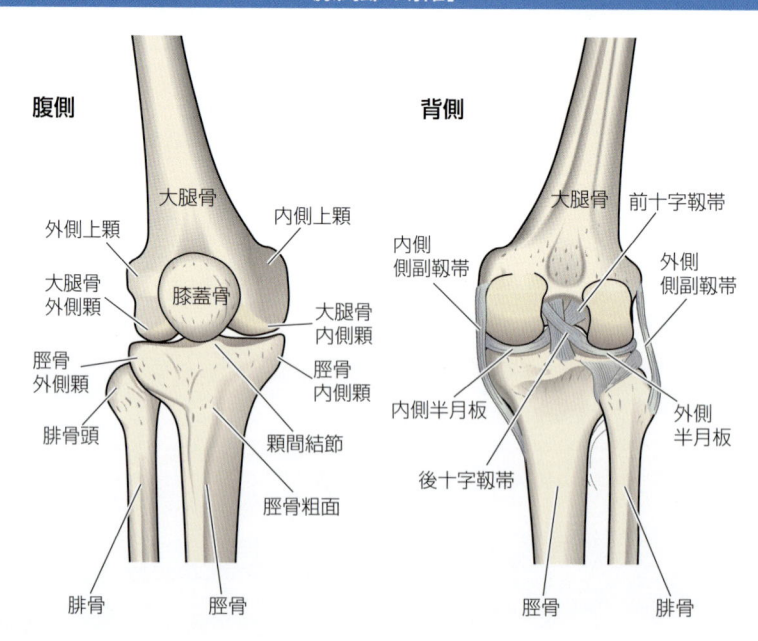

腹側
- 大腿骨
- 外側上顆
- 内側上顆
- 大腿骨外側顆
- 膝蓋骨
- 大腿骨内側顆
- 脛骨外側顆
- 脛骨内側顆
- 腓骨頭
- 顆間結節
- 脛骨粗面
- 腓骨
- 脛骨

背側
- 大腿骨
- 前十字靱帯
- 内側側副靱帯
- 外側側副靱帯
- 内側半月板
- 外側半月板
- 後十字靱帯
- 脛骨
- 腓骨

下肢

足関節の解剖

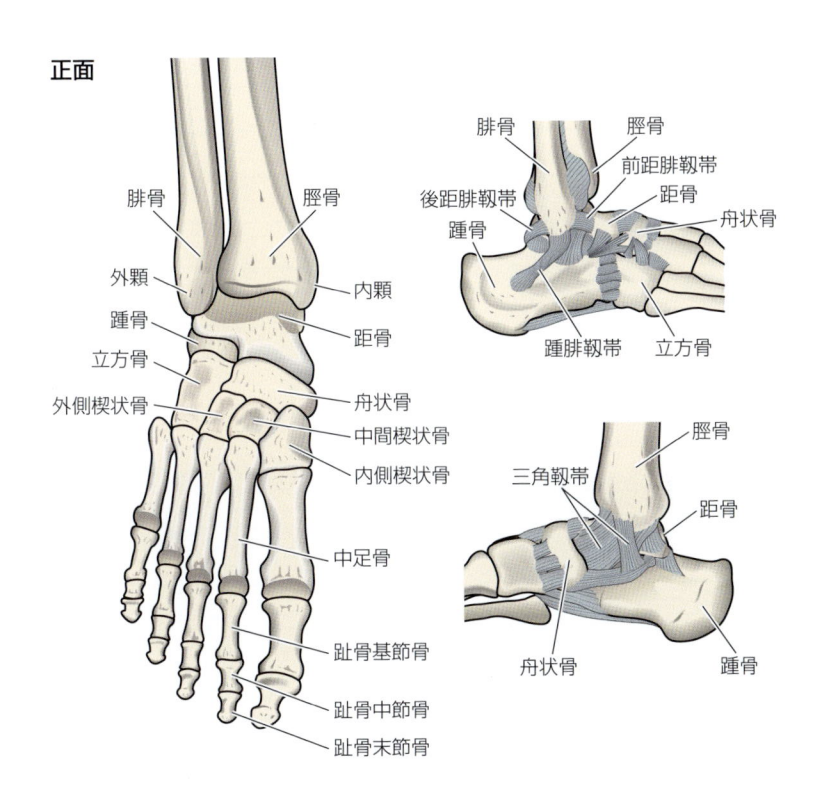

正面

memo

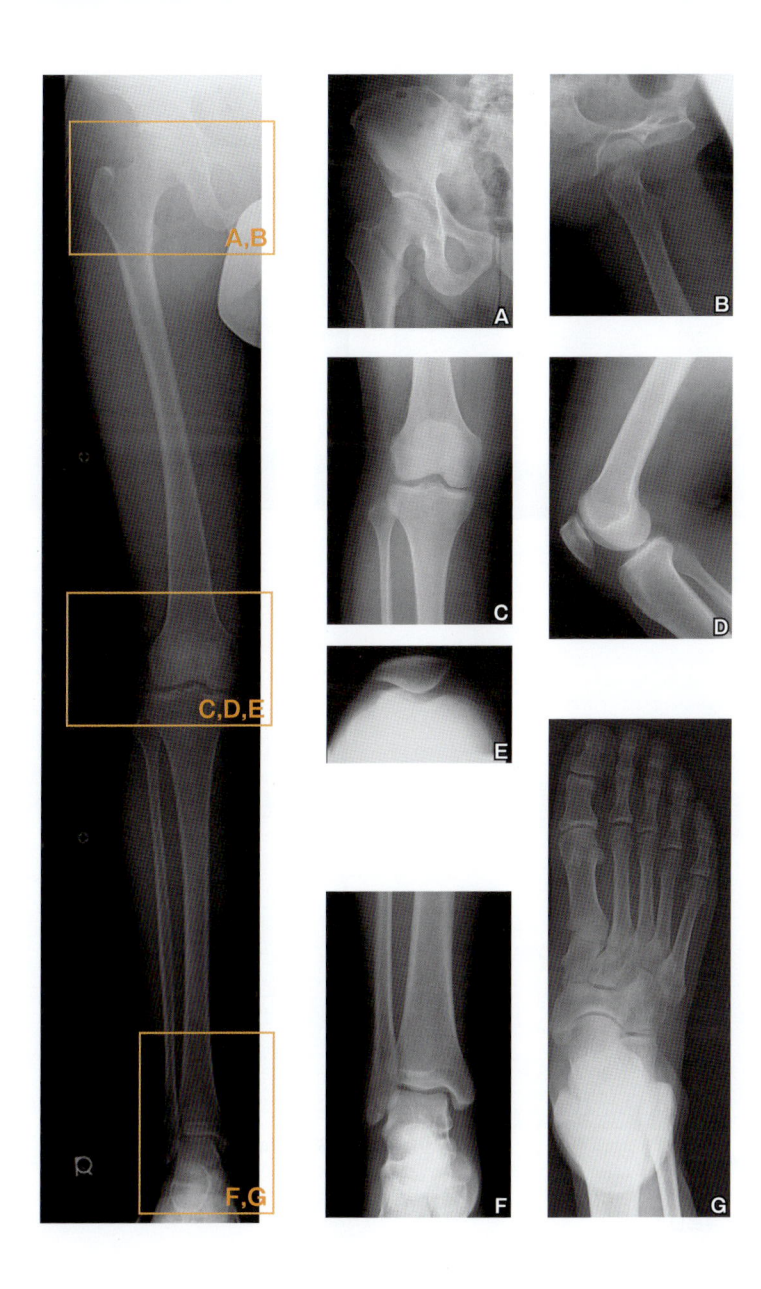

エックス線

下肢

エックス線

275

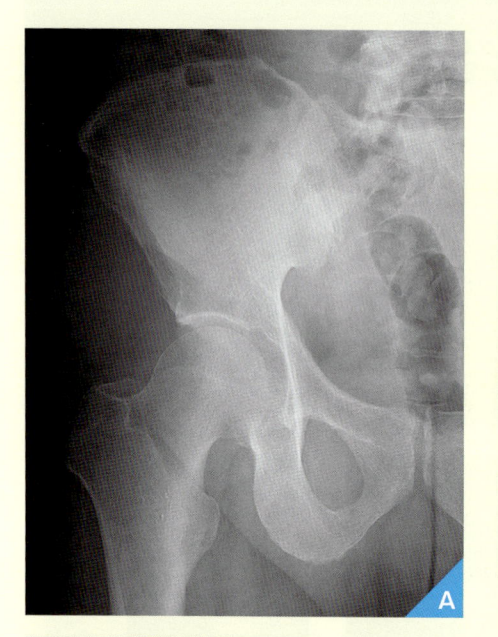

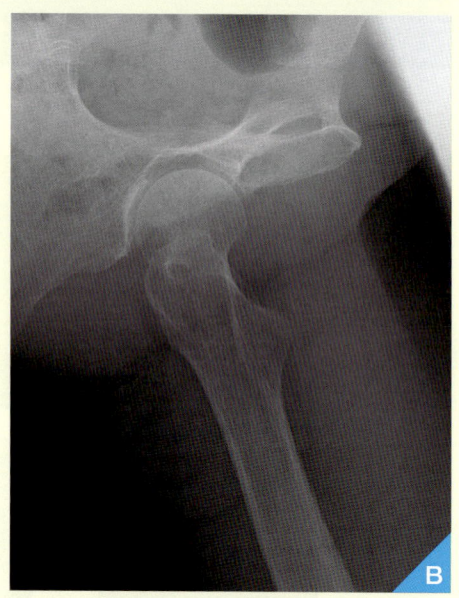

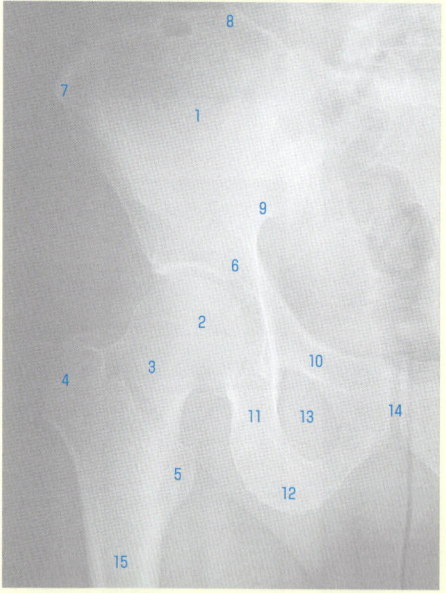

股関節正面像
大腿骨頸部（3），大転子（4）～小転子（5）間は大腿骨骨折の好発部位

股関節 Lauenstein 撮影

1 腸骨　2 大腿骨頭　3 大腿骨頸部　4 大転子　5 小転子　6 臼蓋（寛骨臼）　7 上前腸骨棘　8 腸骨稜
9 弓状線　10 恥骨　11 坐骨　12 坐骨結節　13 閉鎖孔　14 恥骨結合　15 大腿骨

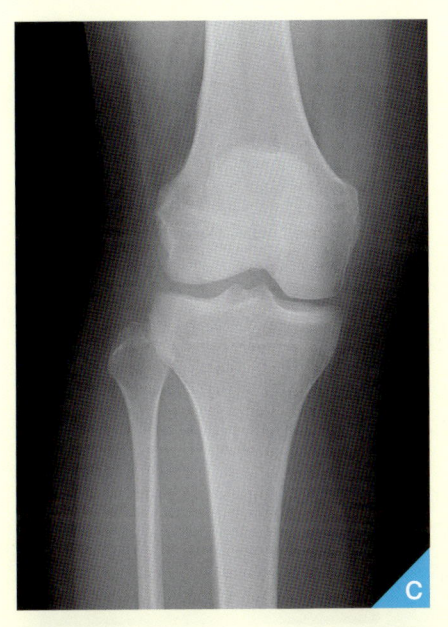

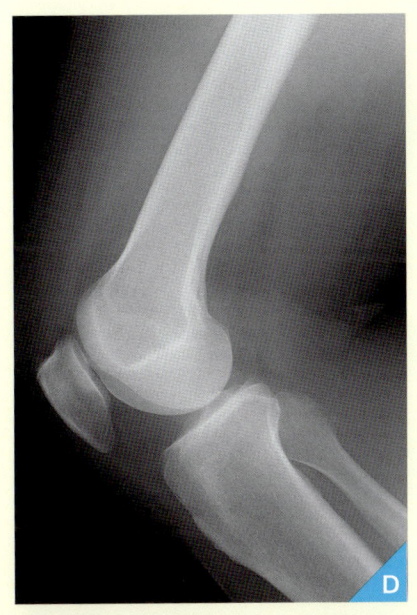

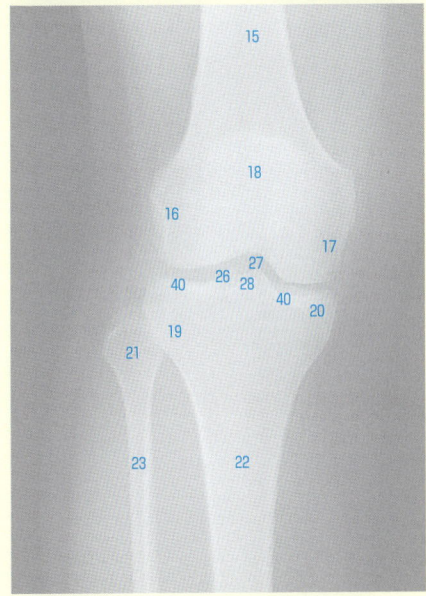

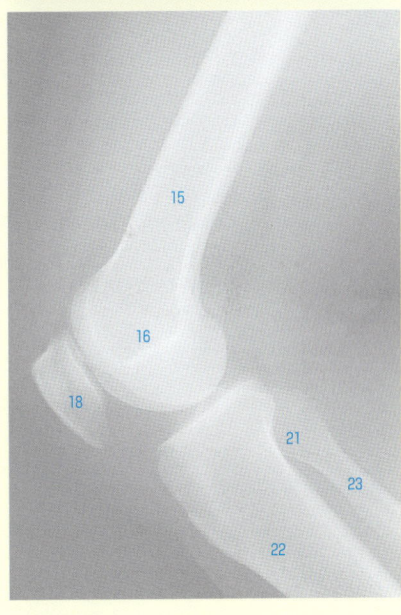

膝関節正面像
大腿骨内顆（17）は特発性骨壊死，離断性骨軟骨炎の好発部位

膝関節側面像

15 大腿骨　16 大腿骨外側顆　17 大腿骨内側顆　18 膝蓋骨　19 脛骨外側顆　20 脛骨内側顆　21 腓骨頭
22 脛骨　23 腓骨　26 外側顆間結節　27 内側顆間結節　28 顆間隆起　40 脛骨高原（平面）

下肢　エックス線

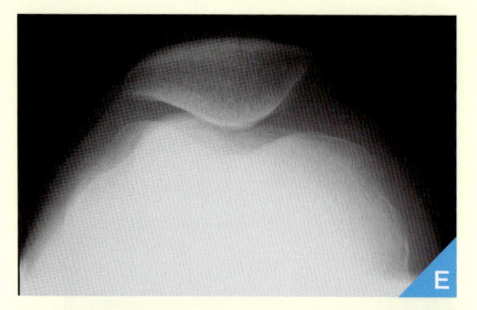

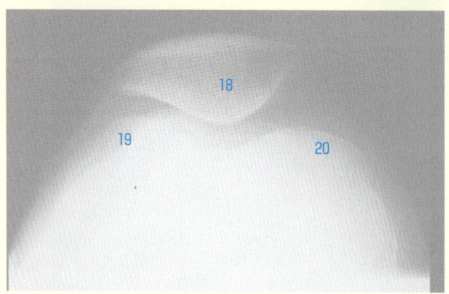

膝蓋骨撮影

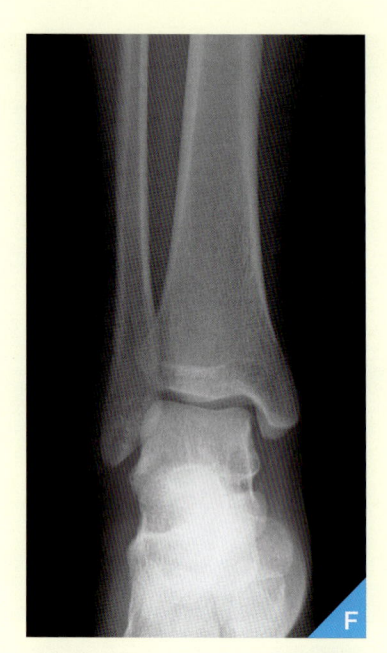

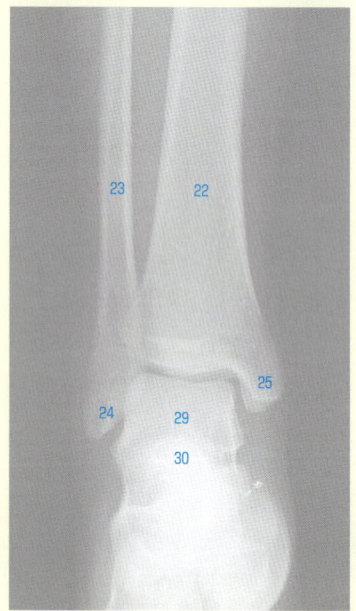

足関節正面像

| 18 膝蓋骨 | 19 脛骨外側顆 | 20 脛骨内側顆 |

| 22 脛骨　23 腓骨　24 外顆　25 内顆　29 距骨 |
| 30 踵骨 |

下肢
エックス線

278

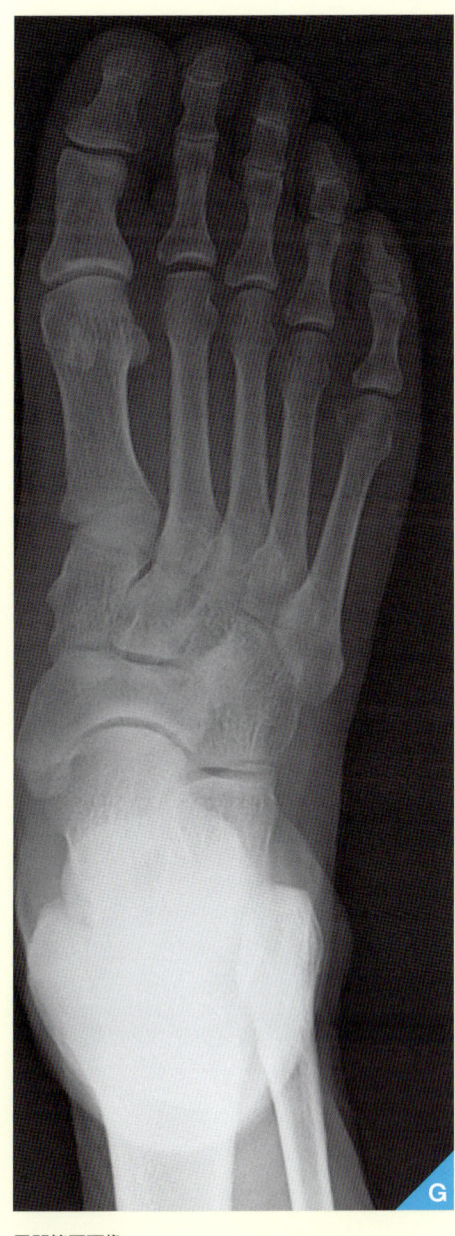

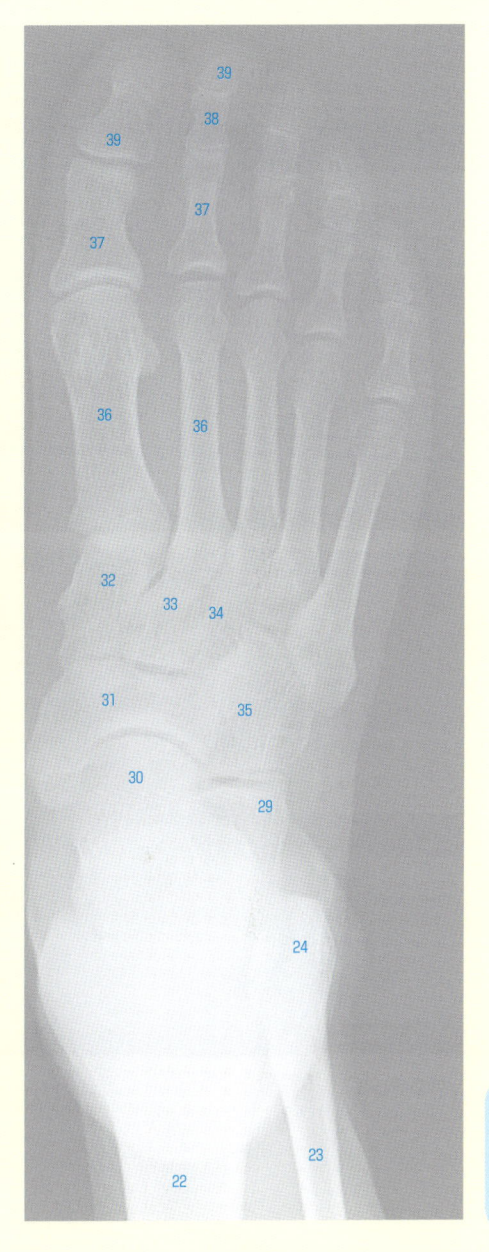

足関節正面像
距骨（29）は離断性骨軟骨炎の好発部位

22 脛骨　23 腓骨　24 外顆　29 距骨　30 踵骨　31 舟状骨　32 内側楔状骨　33 中間楔状骨　34 外側楔状骨
35 立方骨　36 中足骨　37 基節骨　38 中節骨　39 末節骨

足関節側面像

下肢
エックス線

29 距骨　30 踵骨　31 舟状骨　35 立方骨　36 中足骨　37 基節骨　38 中節骨　39 末節骨

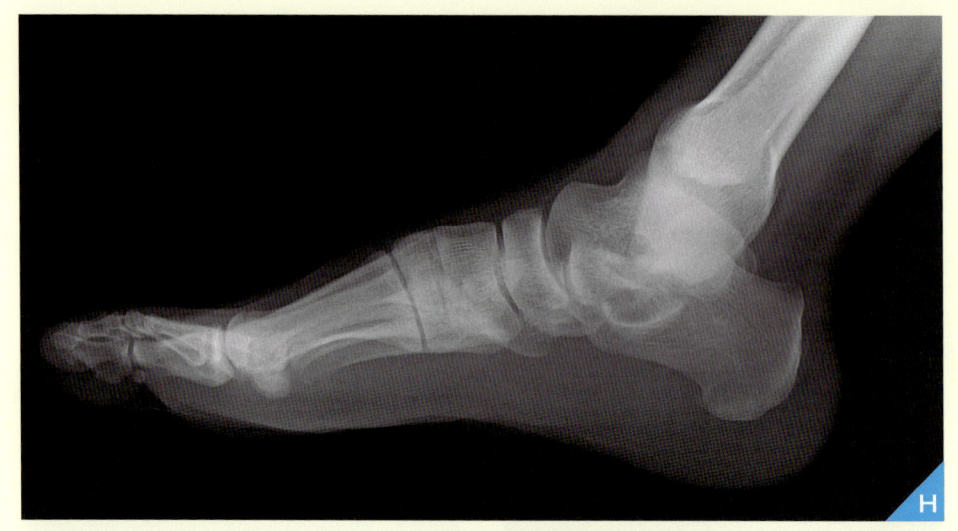

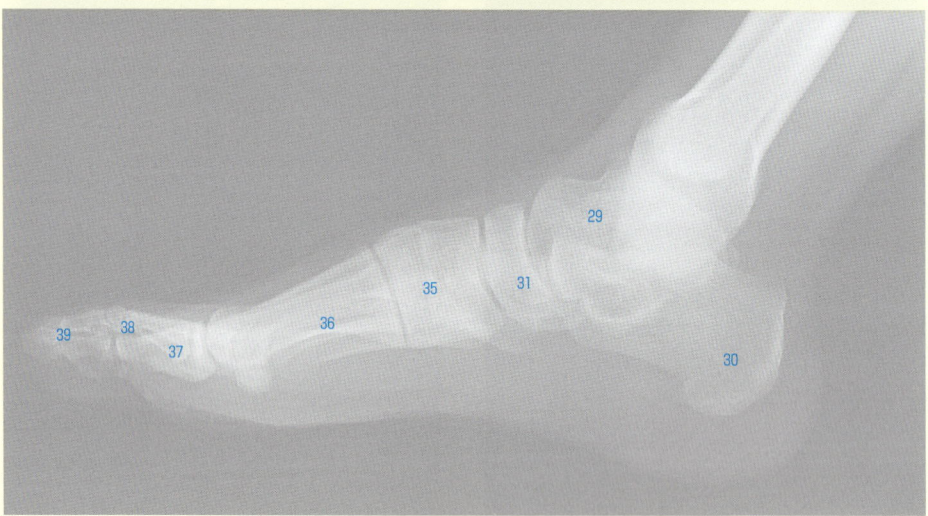

大腿・下腿MRI水平断

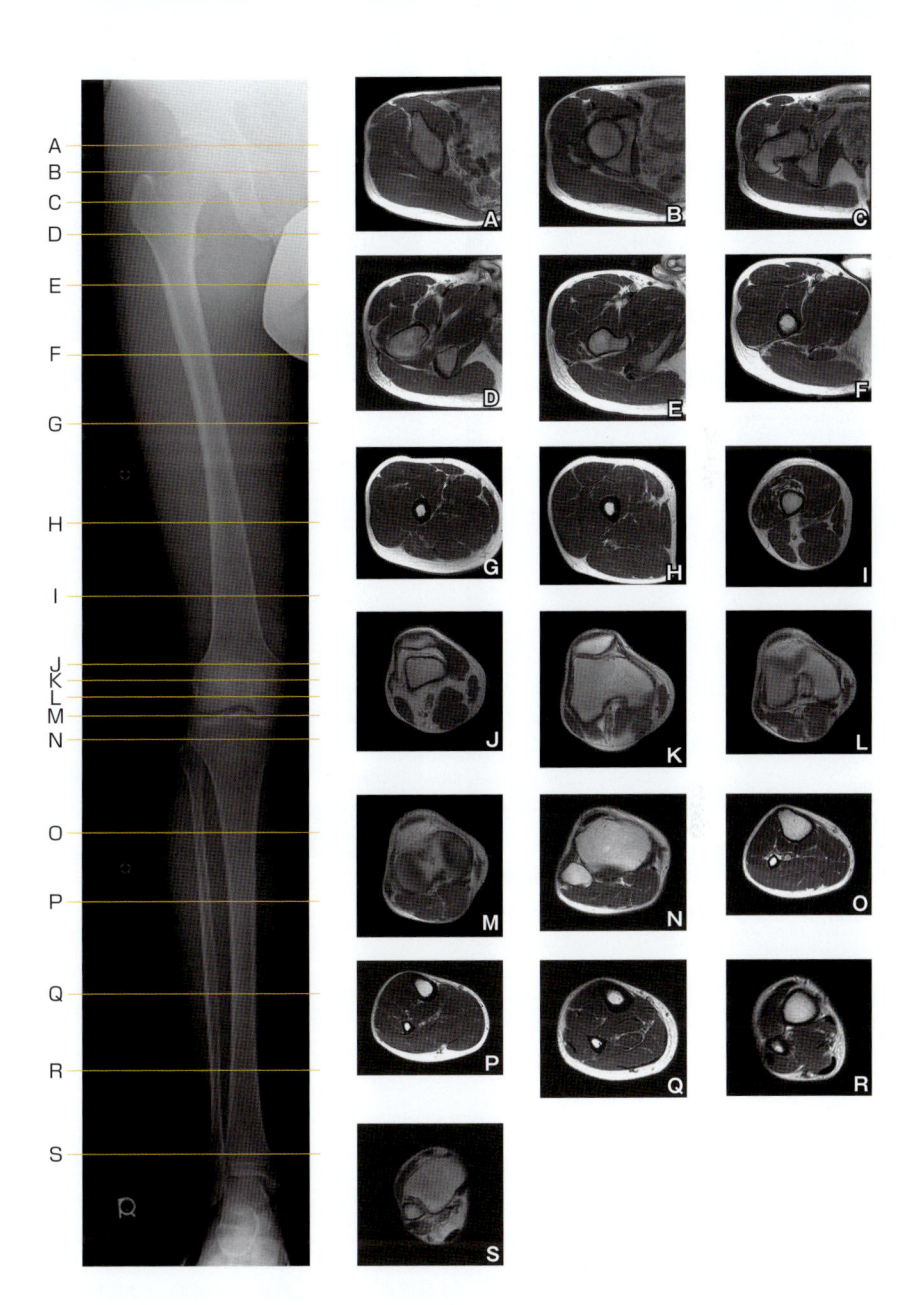

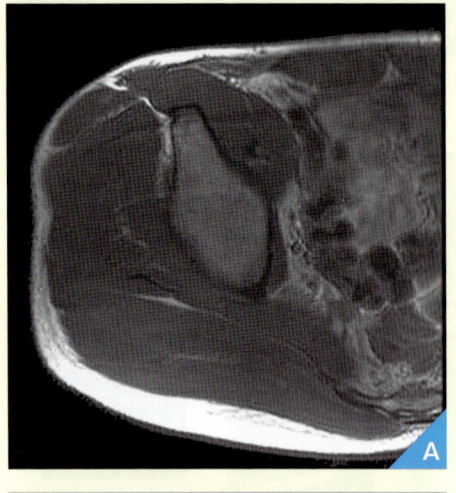

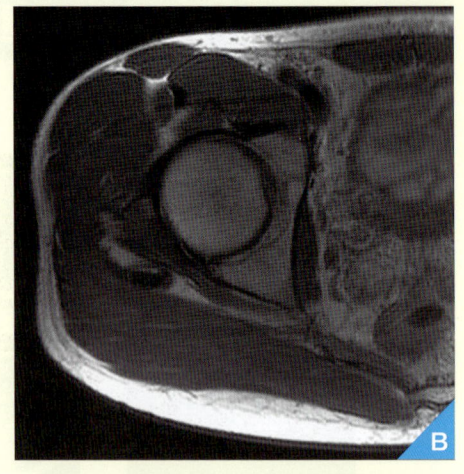

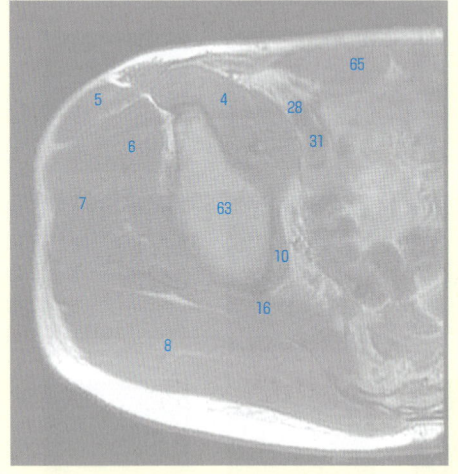

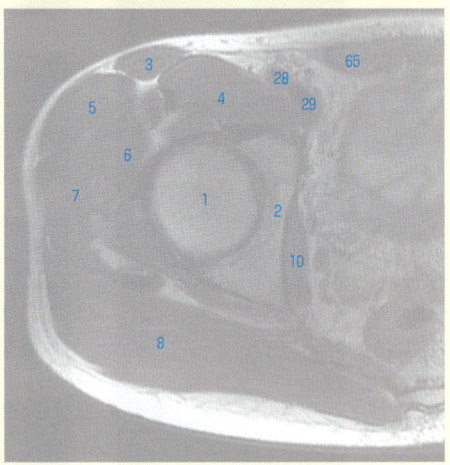

大腿骨頭のレベル．大腿骨頭（1）は特発性骨壊死の好発部位

1 大腿骨頭　2 臼蓋（寛骨臼）　3 縫工筋　4 腸腰筋　5 大腿筋膜張筋　6 小殿筋　7 中殿筋　8 大殿筋
10 内閉鎖筋　11 大転子　16 梨状筋　28 外腸骨動脈　29 外腸骨静脈　63 腸骨　65 腹直筋

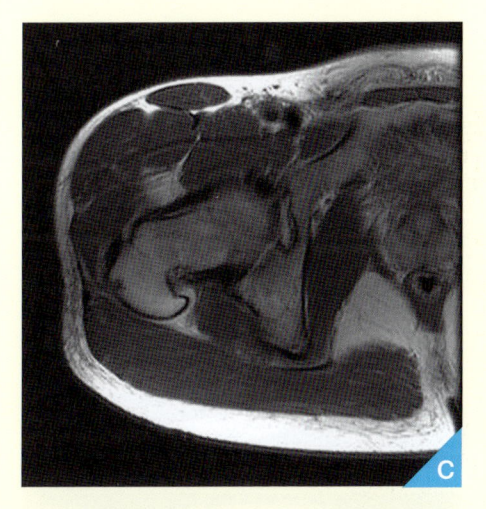

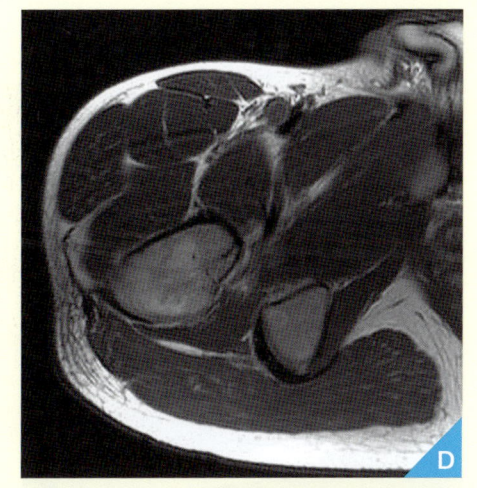

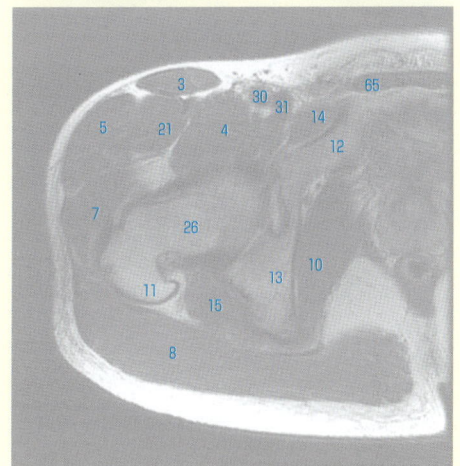

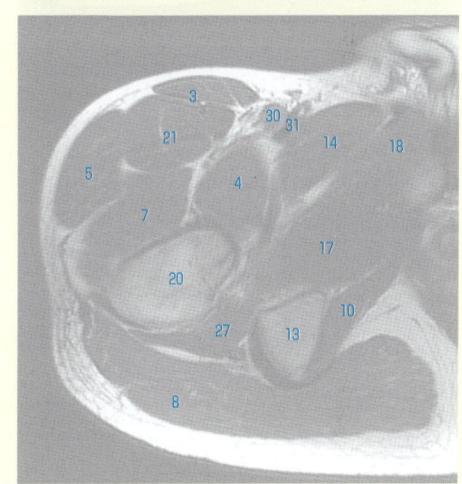

大腿骨頸部のレベル．大腿骨頸部（26），大転子（11）は骨折の最好発部位

3 縫工筋　4 腸腰筋　5 大腿筋膜張筋　7 中殿筋　8 大殿筋　10 内閉鎖筋　11 大転子　12 恥骨　13 坐骨
14 恥骨筋　15 大腿方形筋　17 外閉鎖筋　18 短内転筋　20 大腿骨　21 大腿直筋　26 大腿骨頸部　27 大内転筋
30 大腿動脈　31 大腿静脈　65 腹直筋

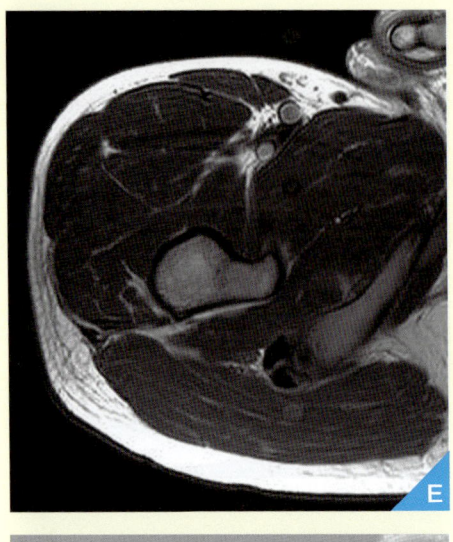

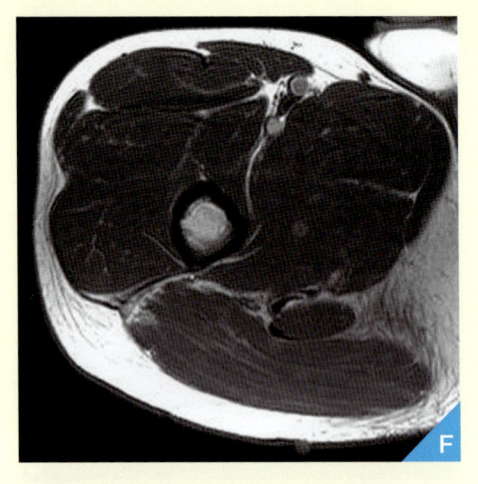

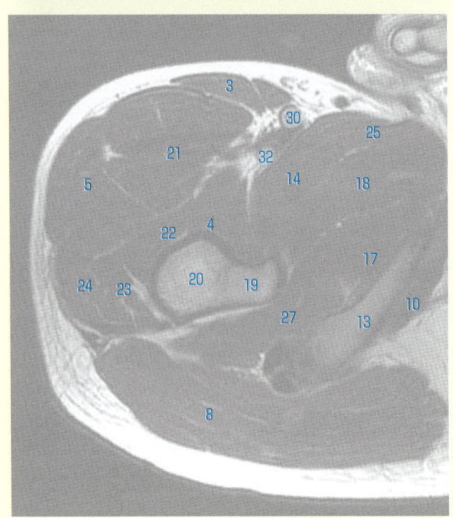

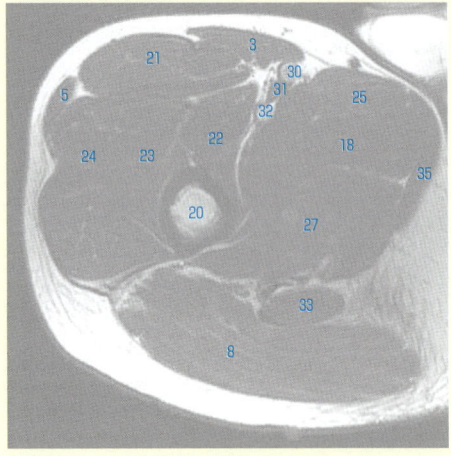

大腿骨骨幹近位のレベル．大腿前面外側にある外側広筋（24），中間広筋（23），内側広筋（22），大腿直筋（21）は，大腿四頭筋を構成し，股関節屈曲，膝関節伸展にあずかる

下肢　大腿・下腿MRI 水平断

| 3 縫工筋　4 腸腰筋　5 大腿筋膜張筋　8 大殿筋　10 内閉鎖筋　13 坐骨　14 恥骨筋　17 外閉鎖筋　18 短内転筋　19 小転子　20 大腿骨　21 大腿直筋　22 内側広筋　23 中間広筋　24 外側広筋　25 長内転筋　27 大内転筋　30 大腿動脈　31 大腿静脈　32 大腿深動脈　33 半腱様筋　35 薄筋 |

284

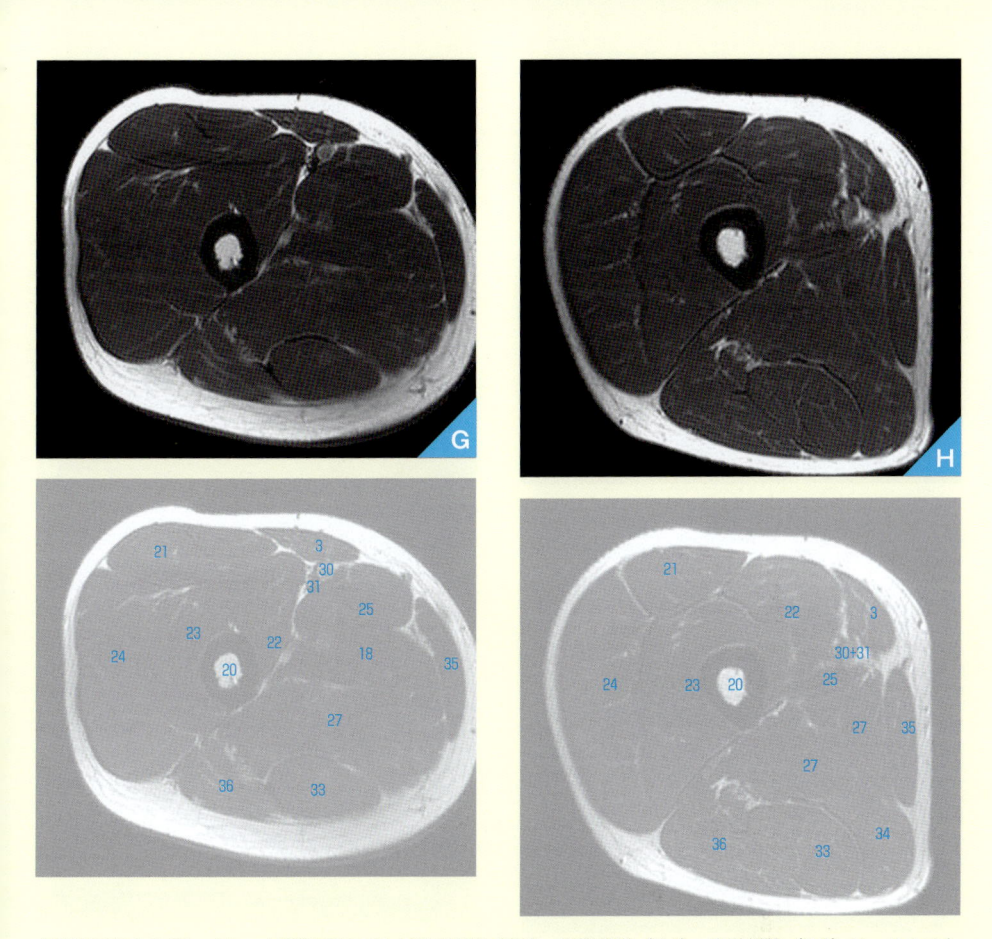

大腿骨骨幹中央のレベル．大腿後面にある大腿二頭筋（36），半膜様筋（34），半腱様筋（33）は，ハムストリング（hamstring）と総称され，股関節伸展，膝関節屈曲にあずかる

3 縫工筋　18 短内転筋　20 大腿骨　21 大腿直筋　22 内側広筋　23 中間広筋　24 外側広筋　25 長内転筋
27 大内転筋　30 大腿動脈　31 大腿静脈　33 半腱様筋　34 半膜様筋　35 薄筋　36 大腿二頭筋

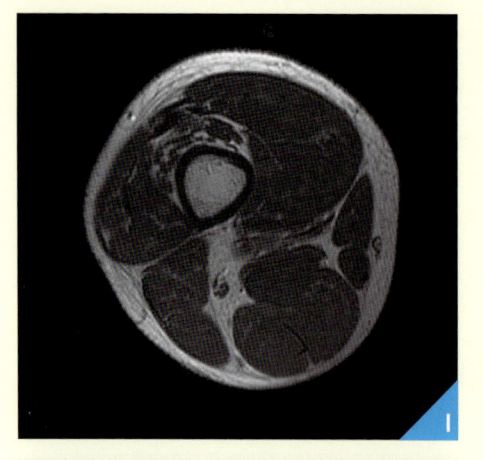

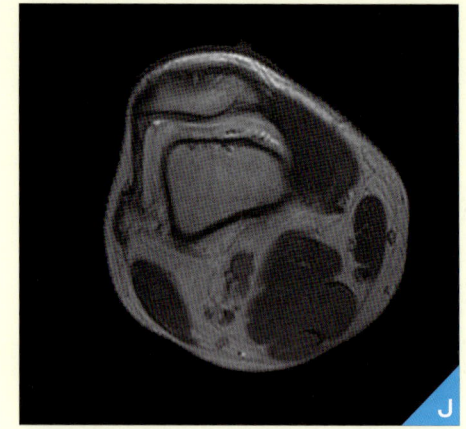

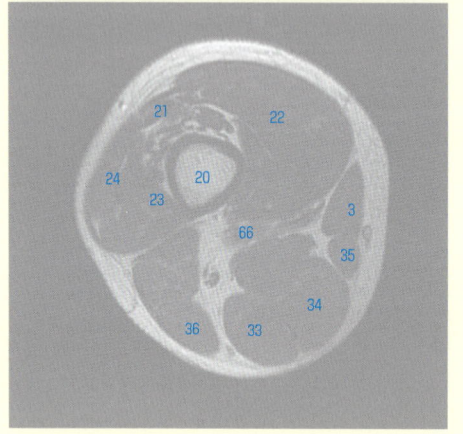

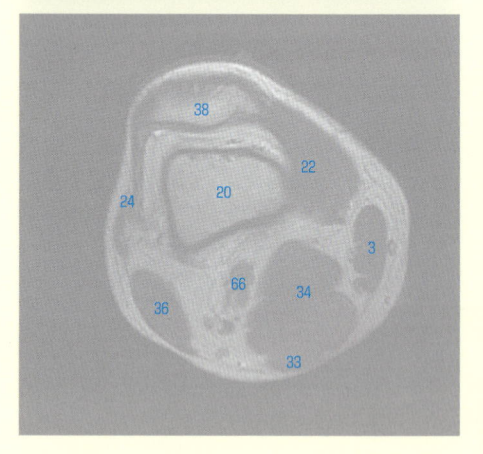

大腿骨骨幹遠位のレベル

下肢　大腿・下腿MRI水平断

3 縫工筋　20 大腿骨　21 大腿直筋　22 内側広筋　23 中間広筋　24 外側広筋　33 半腱様筋　34 半膜様筋
35 薄筋　36 大腿二頭筋　38 膝蓋骨　66 膝窩動静脈

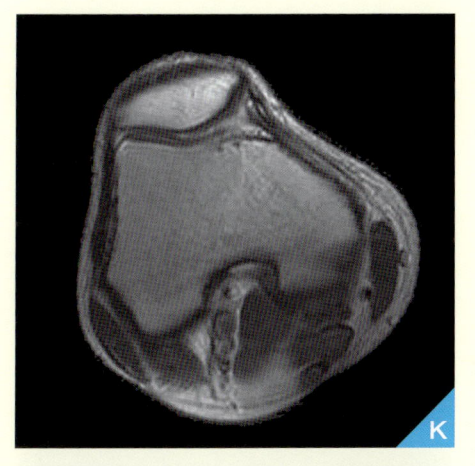

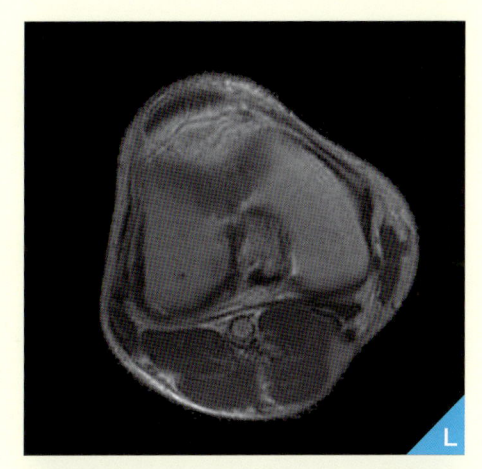

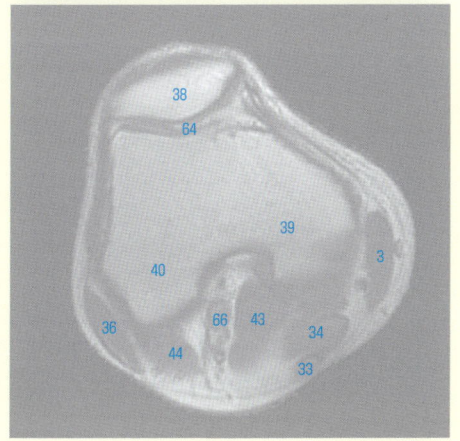

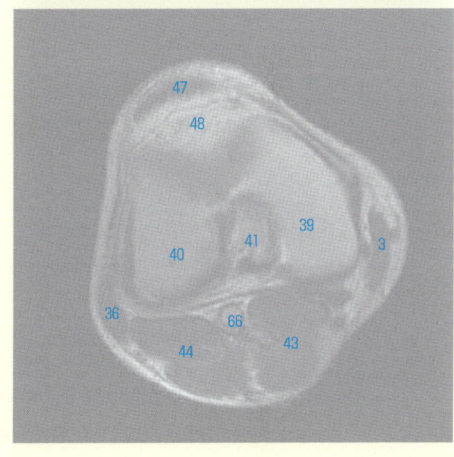

膝窩のレベル．膝蓋骨（38）は最大かつ常在の種子骨．大腿骨前面に接し，本来の関節ではないが膝蓋大腿関節面（64）とよばれる

3 縫工筋　33 半腱様筋　34 半膜様筋　36 大腿二頭筋　38 膝蓋骨　39 大腿骨内側顆　40 大腿骨外側顆
41 顆間窩　43 腓腹筋（内側頭）　44 腓腹筋（外側頭）　47 膝蓋靱帯　48 膝蓋窩脂肪織　64 膝蓋大腿関節面
66 膝窩動静脈

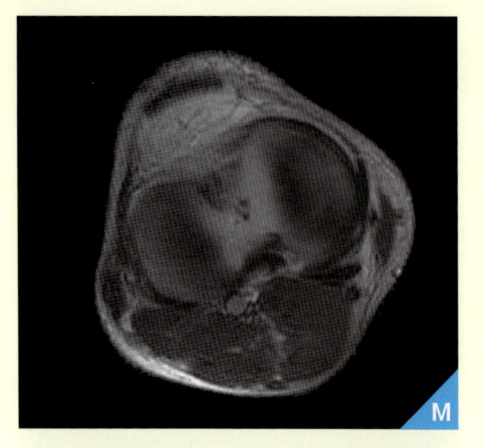

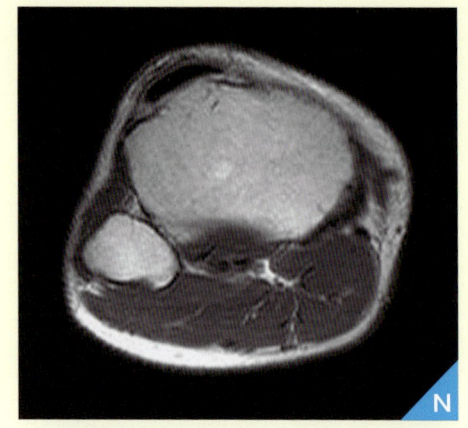

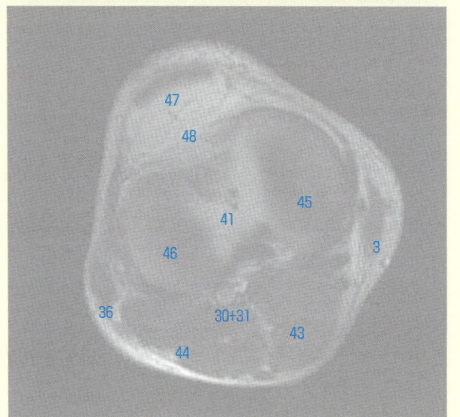

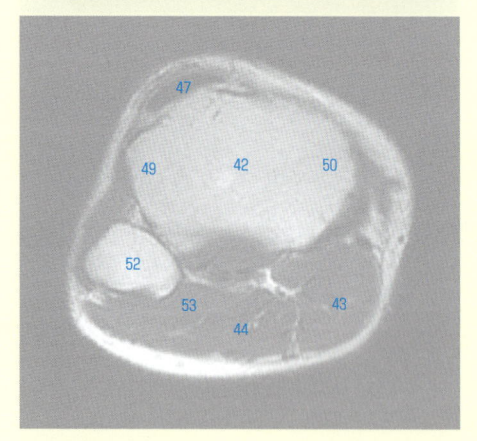

膝関節のレベル．脛骨高原（平面）（42）は，膝関節骨折の好発部位の一つ

3 縫工筋　30 大腿動脈　31 大腿静脈　36 大腿二頭筋　41 顆間窩　42 脛骨高原（平面）　43 腓腹筋（内側頭）
44 腓腹筋（外側頭）　45 内側半月板　46 外側半月板　47 膝蓋靱帯　48 膝窩脂肪織　49 脛骨内顆
50 脛骨外顆　52 腓骨　53 ヒラメ筋

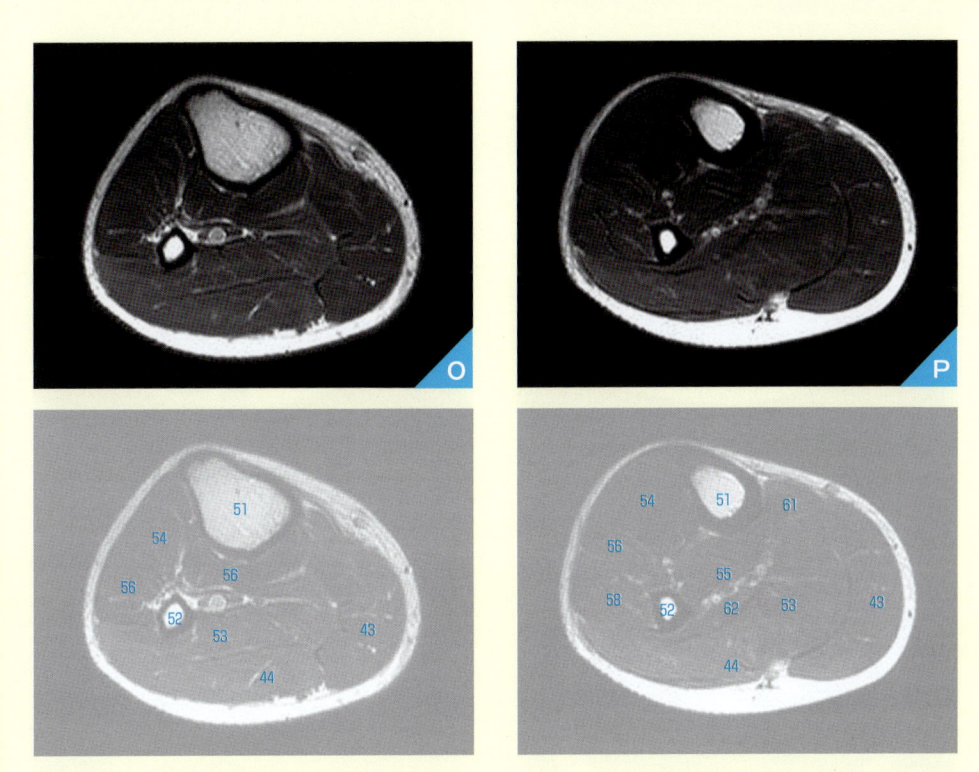

下腿近位のレベル．下腿前面には，前脛骨筋（54），長趾伸筋（56），腓骨筋（58）があり，足関節の背屈にあずかる

43 腓腹筋（内側頭）　44 腓腹筋（外側頭）　51 脛骨　52 腓骨　53 ヒラメ筋　54 前脛骨筋　55 後脛骨筋
56 長母趾伸筋・長趾伸筋　58 長腓骨筋　61 長趾屈筋　62 長母趾屈筋

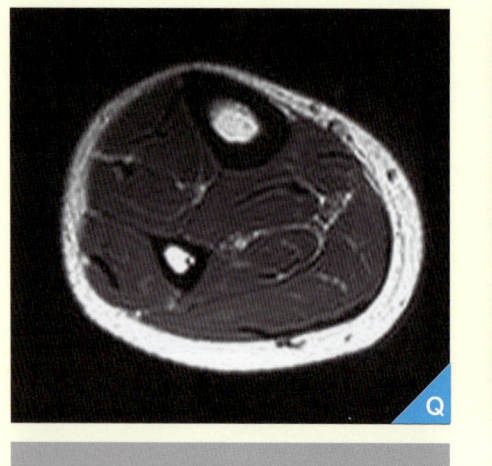

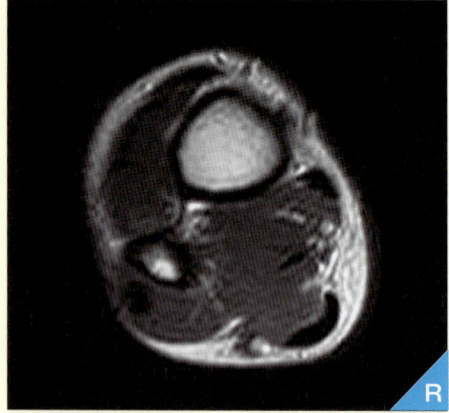

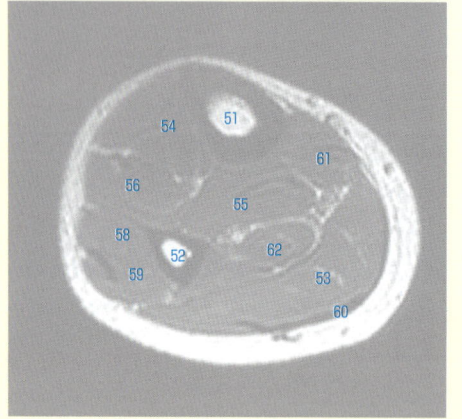

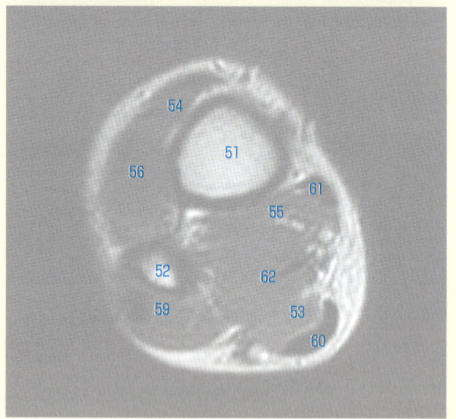

下腿遠位のレベル．下腿後面には，腓腹筋（43，44，60），ヒラメ筋（53）があり，足関節の底屈にあずかる

51 脛骨　52 腓骨　53 ヒラメ筋　54 前脛骨筋　55 後脛骨筋　56 長母趾伸筋・長趾伸筋　58 長腓骨筋
59 短腓骨筋　60 踵骨腱（アキレス腱）　61 長趾屈筋　62 長母趾屈筋

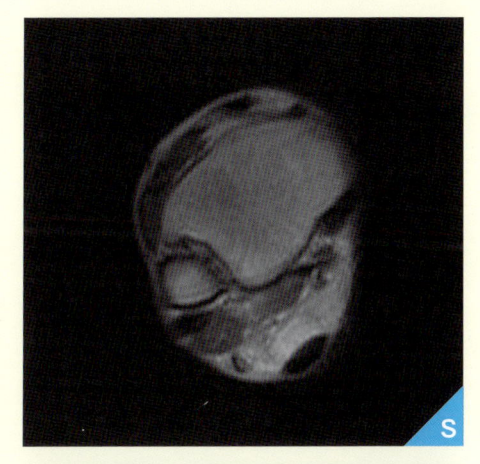

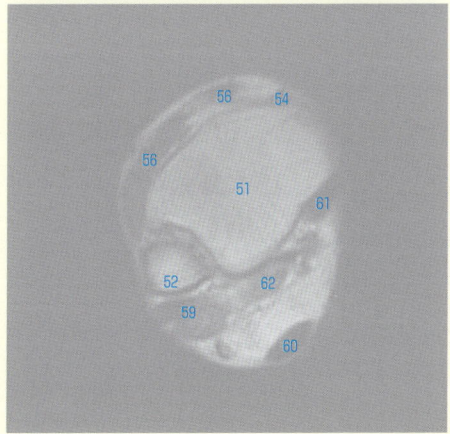

足関節のレベル

| 51 脛骨 | 52 腓骨 | 54 前脛骨筋 | 56 長母趾伸筋・長趾伸筋 | 59 短腓骨筋 | 60 踵骨腱（アキレス腱） |
| 61 長趾屈筋 | 62 長母趾屈筋 |

memo

股関節 MRI 冠状断

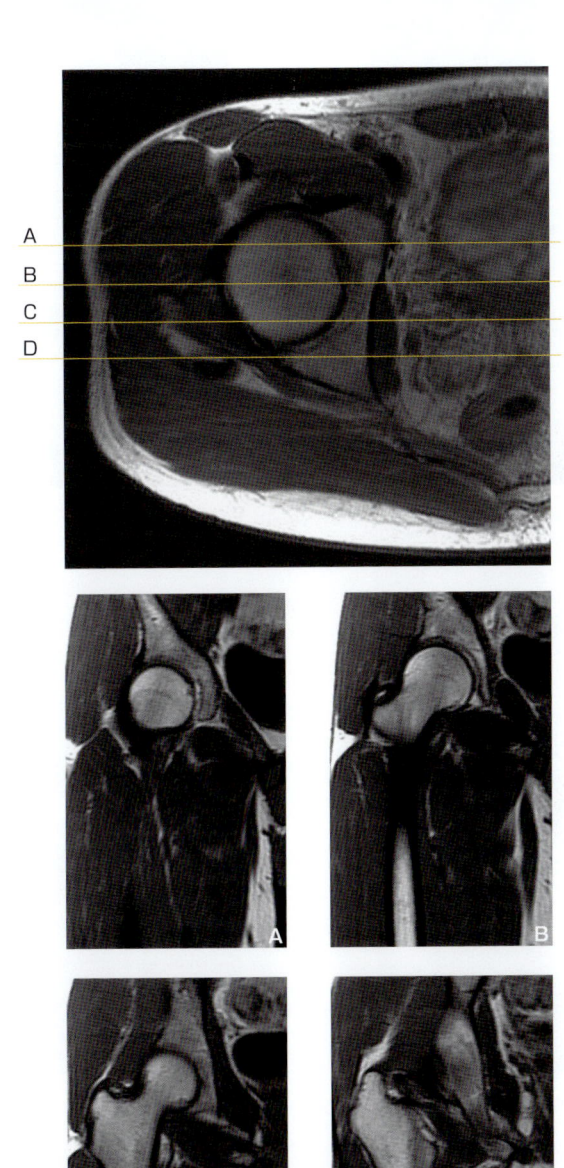

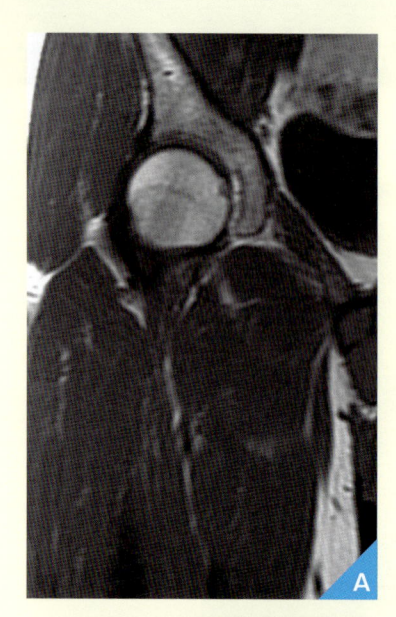

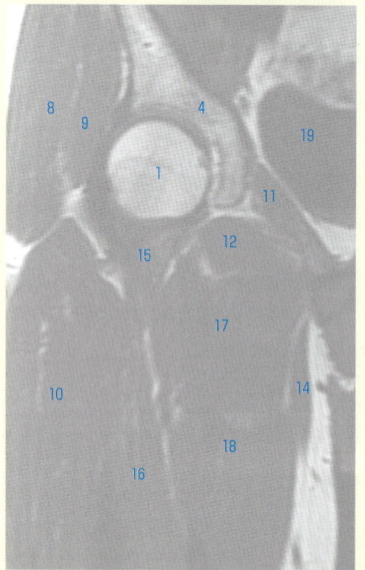

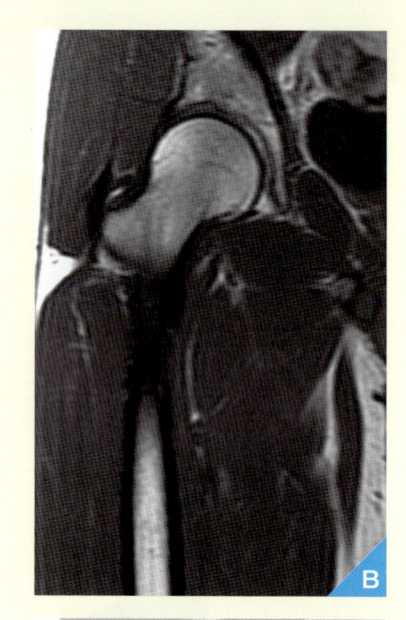

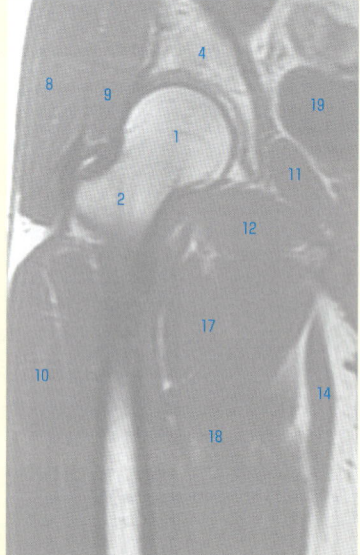

大腿骨のレベル．大腿骨頭は虚血性壊死の好発部位

1 大腿骨頭　2 大腿骨頸部　4 臼蓋　8 中殿筋　9 小殿筋　10 外側広筋　11 内閉鎖筋　12 外閉鎖筋　14 薄筋
15 腸腰筋　16 大腿直筋　17 短内転筋　18 長内転筋　19 膀胱

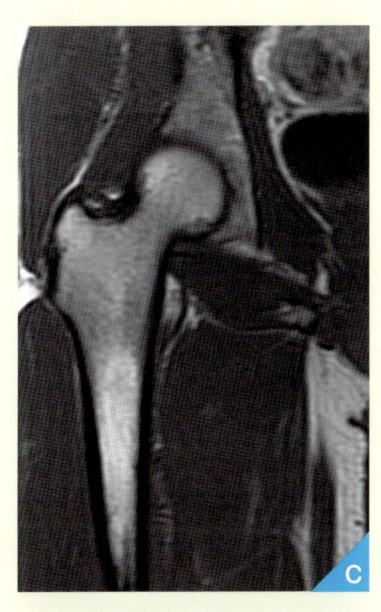

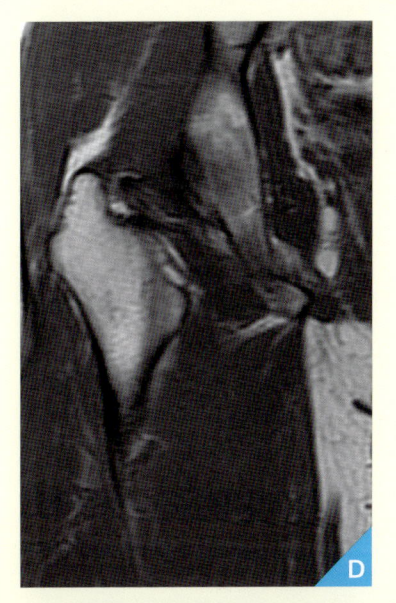

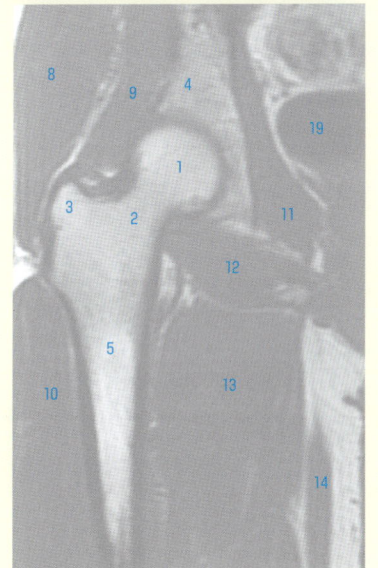

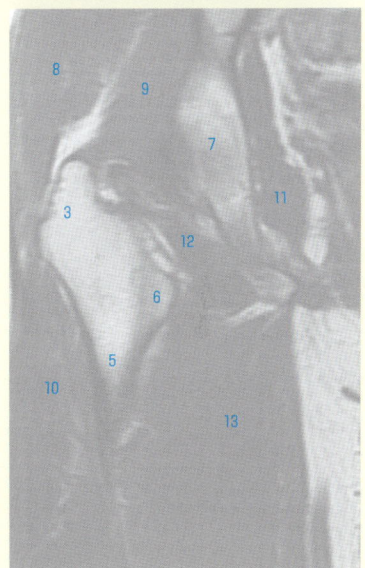

大腿骨頸部（2），大転子（3）〜小転子（6）間は大腿骨骨折の好発部位

1 大腿骨頭　2 大腿骨頸部　3 大転子　4 臼蓋（寛骨）　5 大腿骨　6 小転子　7 腸骨　8 中殿筋　9 小殿筋
10 外側広筋　11 内閉鎖筋　12 外閉鎖筋　13 大内転筋　14 薄筋　19 膀胱

下肢　股関節MRI冠状断

memo

膝関節 MRI 水平断

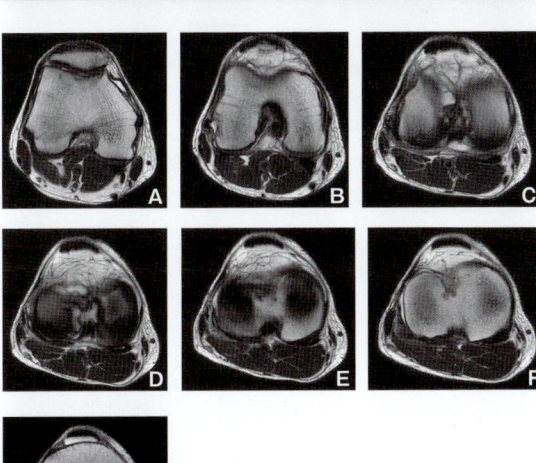

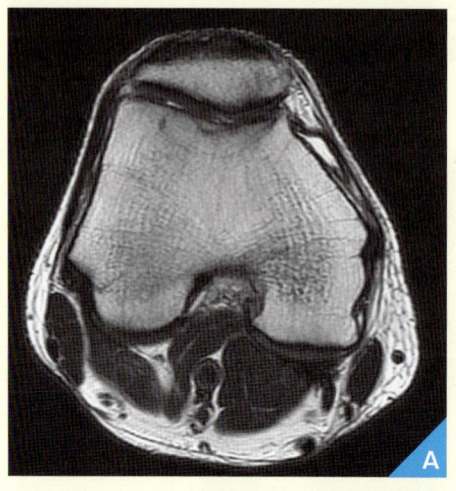

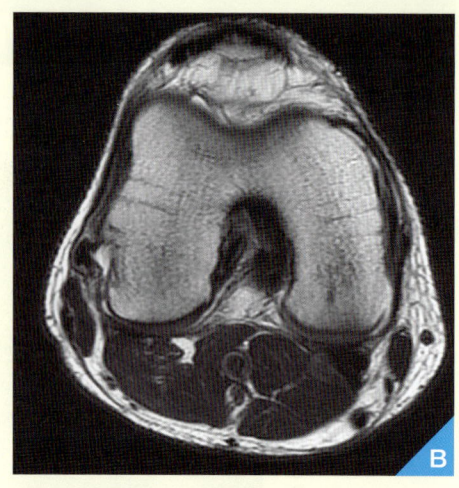

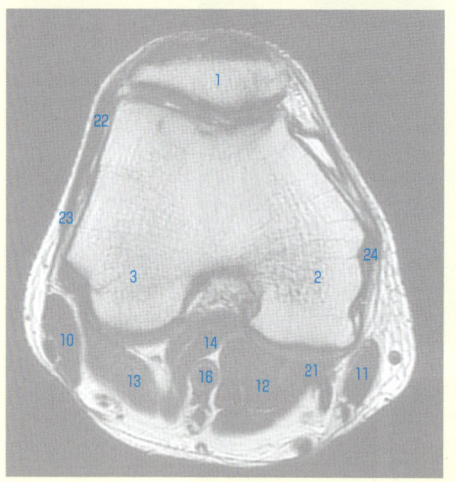

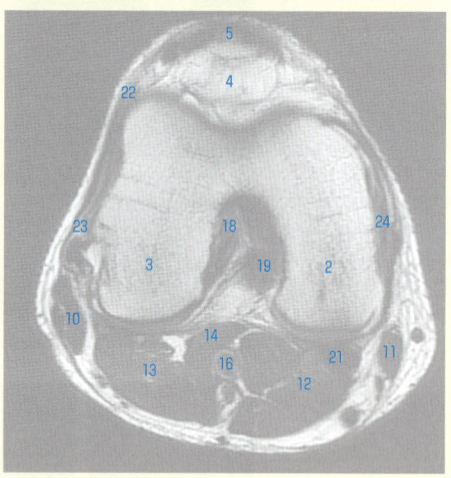

腓腹筋内側頭（12）と半膜様筋（21）の間隙は膝窩嚢胞（Baker 嚢胞）の発生部位である

1 膝蓋骨　**2** 大腿骨内側顆　**3** 大腿骨外側顆　**4** 膝蓋窩脂肪体　**5** 膝蓋腱　**10** 大腿二頭筋　**11** 縫工筋
12 腓腹筋（内側頭）　**13** 腓腹筋（外側頭）　**14** 足底筋　**16** 膝窩動静脈　**18** 前十字靱帯　**19** 後十字靱帯
21 半膜様筋　**22** 腸脛靱帯　**23** 外側側副靱帯　**24** 内側側副靱帯

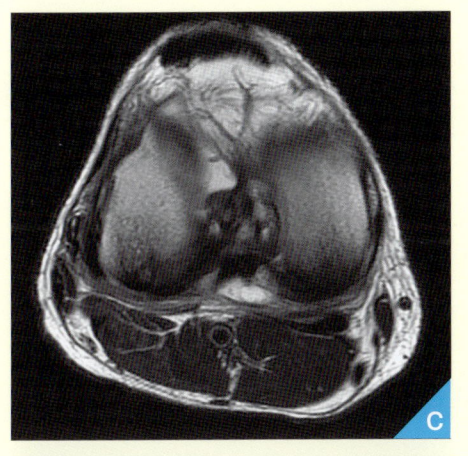

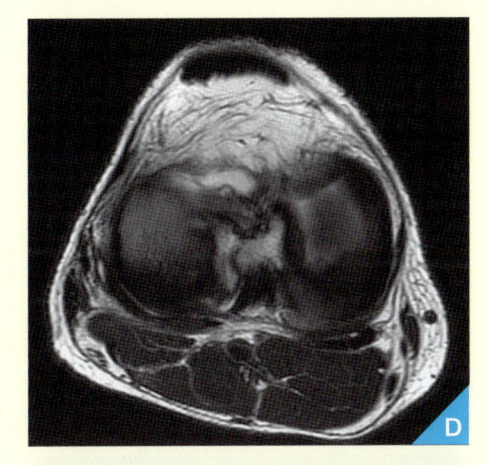

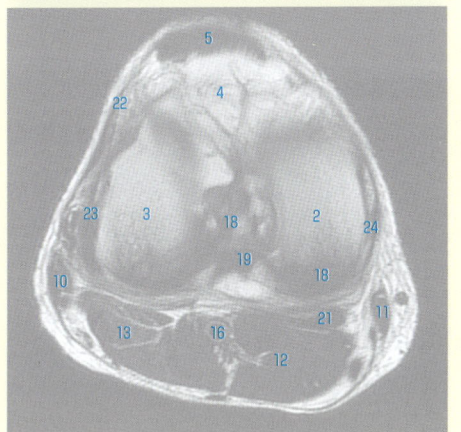

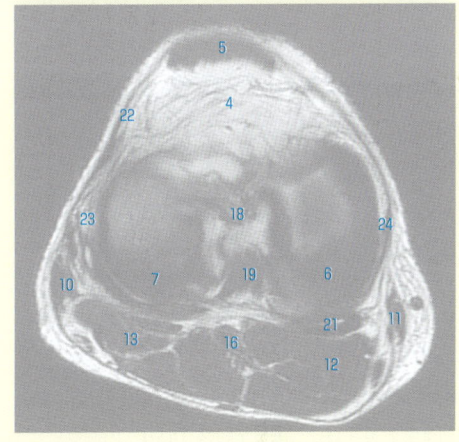

半月板（6, 7）は，実際にはこのようにC字型である

2 大腿骨内側顆　3 大腿骨外側顆　4 膝蓋窩脂肪体　5 膝蓋腱　6 内側半月板　7 外側半月板　10 大腿二頭筋
11 縫工筋　12 腓腹筋（内側頭）　13 腓腹筋（外側頭）　16 膝窩動静脈　18 前十字靱帯　19 後十字靱帯
21 半膜様筋　22 腸脛靱帯　23 外側側副靱帯　24 内側側副靱帯

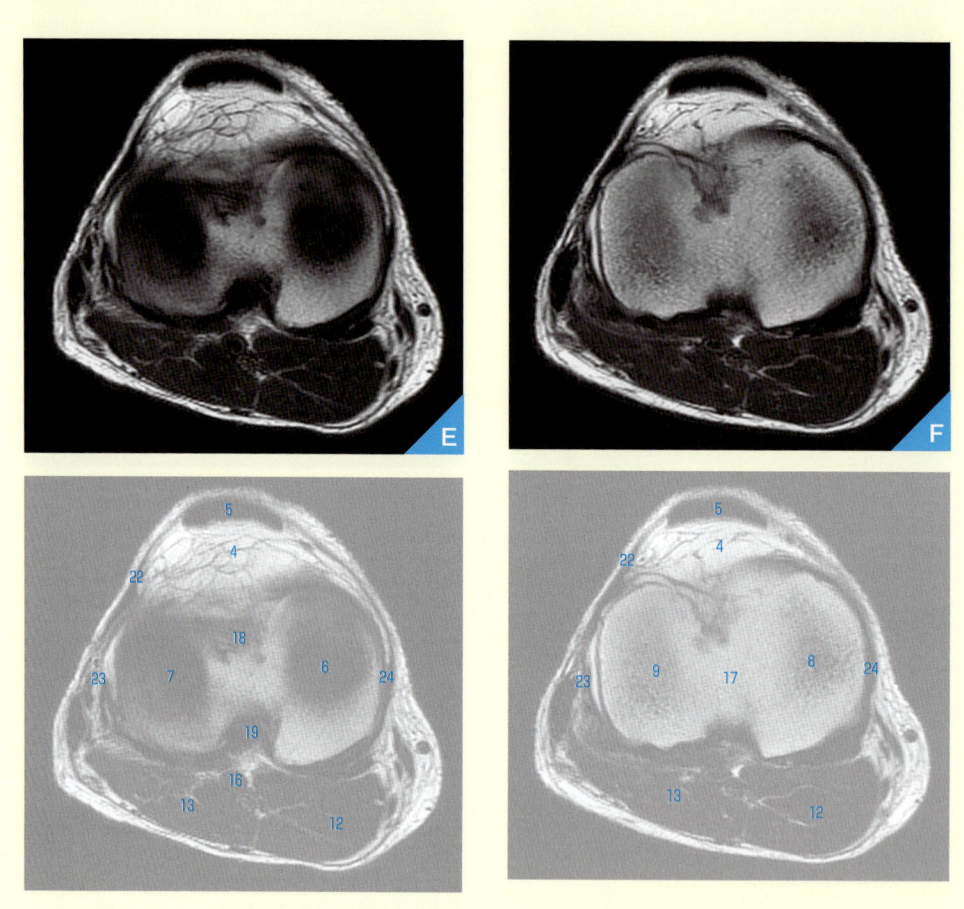

前十字靱帯（18），後十字靱帯（19），内側側副靱帯（24），外側側副靱帯（23）が膝関節を内外から支持する

4 膝蓋窩脂肪体　**5** 膝蓋腱　**6** 内側半月板　**7** 外側半月板　**8** 脛骨内顆　**9** 脛骨外顆　**12** 腓腹筋（内側頭）
13 腓腹筋（外側頭）　**16** 膝窩動静脈　**17** 脛骨高原（平面）　**18** 前十字靱帯　**19** 後十字靱帯　**22** 腸脛靱帯
23 外側側副靱帯　**24** 内側側副靱帯

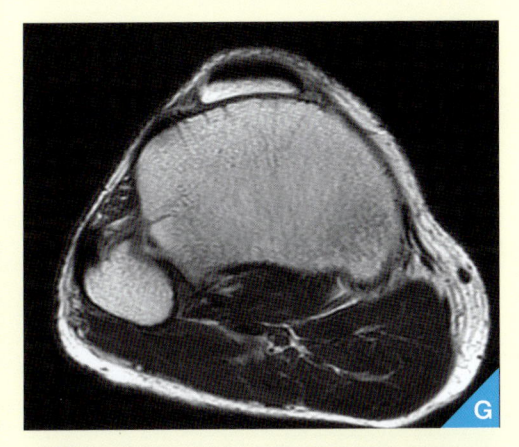

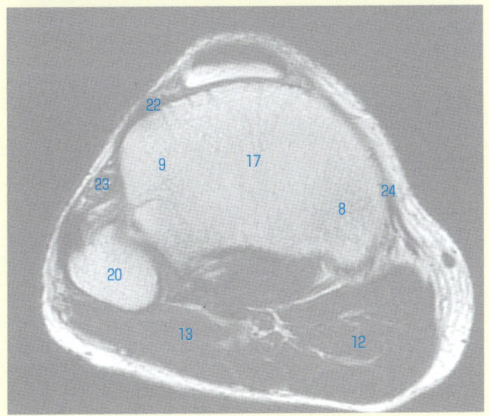

腓骨があるのが外側

8 脛骨内顆　9 脛骨外顆　12 腓腹筋（内側頭）　13 腓腹筋（外側頭）　17 脛骨高原（平面）　20 腓骨
22 腸脛靱帯　23 外側側副靱帯　24 内側側副靱帯

下肢　膝関節MRI 水平断

memo

膝関節 MRI 矢状断

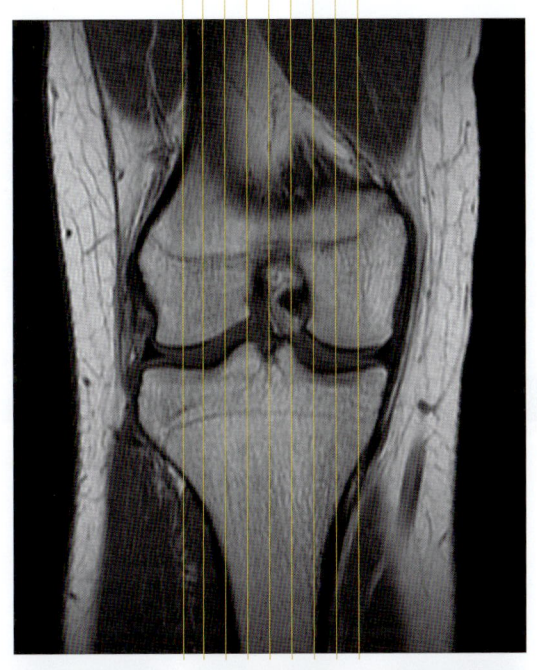

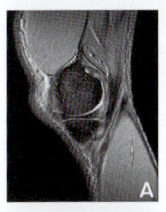

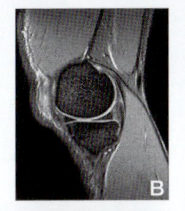

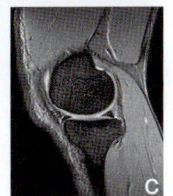

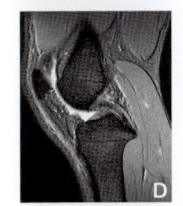

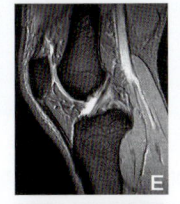

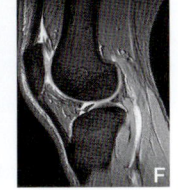

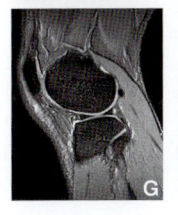

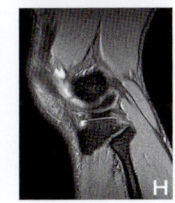

303

下肢

膝関節MRI矢状断

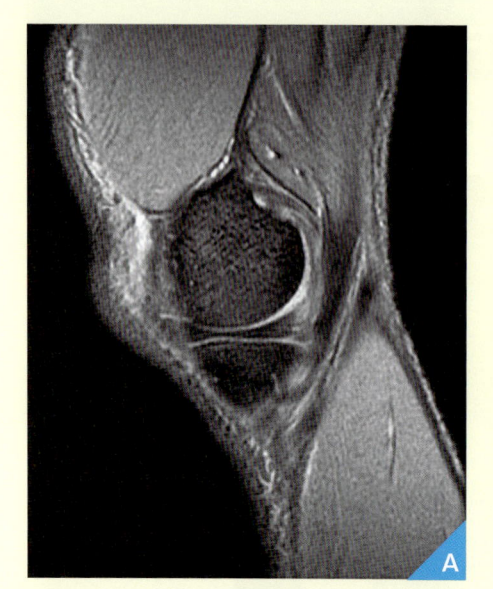

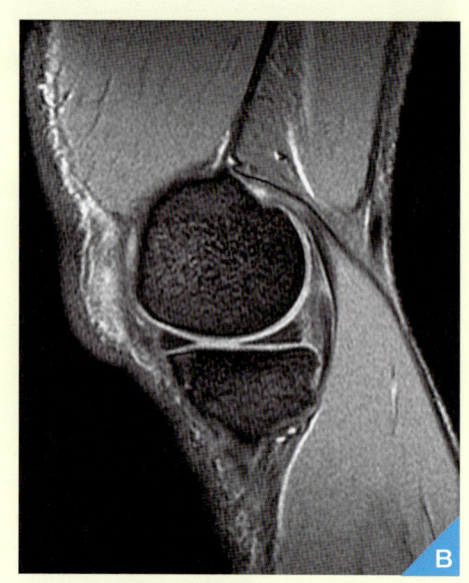

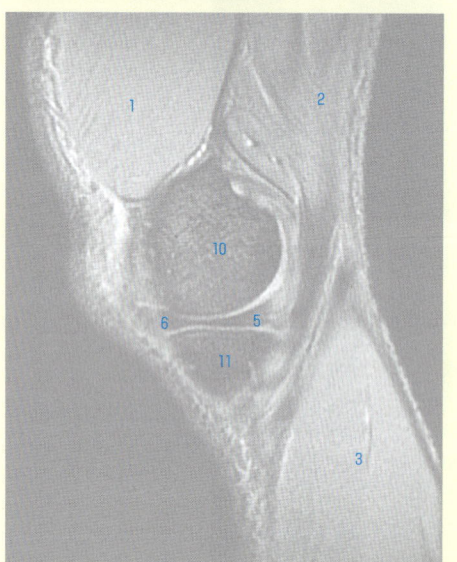

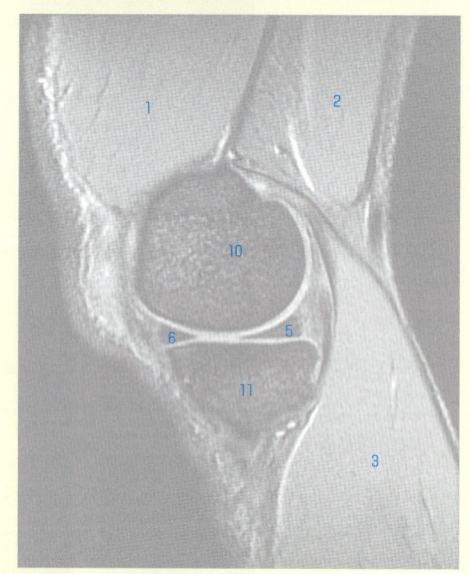

内側半月板のレベル
・半月板（5, 6）は，楔型の低信号として認められ，損傷すると高信号になる
・内側半月板の前角（6）は後角（5）よりも小さい

1 内側広筋　**2** 半膜様筋　**3** 腓腹筋（内側頭）　**5** 内側半月板（後角）　**6** 内側半月板（前角）　**10** 大腿骨内側顆
11 脛骨内側顆

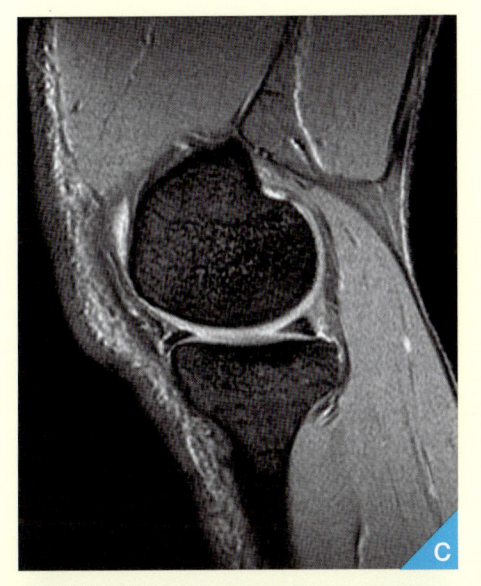

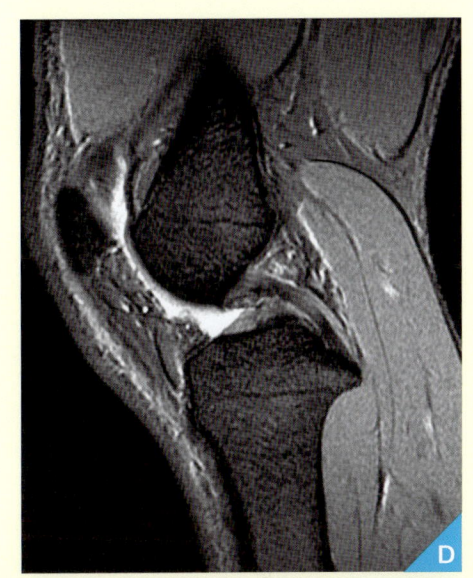

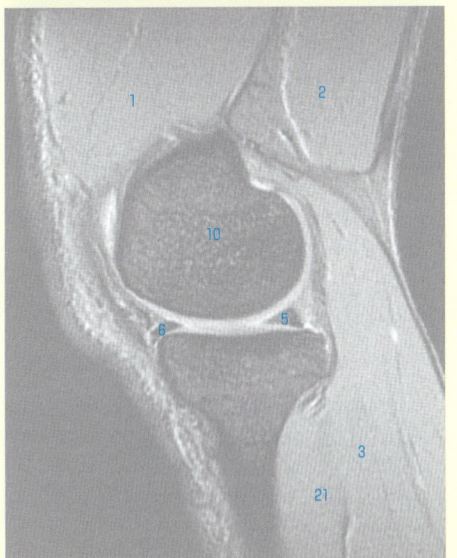

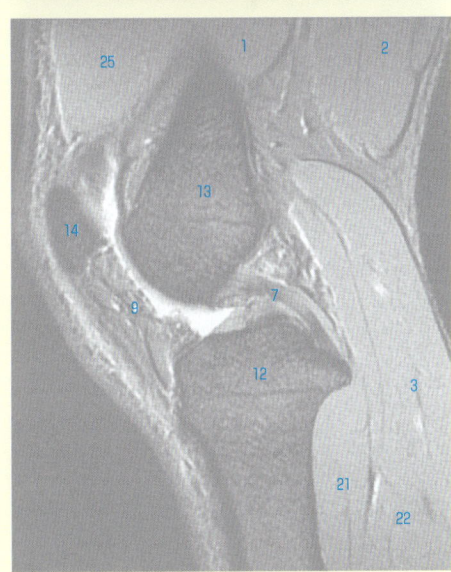

後十字靱帯のレベル．後十字靱帯（7）は，前上方から後下方に弧状に走る帯状低信号として見える．太いので損傷は比較的少ない

1 内側広筋　2 半膜様筋　3 腓腹筋（内側頭）　5 内側半月板（後角）　6 内側半月板（前角）　7 後十字靱帯　9 膝蓋窩脂肪体　10 大腿骨内側顆　12 脛骨　13 大腿骨　14 膝蓋骨　21 膝窩筋　22 ヒラメ筋　25 大腿直筋

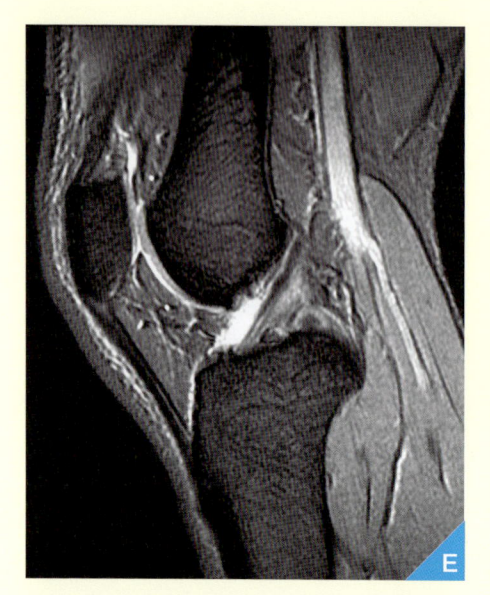

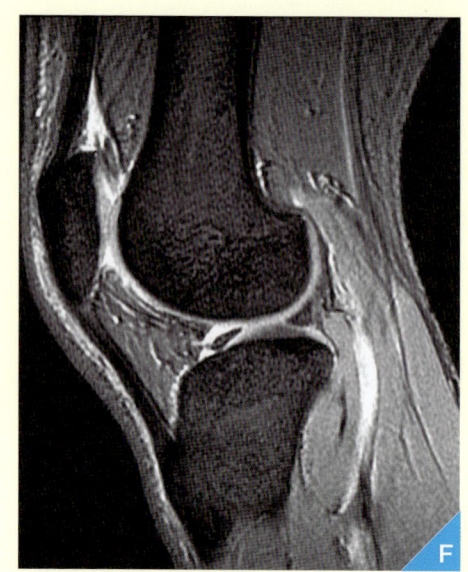

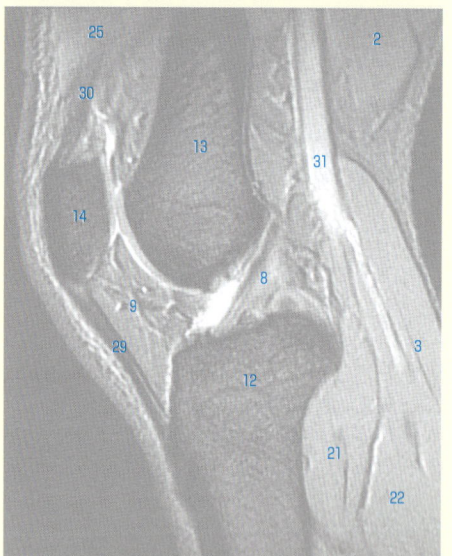

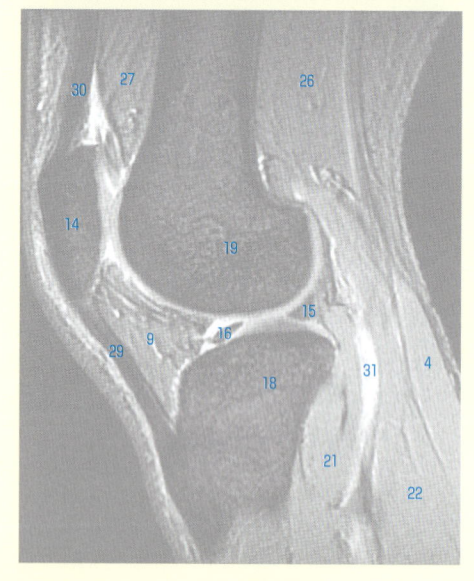

前十字靱帯のレベル．前十字靱帯（8）は，後上方から前下方に走る．靱帯の中では最も損傷が多い

2 半膜様筋	3 腓腹筋（内側頭）	4 腓腹筋（外側頭）	8 前十字靱帯	9 膝蓋窩脂肪体	12 脛骨	13 大腿骨
14 膝蓋骨	15 外側半月板（後角）	16 外側半月板（前角）	18 脛骨外側顆	19 大腿骨外側顆	21 膝窩筋
22 ヒラメ筋	25 大腿直筋	26 大腿二頭筋	27 外側広筋	29 膝蓋靱帯	30 大腿四頭筋腱	31 膝窩静脈

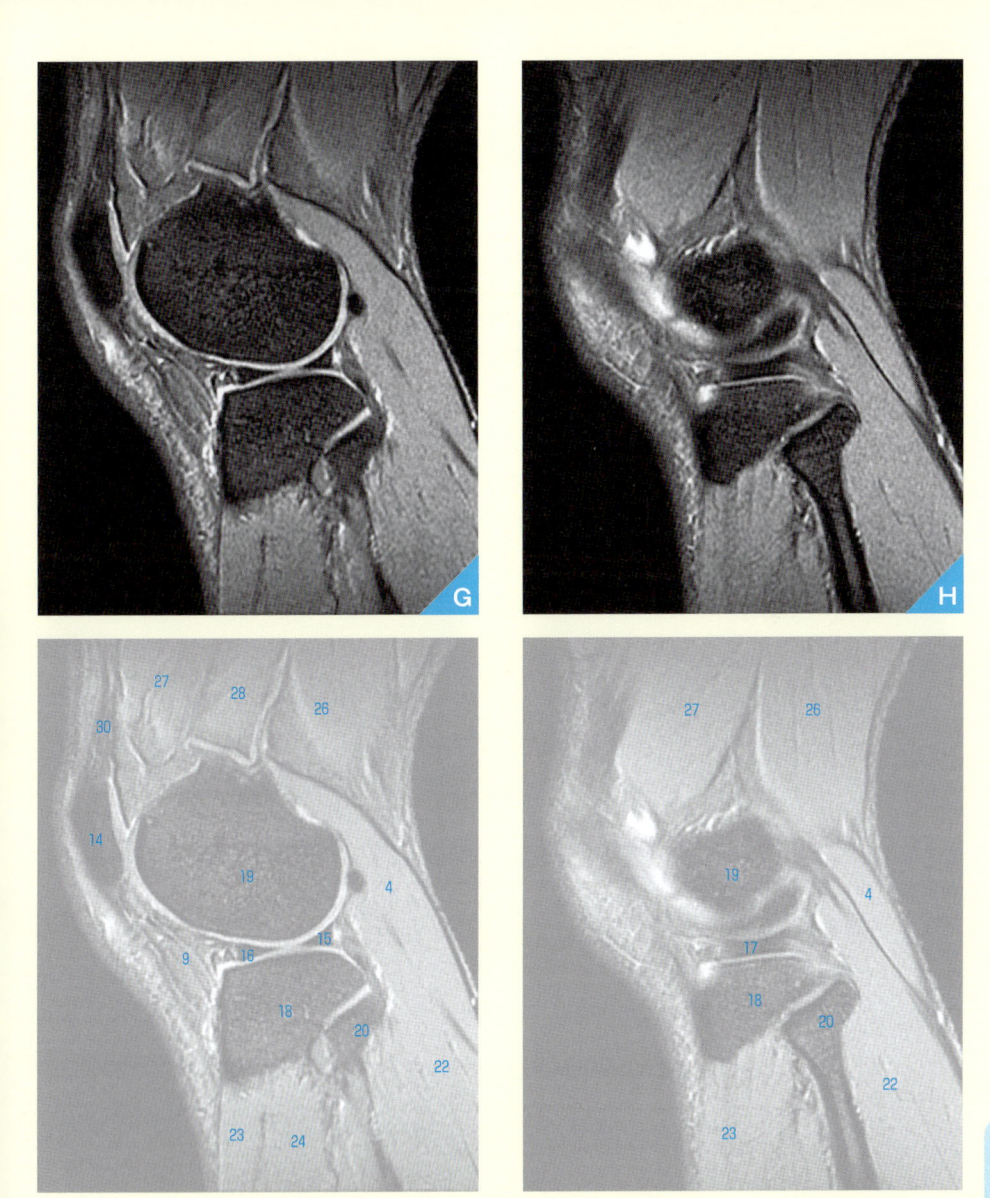

外側半月板のレベル．外側半月板では，内側半月板と異なり前角（16）と後角（15）はほぼ同大である

4 腓腹筋（外側頭）　9 膝蓋窩脂肪体　14 膝蓋骨　15 外側半月板（後角）　16 外側半月板（前角）
17 外側半月板　18 脛骨外側顆　19 大腿骨外側顆　20 腓骨頭　22 ヒラメ筋　23 前脛骨筋　24 後脛骨筋
26 大腿二頭筋　27 外側広筋　28 中間広筋　30 大腿四頭筋腱

memo

膝関節 MRI 冠状断

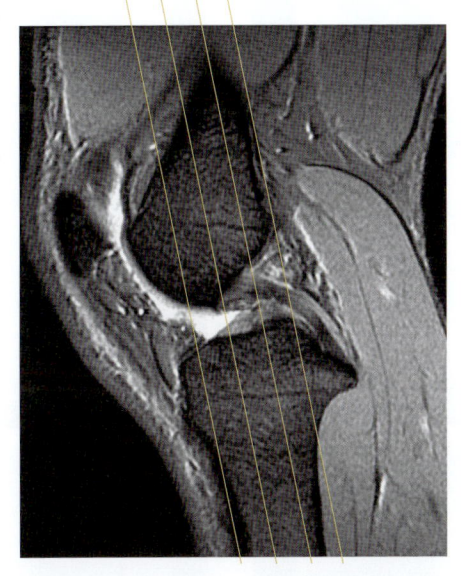

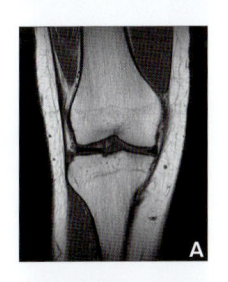

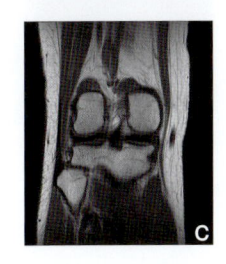

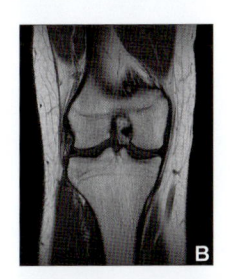

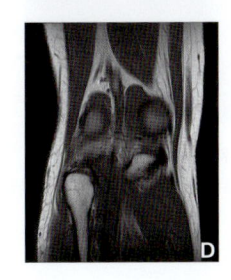

309

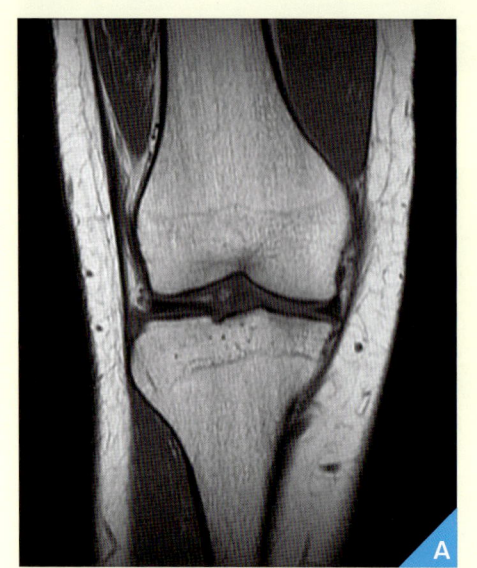

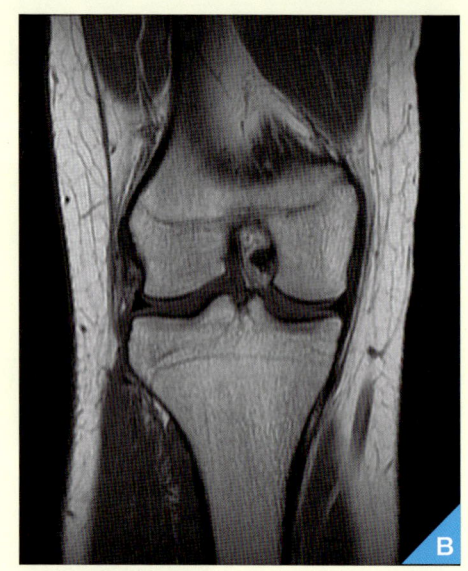

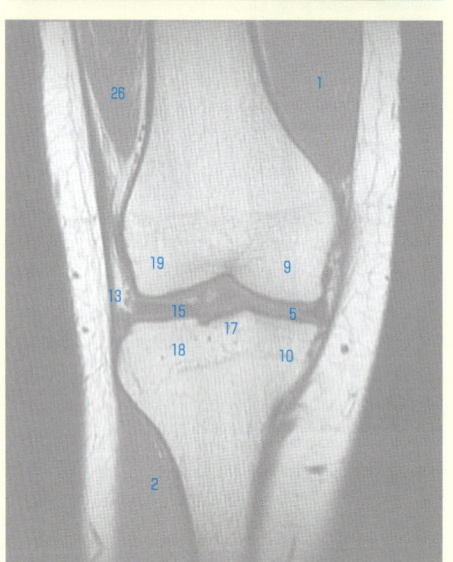

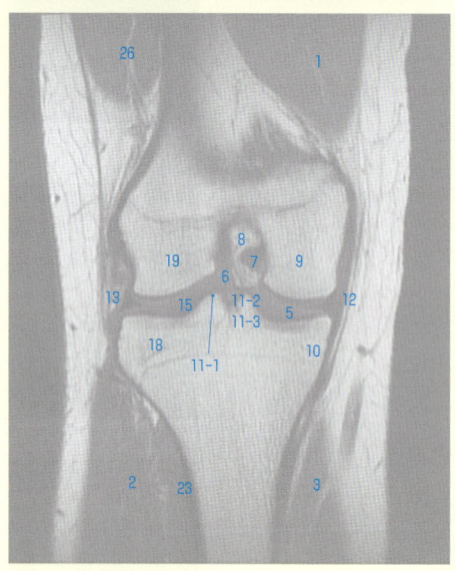

- 脛骨高原（平面）（17）は骨折の好発部位である
- 内側側副靱帯（12）は，膝靱帯単独損傷としては最も多い

1 内側広筋　2 長腓骨筋　3 腓腹筋（内側頭）　5 内側半月板（前角）　6 前十字靱帯　7 後十字靱帯
8 顆間窩　9 大腿骨内側顆　10 脛骨内側顆　11-1 外側顆間結節　11-2 内側顆間結節　11-3 顆間隆起
12 内側側副靱帯　13 外側側副靱帯　15 外側半月板（前角）　17 脛骨高原（平面）　18 脛骨外側顆
19 大腿骨外側顆　23 前脛骨筋　26 外側広筋

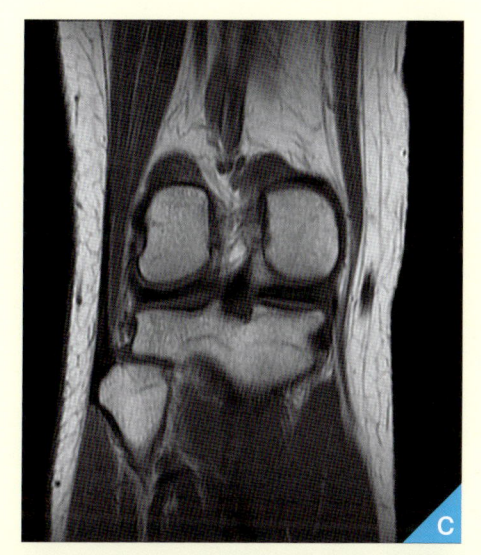

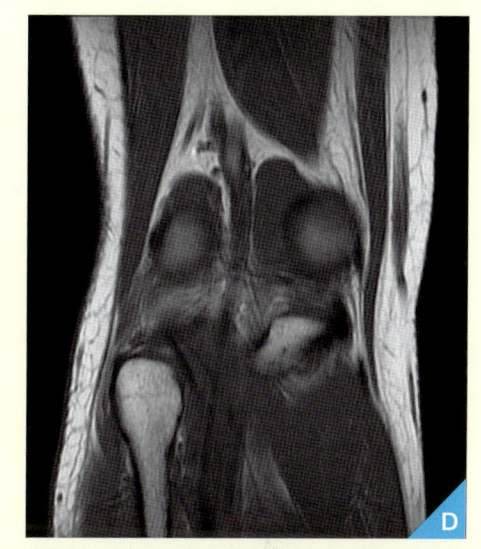

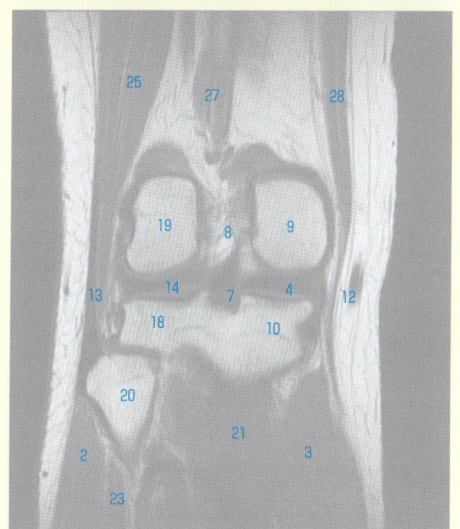

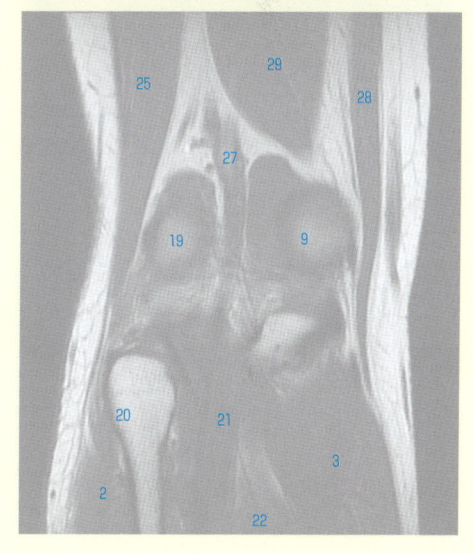

腓骨（20）のあるのが外側，ないのが内側である

2 長腓骨筋　3 腓腹筋（内側頭）　4 内側半月板（後角）　7 後十字靱帯　8 顆間窩　9 大腿骨内側顆
10 脛骨内側顆　12 内側側副靱帯　13 外側側副靱帯　14 外側半月板（後角）　18 脛骨外側顆
19 大腿骨外側顆　20 腓骨頭　21 膝窩筋　22 ヒラメ筋　23 前脛骨筋　25 大腿二頭筋　27 膝窩動静脈
28 縫工筋　29 半膜様筋

memo

足関節MRI水平断

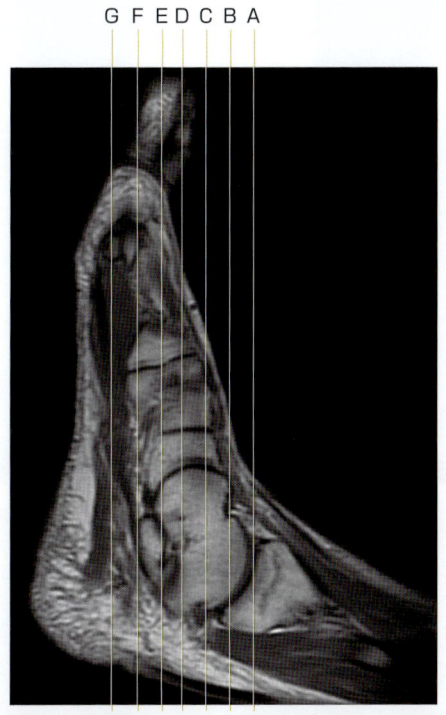

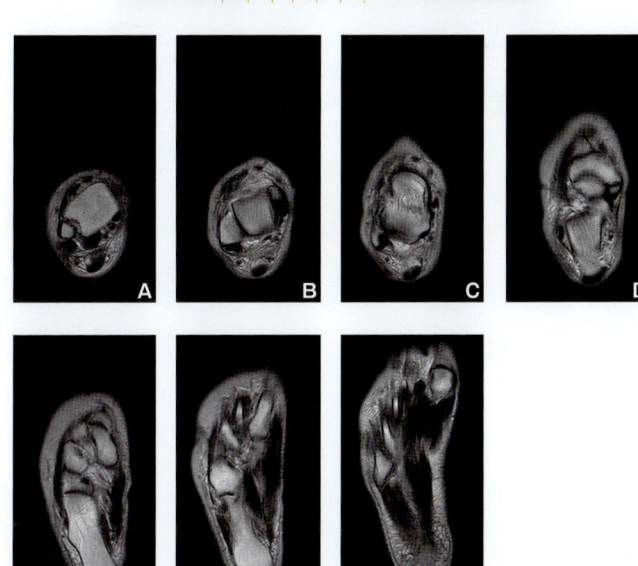

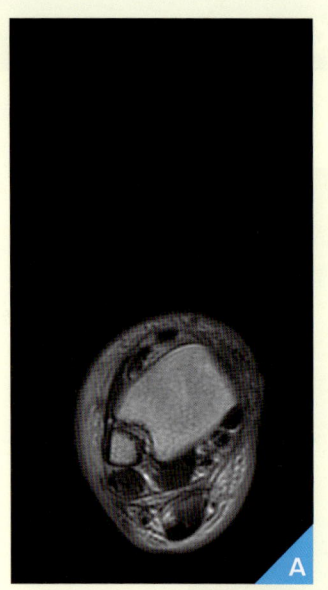

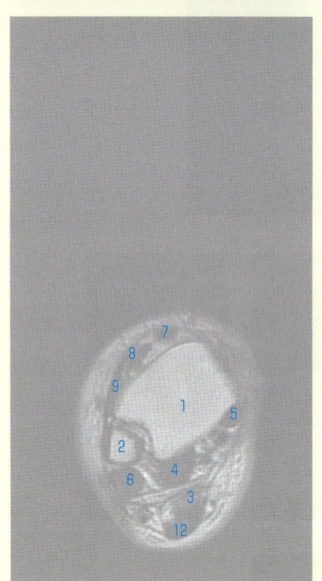

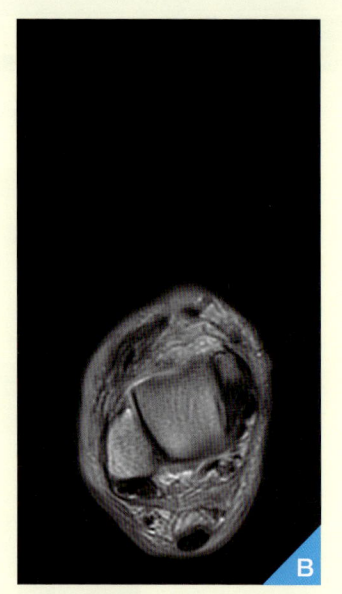

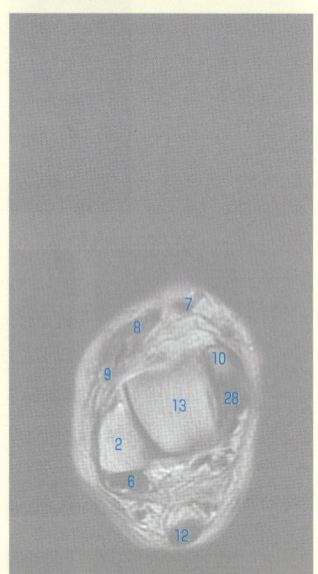

足関節のレベル．三角靱帯（28）は捻挫でしばしば損傷する

1 脛骨　2 腓骨　3 ヒラメ筋　4 長母趾屈筋　5 後脛骨筋　6 長・短腓骨筋　7 前脛骨筋　8 長母趾伸筋
9 長趾伸筋　10 内果（脛骨）　12 踵骨腱（アキレス腱）　13 距骨　28 三角靱帯

下肢　足関節MRI水平断

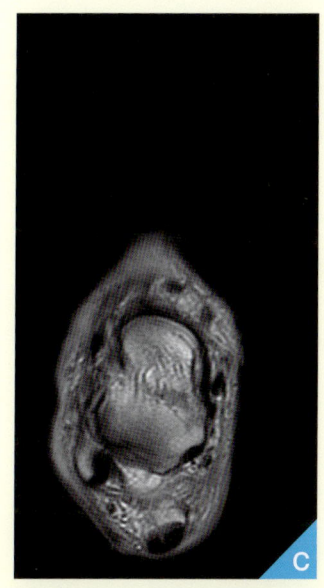

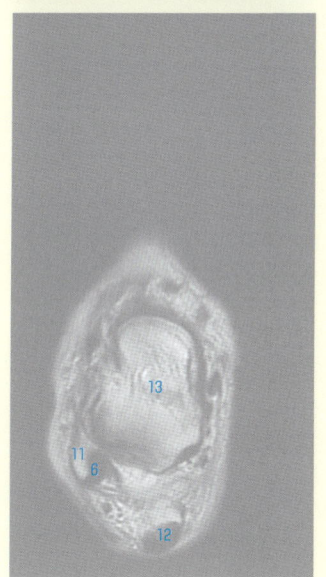

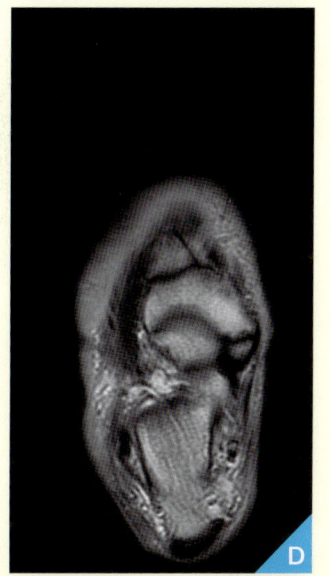

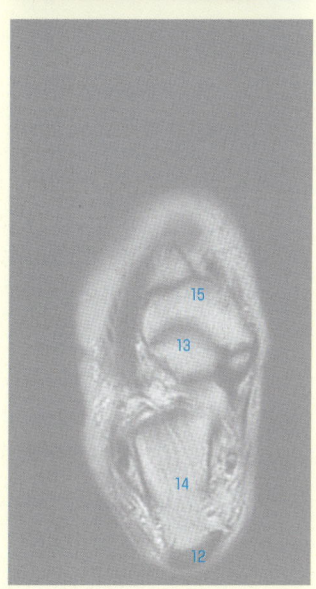

踵骨のレベル．アキレス腱は，ヒラメ筋，腓腹筋の腱で踵骨に付着し，低信号に見える

6 長・短腓骨筋　11 外果（腓骨）　12 踵骨腱（アキレス腱）　13 距骨　14 踵骨　15 舟状骨

中足骨のレベル

下肢　足関節MRI水平断

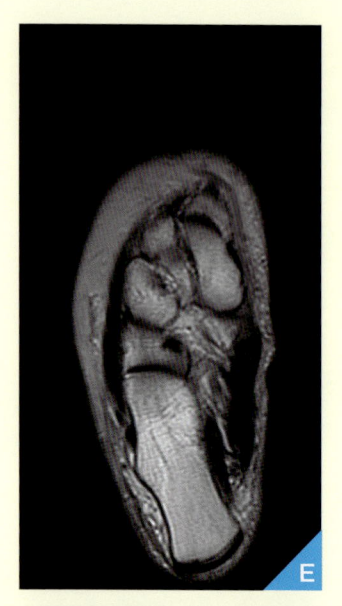

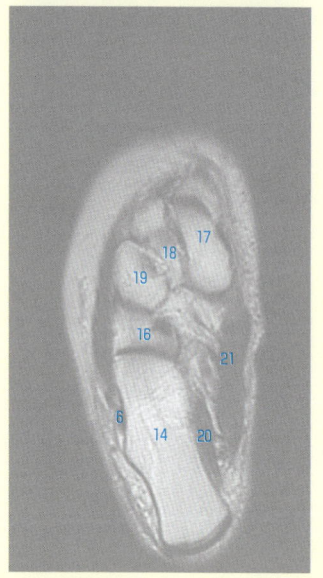

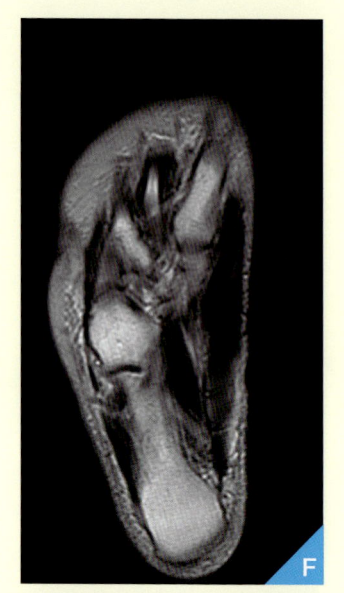

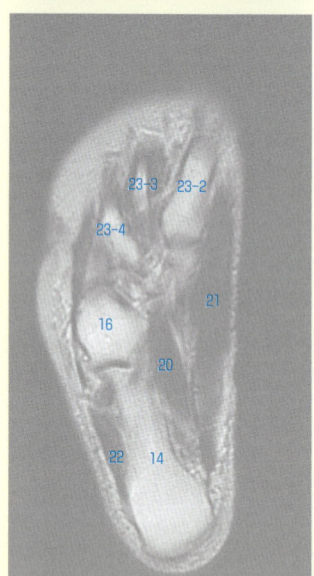

6 長・短腓骨筋　14 踵骨　16 立方骨　17 内側楔状骨　18 中間楔状骨　19 外側楔状骨　20 足底方形筋
21 母趾外転筋　22 小趾外転筋　23-2 中足骨（第2指）　23-3 中足骨（第3指）　23-4 中足骨（第4指）

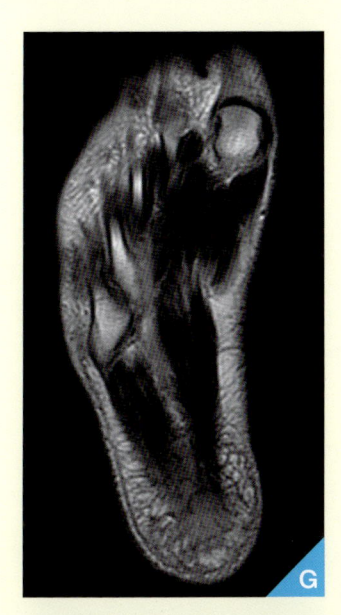

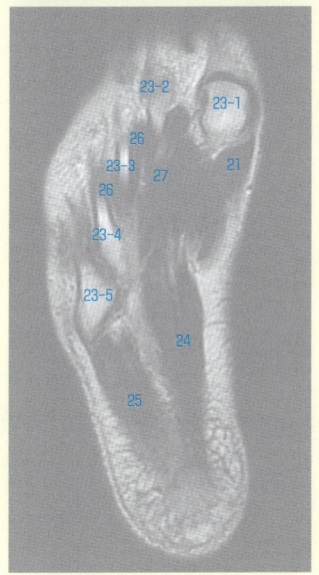

足底のレベル

21 母趾外転筋　23-1 中足骨（第1指）　23-2 中足骨（第2指）　23-3 中足骨（第3指）　23-4 中足骨（第4指）
23-5 中足骨（第5指）　24 短趾屈筋　25 小趾外転筋　26 骨間筋　27 短母趾屈筋

下肢

足関節MRI 水平断

memo

足関節MRI冠状断

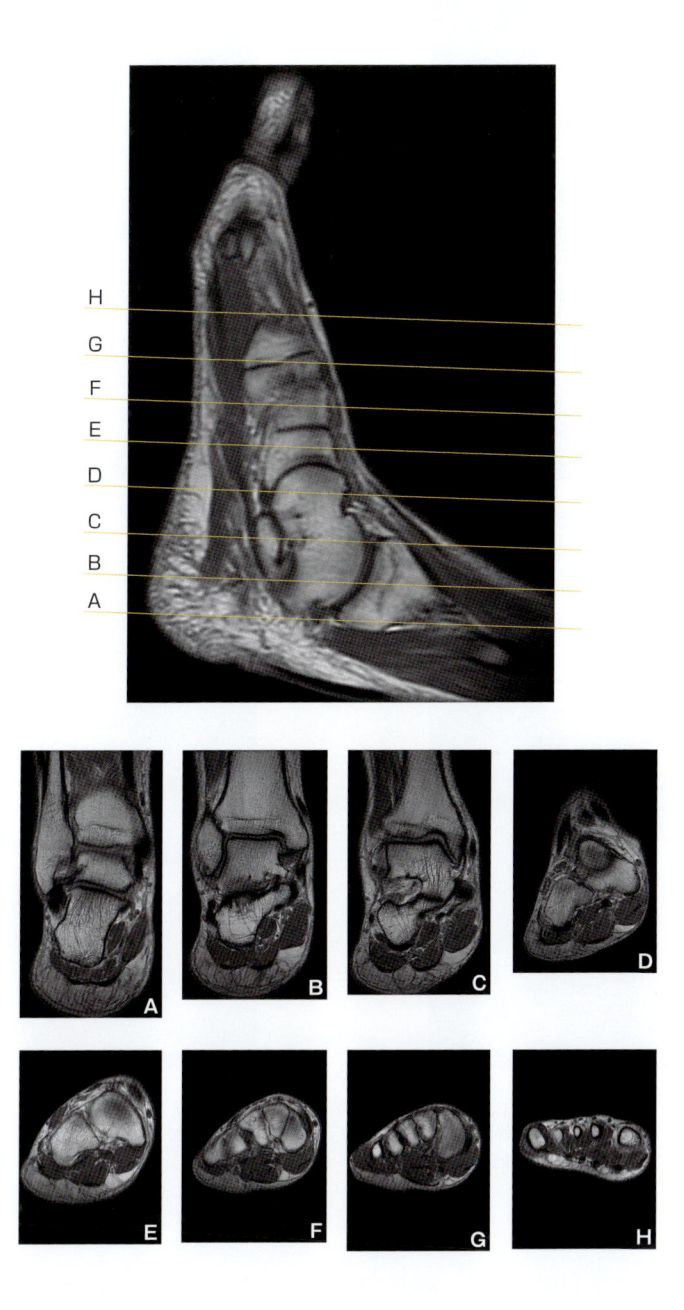

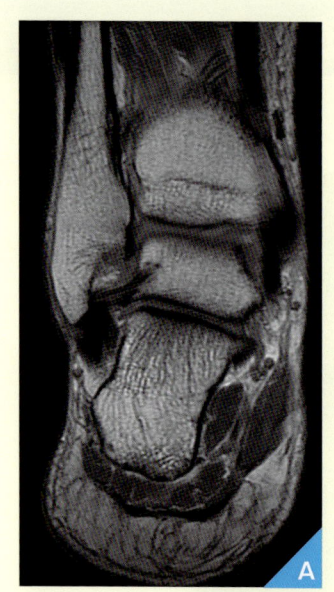

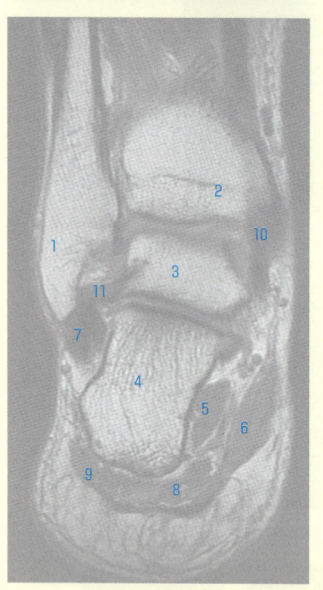

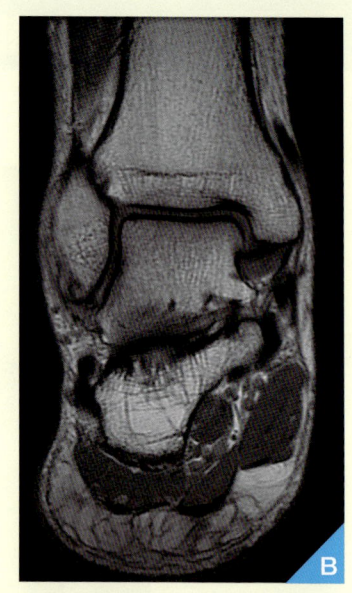

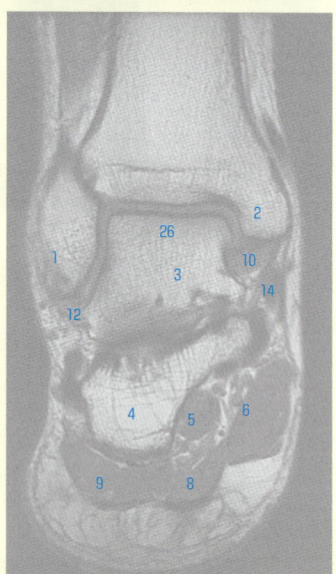

足関節のレベル
・三角靱帯（10），後距腓靱帯（11）は，捻挫でしばしば損傷する
・距骨（3）は，離断性骨軟骨炎の好発部位の一つである

1 腓骨（外果）　**2** 脛骨（内果）　**3** 距骨　**4** 踵骨　**5** 足底方形筋　**6** 母趾外転筋　**7** 長・短腓骨筋　**8** 短趾屈筋
9 小趾外転筋　**10** 三角靱帯　**11** 後距腓靱帯　**12** 踵腓靱帯　**14** 長趾屈筋　**26** 距骨滑車

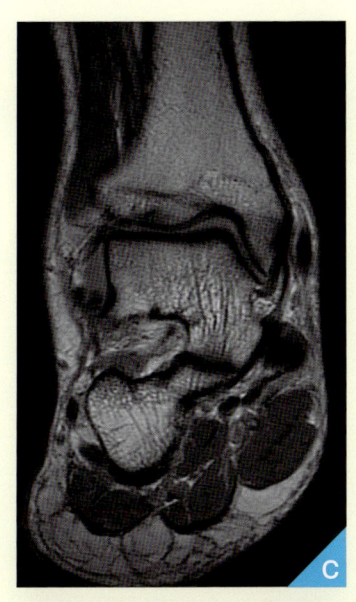

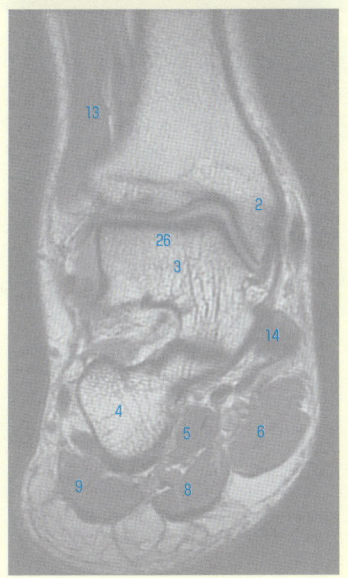

近位足根骨のレベル

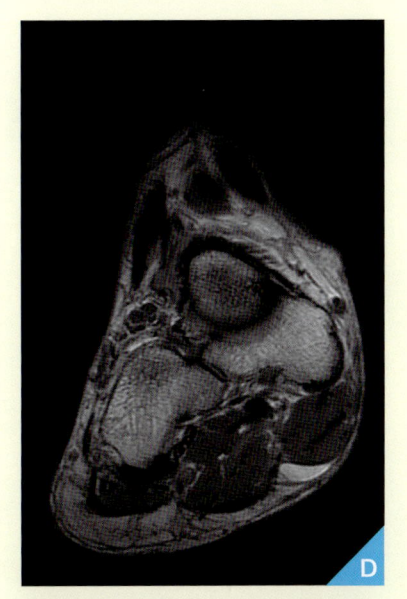

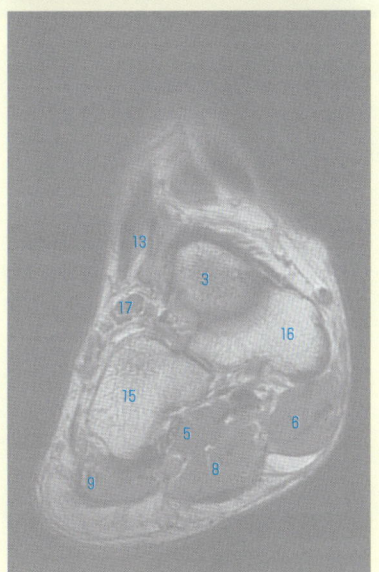

2 脛骨（内果）　3 距骨　4 踵骨　5 足底方形筋　6 母趾外転筋　8 短趾屈筋　9 小趾外転筋　13 長趾伸筋
14 長趾屈筋　15 立方骨　16 舟状骨　17 短趾伸筋　26 距骨滑車

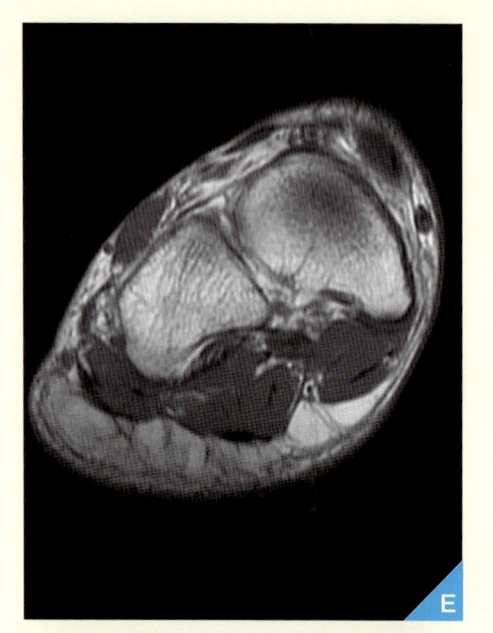

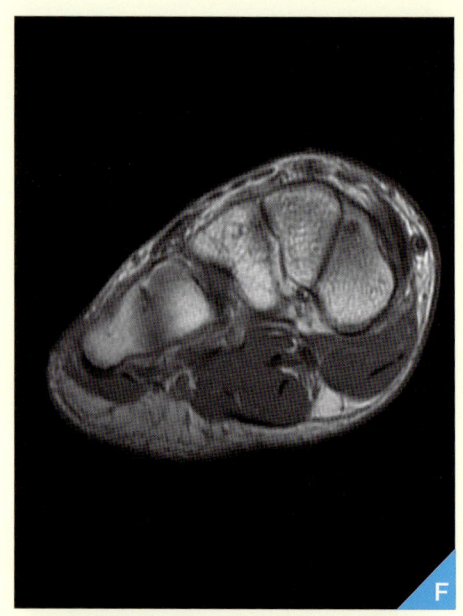

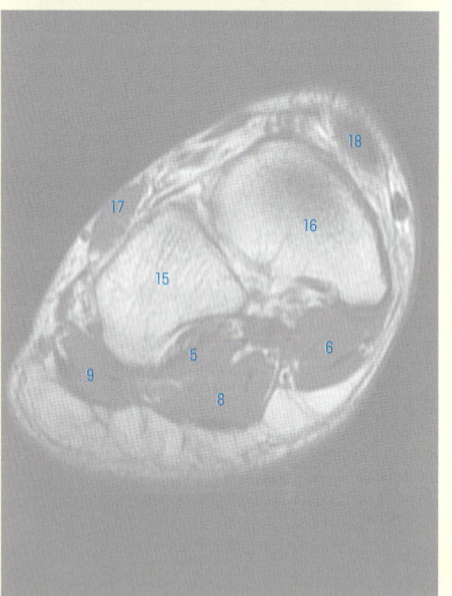

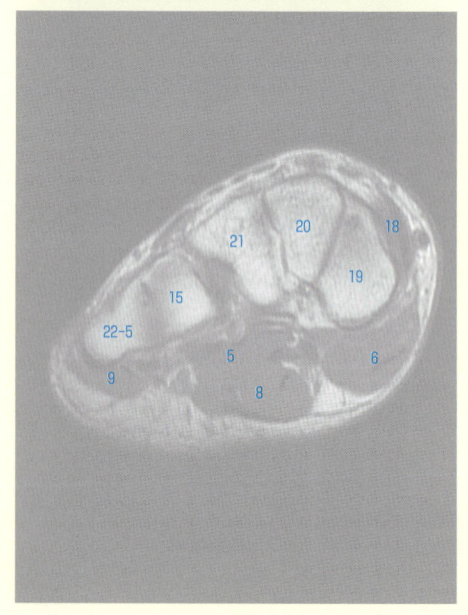

遠位足根骨のレベル

5 足底方形筋　**6** 母趾外転筋　**8** 短趾屈筋　**9** 小趾外転筋　**15** 立方骨　**16** 舟状骨　**17** 短趾伸筋　**18** 前脛骨筋
19 内側楔状骨　**20** 中間楔状骨　**21** 外側楔状骨　**22-5** 中足骨（第5指）

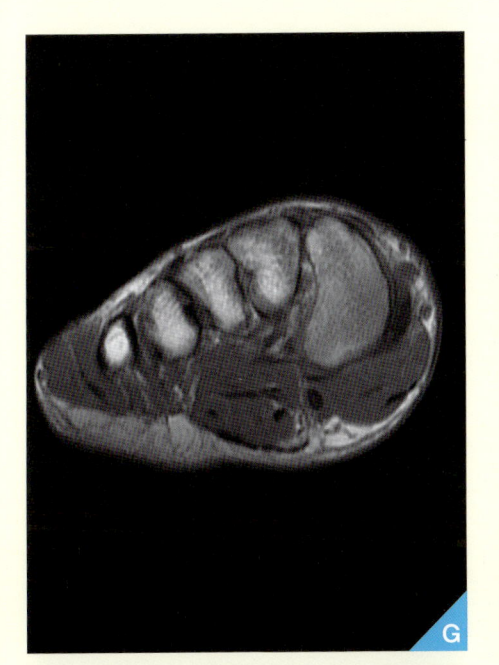

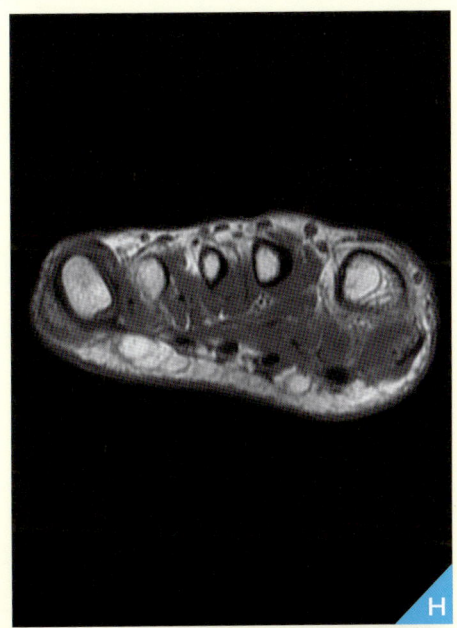

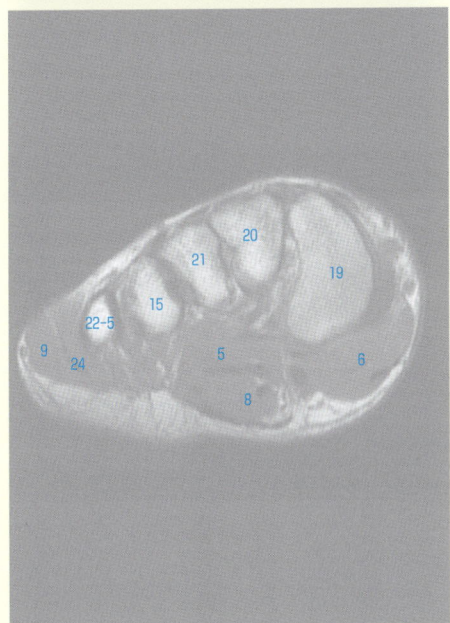

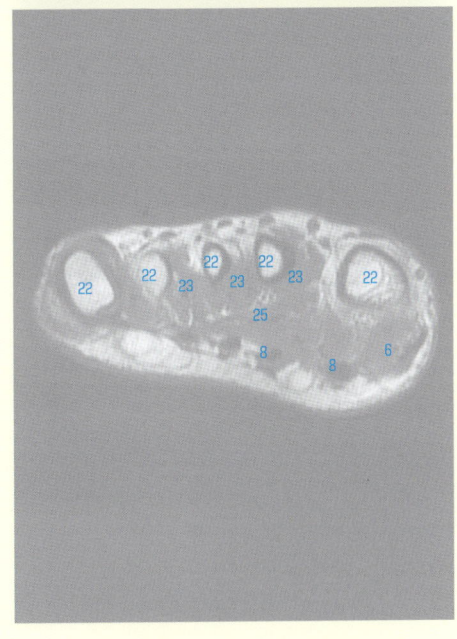

中足骨のレベル

5 足底方形筋　**6** 母趾外転筋　**8** 短趾屈筋　**9** 小趾外転筋　**15** 立方骨　**19** 内側楔状骨　**20** 中間楔状骨
21 外側楔状骨　**22** 中足骨　**22-5** 中足骨（第5指）　**23** 骨間筋　**24** 短小趾屈筋　**25** 母趾内転筋

下肢　足関節MRI 冠状断

memo

足関節MRI矢状断

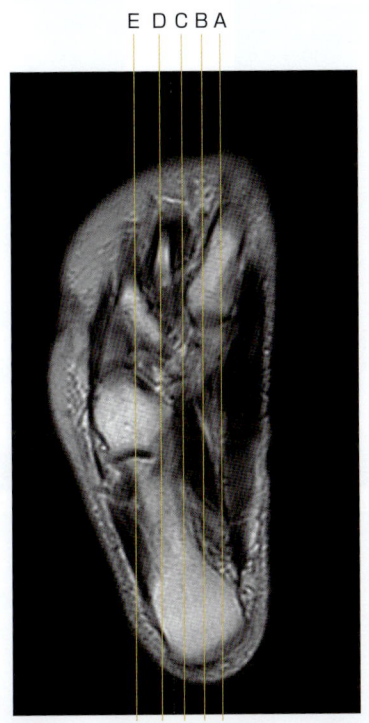

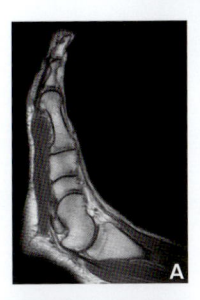

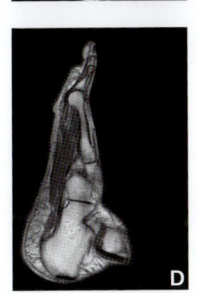

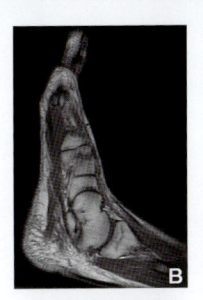

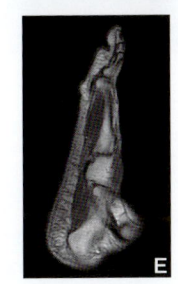

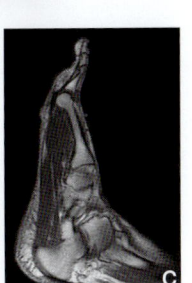

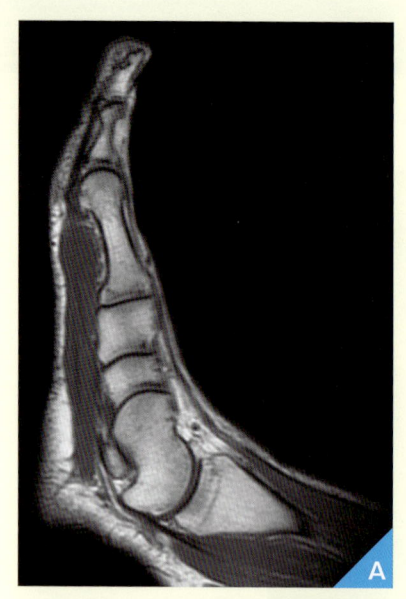

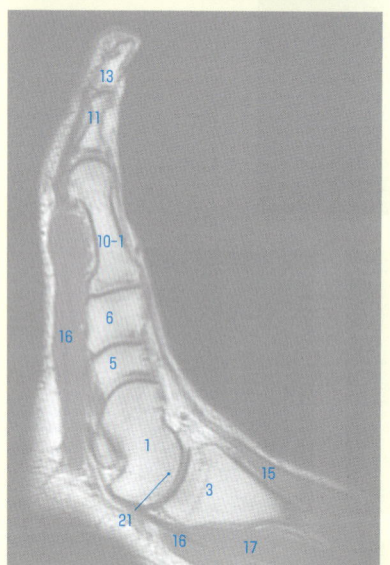

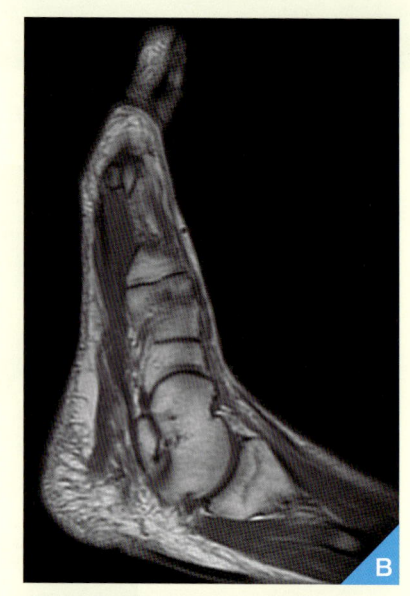

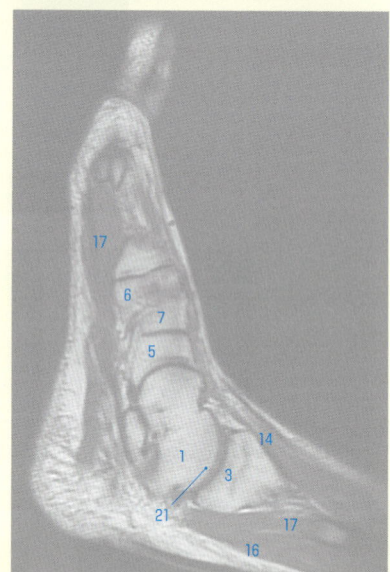

距骨（1）は，離断性骨軟骨炎の好発部位

1 距骨　3 脛骨　5 舟状骨　6 内側楔状骨　7 中間楔状骨　10-1 中足骨（第1指）　11 基節骨　13 末節骨
14 長趾伸筋　15 長母趾伸筋　16 短母趾屈筋　17 短趾屈筋　21 距骨滑車

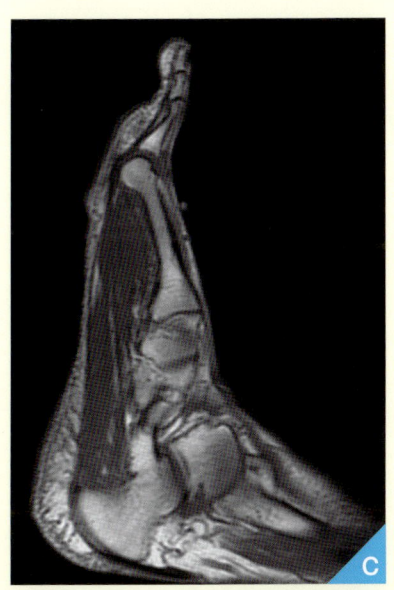

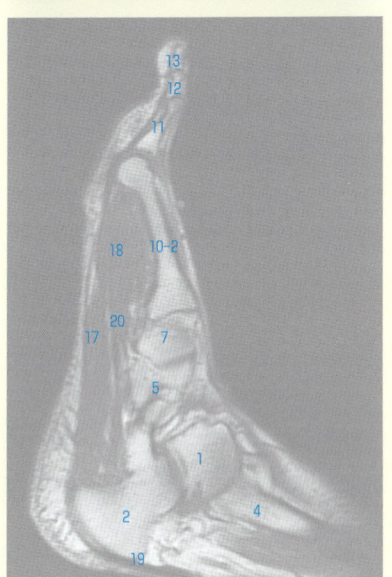

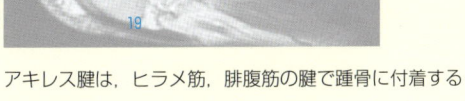

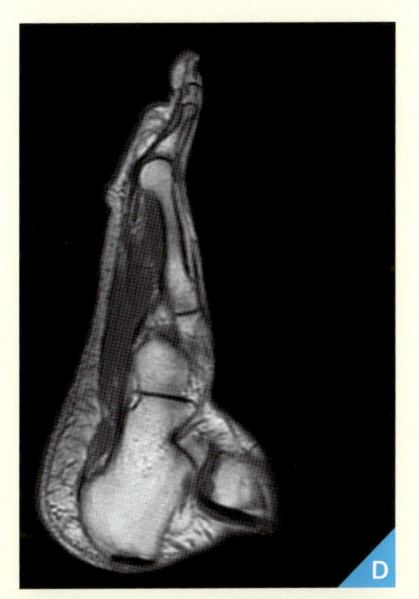

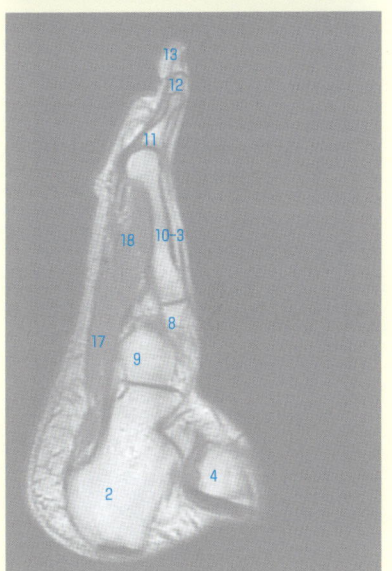

アキレス腱は，ヒラメ筋，腓腹筋の腱で踵骨に付着する

1 距骨　2 踵骨　4 腓骨　5 舟状骨　7 中間楔状骨　8 外側楔状骨　9 立方骨　10-2 中足骨（第2指）
10-3 中足骨（第3指）　11 基節骨　12 中節骨　13 末節骨　17 短趾屈筋　18 骨間筋　19 踵骨腱（アキレス腱）
20 足底方形筋

足関節MRI―矢状断

2 踵骨　9 立方骨　10-4 中足骨（第4指）　11 基節骨　12 中節骨　13 末節骨　17 短趾屈筋　18 骨間筋

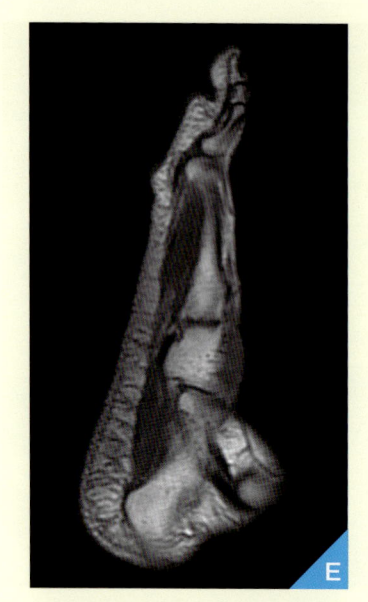

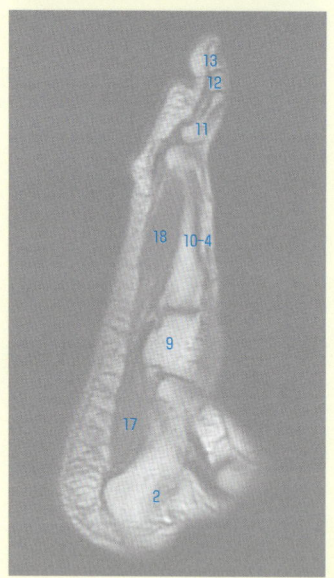

血管撮影

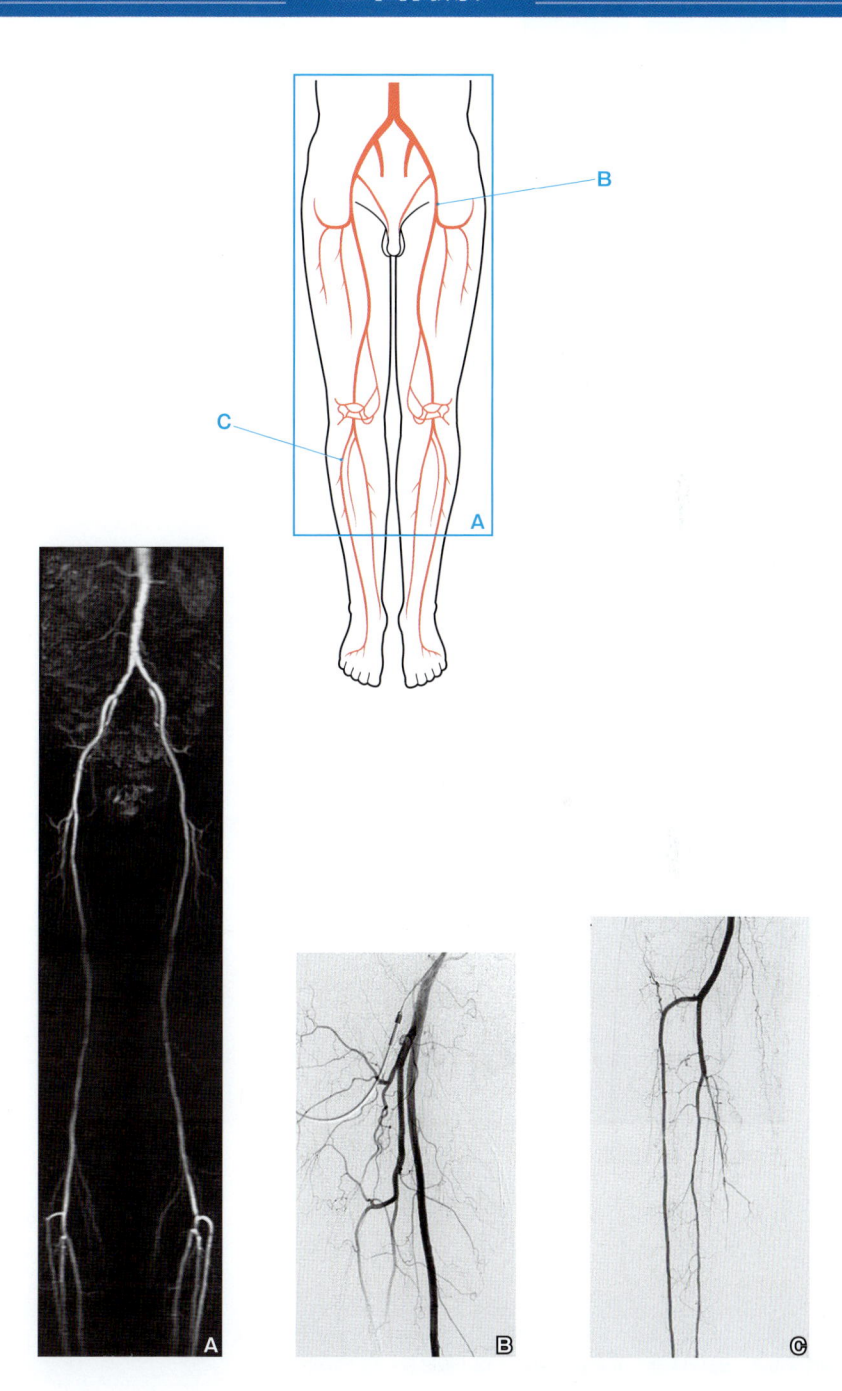

下肢　血管撮影

329

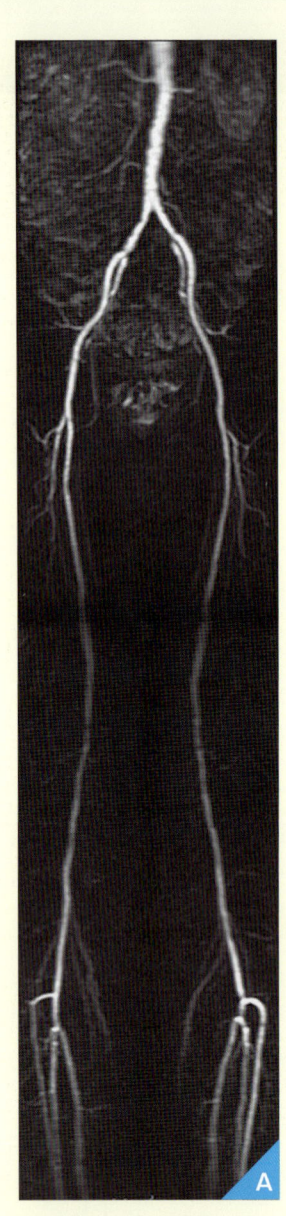

下肢動脈 MR 血管撮影（MRA）

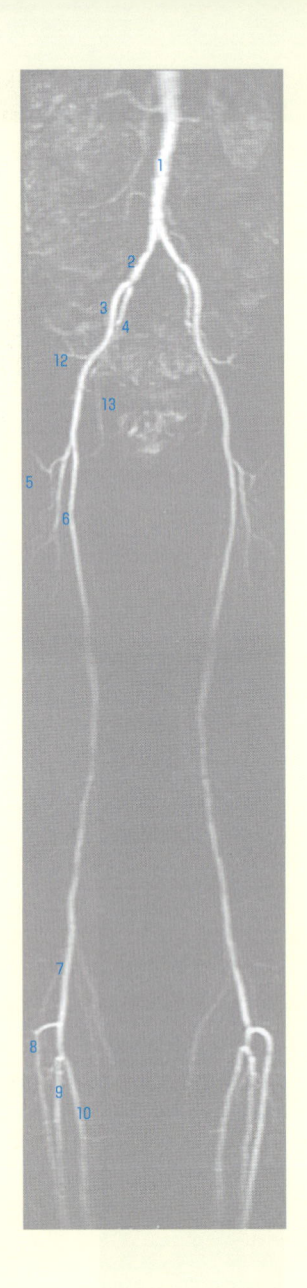

1 腹部大動脈　**2** 総腸骨動脈　**3** 外腸骨動脈　**4** 内腸骨動脈　**5** 大腿深動脈　**6** 大腿動脈　**7** 膝窩動脈
8 前脛骨動脈　**9** 腓骨動脈　**10** 後脛骨動脈　**12** 上殿動脈　**13** 下殿動脈

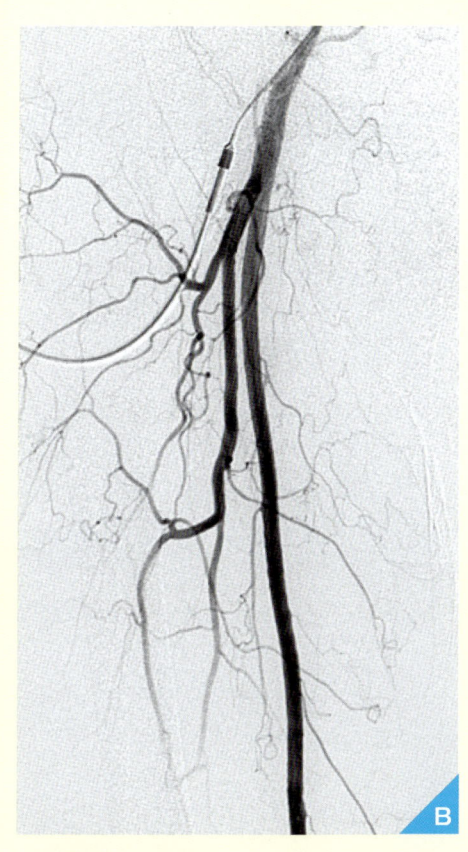

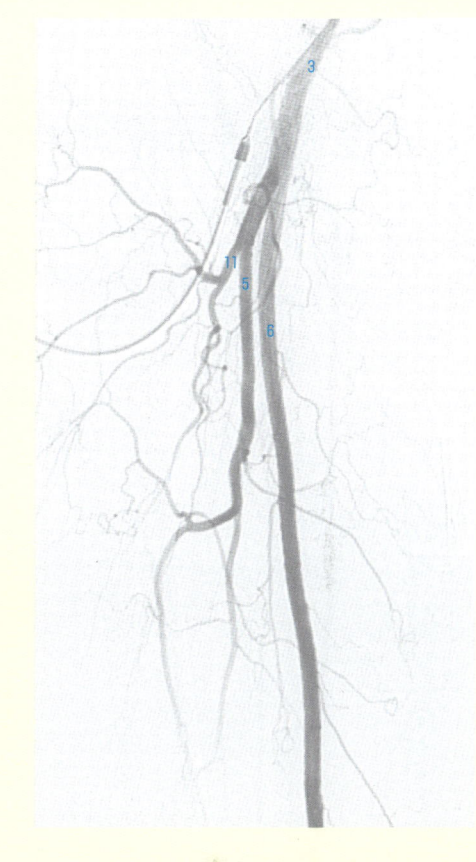

下肢動脈造影(大腿部)

外腸骨動脈(3)は,鼠径靱帯より遠位で大腿動脈(6)と名前を変え,筋枝となる大腿深動脈(5)を分岐して下行し,内転筋管内で膝下動脈(7)となる

3 外腸骨動脈 **5** 大腿深動脈 **6** 大腿動脈 **11** 大腿回旋動脈

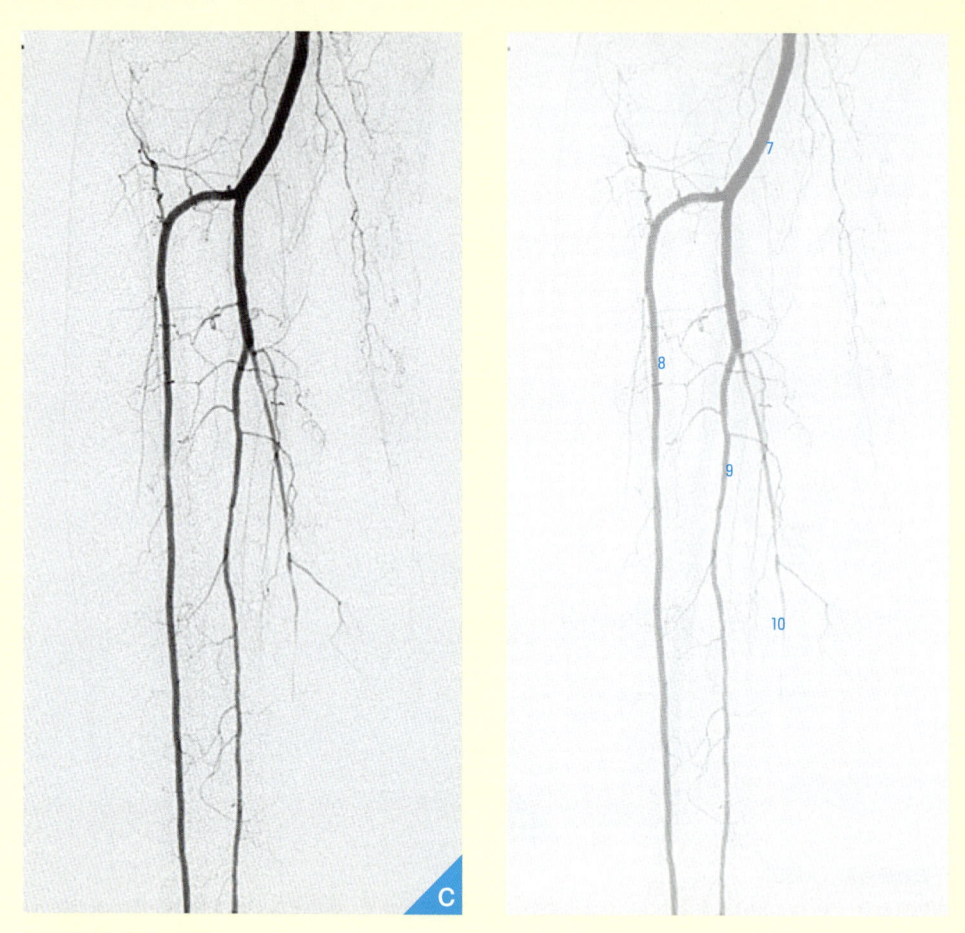

下肢動脈造影(下腿部)
膝窩動脈(7)は,膝関節の背側で,前脛骨動脈(8),後脛骨動脈(10),腓骨動脈(9)に3分岐する

7 膝窩動脈　8 前脛骨動脈　9 腓骨動脈　10 後脛骨動脈

解剖名	英名	ページ
英		
Galen 大脳静脈	great cerebral vein of Galen	12, 22, 39
junctional zone	junctional zone	184, 189, 192
Monro孔	Foramen of Monro	11, 12, 14, 17, 22, 32
Labbé静脈	vein of Labbé	39
Luschka関節	Luschka's joint	202, 203, 211
Prussak腔	Prussak's cavity	69, 72, 73, 76
scutum	scutum	72, 73
Sylvius谷	Sylvian vallecula	26
Sylvius静脈	Sylvian vein	39
S字状結腸	sigmoid colon	126, 137, 143, 144, 145, 146, 147, 148, 152, 154, 184, 188, 192, 193
S字状結腸動脈	sigmoid artery	160
S字状静脈洞	sigmoid sinus	9, 10, 39, 63
あ 行		
アブミ骨	stapes	68, 73
鞍上槽	suprasellar cistern	10, 17, 22, 26, 27, 30, 31, 32, 34, 35
鞍背	dorsum sellae	6
胃	stomach	128, 132, 133, 134, 142, 143, 144, 145, 146, 153
胃角	gastric angle	125
胃穹隆部	gastric fornix	99, 100, 101, 106, 107, 125, 155, 156
胃十二指腸動脈	gastroduodenal artery	158, 159
胃小弯	lesser curvature (stomach)	125
胃前庭部	gastric vestibule	125, 137
胃大弯	greater curvature (stomach)	125
胃体部	gastric body	125, 154, 155, 156
胃泡	gastric air bubble	82, 118
陰茎	penis	138, 139, 142, 143, 144, 145, 146, 152, 153, 154
陰茎海綿体	corpus spongiosum	168, 173, 176, 177, 181, 182
咽頭収縮筋	pharyngeal constrictor muscle	62
右室枝	right ventricular branch	111
右心耳	right atrial auricle	95, 98, 99, 104
右心室	right ventricle	82, 83, 95, 96, 98, 99, 105, 106
右心房	right atrium	83, 95, 96, 99, 100, 104, 110
右腎	right kidney	130, 150, 151
右腎静脈	right renal vein	151
右腎動脈	right renal artery	151, 152, 153, 158, 160
烏口突起	coracoid process	226, 240, 245, 249, 250
烏口腕筋	coracobrachialis muscle	232, 233, 240, 245, 246, 249
鋭縁枝	acute marginal branch	111
円回内筋	pronator teres muscle	235, 236, 237, 257, 260, 261

延髄	medulla oblongata	8, 9, 18, 19, 22, 50, 58, 62, 66, 216
遠位指節間関節	distal interphalangeal joint	229
縁上回	supramarginal gyrus	2, 12, 13, 18, 19
オトガイ舌筋	genioglossus muscle	51, 56
オトガイ舌骨筋	geniohyoid muscle	56, 62
横隔膜	diaphragm	82, 83, 128, 142, 143, 144, 145, 146, 147, 148
横隔膜脚	crus of the diaphragm	132, 133
横行結腸	transverse colon	126, 134, 142, 143, 144
横行膵動脈	transverse pancreatic artery	159
横静脈洞	transverse sinus	10, 39
横突起	transverse process	207, 210, 211, 212, 213
横突孔	foramen transversarium	210, 211
横突肋骨窩	transverse costal fovea	212
横稜	crista transversa	73

か

下咽頭	hypopharynx	52, 62, 126
下咽頭収縮筋	hypopharyngeal constrictor muscle	52
下横隔動脈	inferior phrenic artery	158
下顎角	mandibular angle	6
下顎後静脈	retromandibular vein	50, 51
下顎骨	mandible	51, 62, 63
下顎骨関節突起	articular process (mandible)	57, 63, 66, 67
下顎骨筋突起	muscular process (mandible)	50
下顎骨体部	mandibular body	6, 56
下顎枝	mandibular ramus	50, 56, 57
下関節突起	inferior articular process	204, 206, 208, 211, 213, 214, 218, 220
下丘	inferior colliculus	10, 22
下鼓室	inferior tympanic cavity	66, 72
下行結腸	descending colon	126, 136, 145, 146, 147, 156
下行大動脈	descending aorta	82, 83, 86, 87, 88, 89, 94, 95, 96, 100, 101, 106, 110
下後頭回	inferior occipital gyrus	2, 11, 19
下矢状静脈洞	inferior sagittal sinus	39
下歯槽動脈	inferior alveolar artery	41
下垂体	hypophysis	9, 17, 22, 57, 62
下垂体後葉	neurohypophysis	26, 31, 34
下垂体前葉	adenohypophysis	26, 30, 31, 34
下錐体静脈洞	inferior petrosal sinus	39
下前頭回	inferior frontal gyrus	2, 16, 17
下双子筋	gemellus inferior muscle	138
下側頭回	inferior temporal gyrus	9, 10, 17, 18, 19, 23, 24
下大静脈	inferior vena cava	82, 83, 95, 96, 100, 104, 128, 129, 132, 133, 134, 135, 136, 145, 146, 152
下腸間膜静脈	inferior mesenteric vein	161
下腸間膜動脈	inferior mesenteric artery	135, 136, 158, 160

日本語	English	ページ
下殿動脈	inferior gluteal artery	158, 330
下直筋	rectus inferior muscle	8, 16
下頭斜筋	obliquus capitis inferior muscle	50, 51, 58, 59, 62
下頭頂小葉	inferior parietal lobule	2, 18
蝸牛	cochlea	58, 63, 67, 68, 69, 72, 73, 310
蝸牛水管	cochlear aqueduct	67, 73, 74,
顆間窩	intercondylar fossa	287, 288, 310, 311
顆間隆起	intercondylar eminence	277, 310
外果（腓骨）	lateral malleolus	215, 278, 279
外頸動脈	external carotid artery	41
外肛門括約筋	external anal sphincter	168, 169, 178
外子宮口	ostium uteri externum	184
外耳道	external acoustic canal	6, 63, 66, 67, 68, 72, 73, 74
外側顆間結節	lateral intercondylar eminence	277, 310
外側塊	lateral mass	210
外側陥凹（Rosenmüller窩）	lateral recess	50
外側楔状骨	lateral cuneiform	279, 316, 322, 323, 327
外側広筋	vastus lateralis muscle	138, 139, 284, 285, 286, 294, 295, 306, 307, 310
外側溝（Sylvius裂）	lateral sulcus (Sylvian fissure)	2, 10, 11, 12, 17, 18, 24
外側上顆	lateral epicondyle	226, 227, 252, 253
外側側副靱帯	lateral collateral ligament	298, 299, 300, 301, 310, 311
外側半規管（水平半規管）	lateral semicircular canal	69, 73, 75
外側半月板	lateral meniscus	288, 299, 300, 307
外側半月板（後角）	lateral meniscus (posterior horn)	306, 307, 311
外側半月板（前角）	lateral meniscus (anterior horn)	306, 307, 310
外側翼突筋	lateral pterygoid muscle	17, 18, 23, 50, 57, 63
外腸骨静脈	external iliac vein	137, 143, 144, 145, 146, 151, 155, 156, 188, 189, 192, 282
外腸骨動脈	external iliac artery	136, 137, 143, 144, 145, 146, 150, 151, 155, 156, 158, 188, 189, 192, 282, 330, 331
外直筋	rectus lateralis muscle	9, 16
外腹斜筋	obliquus abdominis externus muscle	132, 133, 134, 135, 136, 142, 143, 144, 145, 146, 147, 148
外閉鎖筋	external obturator muscle	138, 151, 152, 154, 155, 156, 173, 176, 177, 178, 181, 184, 185, 190, 192, 283, 284, 294, 295
外包	external capsule	11, 14, 17, 18
回外筋	supinator muscle	236, 257, 260
回結腸動脈	ileocolic artery	159
回旋枝遠位部	circumflex branch	111
回腸	ileum	136, 137, 142, 143, 144, 145
回腸動脈	ileal artery	159
回盲弁	ileocecal valve	126, 136, 145
海馬鈎	hippocampus (uncus)	2, 26, 27, 30, 31, 32
海馬傍回	parahippocampal gyrus	10, 23
海綿静脈洞	cavernous sinus	9, 17, 26, 31, 39
角回	angular gyrus	2, 12, 13, 19

顎下腺	submandibular gland	51, 52, 57, 63
顎関節	temporomandibular joint	6
顎関節窩	temporomandibular fossa	62, 67, 68
顎舌骨筋	mylohyoid muscle	51, 56, 62
顎動脈	maxillary artery	41
顎二腹筋	digastric muscle	50, 51, 56
滑車（上腕骨）	trochlea (humerus)	235, 261
肝	liver	98, 99, 100, 101, 104, 105, 106, 107, 116
肝円索（鎌状間膜）	ligamentum teres (falciform ligament)	133, 143, 144
肝角	hepatic angle	118
肝静脈	hepatic vein	152, 153
肝動脈	hepatic artery	153, 154
肝動脈右後区域枝	hepatic artery (right posterior branch)	159
肝動脈右前区域枝	hepatic artery (right anterior branch)	159
肝動脈左葉外側区域枝	hepatic artery (left lateral branch)	159
肝動脈左葉内側区域枝	hepatic artery (left medial branch)	159
肝内胆管	intrahepatic bile duct	121
肝弯曲	hepatic flexure	126, 143, 144
冠状縫合	coronal suture	6
眼窩	orbit	6, 10, 56
眼窩回	orbital gyrus	3, 16, 26, 27, 30, 35
眼球（硝子体）	eyeball (vitreous)	8, 9, 16, 23
眼瞼挙筋	levator palpebrae muscle	16
眼動脈	ophthalmic artery	38
寛骨臼（白蓋）	acetabulum	118, 137, 145, 146, 185, 189, 276, 282, 294, 295
関節窩（肩甲骨）	glenoid fossa (scapula)	226, 232, 240, 241, 245, 246
環椎（第1頸椎）	atlas	6, 19, 58, 59
環椎外側塊	lateral mass (atlas)	50
環椎後弓	posterior arch (atlas)	62, 202, 216
環椎前弓	anterior arch (atlas)	62, 202, 216
顔面神経	facial nerve	9
顔面神経膝部	facial nerve (genu)	69
顔面神経水平部	facial nerve (horizontal portion)	68, 69, 72, 73, 74
顔面神経垂直部（顔面神経管）	facial nerve (vertical portion)	66, 67, 68, 73, 74, 75

き

キヌタ骨	incus	67, 68, 69, 72, 73
気管	trachea	53, 82, 83, 86, 92, 93, 94, 99, 100, 105
気管分岐部	tracheal bifurcation	82, 83, 86, 94, 100, 105
奇静脈	azygous vein	94
基節骨（足）	proximal phalanx (foot)	326, 327, 328
基節骨（手）	proximal phalanx (hand)	277, 278, 299
脚間槽	interpeduncular fossa	10, 22, 27, 34
弓状線	linea arcuata	276
球後脂肪組織	retrobulbar adipose tissue	9

嗅球	olfactory bulb	16
嗅溝	olfactory sulcus	16
距骨	talus	278, 279, 280, 314, 315, 320, 321, 326, 327
距骨滑車	trochlea (talus)	320, 326
胸骨	sternum	93, 94, 95, 96, 98, 104, 105
胸骨後腔	retrosternal space	83
胸骨舌骨筋	sternohyoid muscle	52, 53, 62
胸骨体	sternum (body)	83, 104, 105
胸骨柄	sternum (manubrium)	83, 104, 105, 106
胸鎖乳突筋	sternocleidomastoid muscle	51, 52, 53, 58, 59, 62, 63
胸髄	thoracic spinal cord	218
胸椎	thoracic vertebra	118, 132, 133, 152, 153, 154, 204, 205, 210, 212, 214, 216, 218
胸部食道	esophagus (thoracic portion)	124
橋	pons	9, 10, 18, 22, 26, 34, 62
橋前槽	prepontine cistern	34, 35
棘下筋	infraspinatus muscle	232, 233, 240, 241, 242, 245, 246, 248, 249, 250
棘間靱帯	interspinous ligament	62
棘上筋	supraspinsous muscle	59, 240, 241, 242, 244, 248, 249, 250
棘突起	spinous process	202, 203, 204, 205, 206, 207, 211, 212, 213, 214, 216, 217, 218, 220
近位指節間関節	proximal interphalangeal joint	229

く・け

空腸	jejunum	134, 135, 136, 142, 143, 144, 145, 146, 155
空腸動脈	jejunal artery	159
外科頸（上腕骨）	collum chirurgicum (humerus)	226
茎状突起	styloid process	73
脛骨	tibia	277, 278, 279, 289, 290, 291, 305, 306, 314, 326
脛骨外側顆	lateral condyle (tibia)	277, 278, 300, 301, 306, 307, 310, 311
脛骨茎状突起	styloid process (tibia)	278
脛骨高原（平面）	tibial plateau	277, 288, 300, 301, 310
脛骨内側顆	medial condyle (tibia)	277, 278, 300, 301, 304, 310, 311, 320, 321
頸棘筋	spinalis cervicis muscle	51, 52, 53, 58, 59
頸静脈窩	internal jugular fossa	66, 67, 70, 73, 74, 75
頸静脈球	internal jugular bulb	39
頸静脈孔	internal jugular foramen	8
頸髄	cervical spinal cord	8, 22, 50, 51, 52, 53, 58, 62, 216, 217
頸長筋	longus cervicis muscle	50, 51, 52, 53, 57
頸椎	cervical vertebra	57, 58, 62, 202, 203, 210, 212, 214, 216
頸椎棘突起	cervical vertebral process	51, 53, 59
頸椎椎弓	cervical vertebral lamina	51, 53

頸椎椎体	cervical body	51, 52, 53
頸動脈管	carotid canal	8, 66, 67, 68, 69, 72
頸半棘筋	semispinalis cervicis muscle	52, 53, 59, 62
頸板状筋	splenius cervicis muscle	52, 53, 59, 62, 63
月状骨	lunate	228, 229, 264, 265, 268
結腸肝弯曲	hepatic flexure	118
結腸脾弯曲	splenic flexure	118
楔部	cuneus	2, 12, 13, 19, 22, 23, 24
楔前部	precuneus	2, 12, 13, 14, 22, 23
肩甲下筋	infrascapularis muscle	232, 233, 240, 241, 245, 246, 248, 249, 250
肩甲挙筋	levator scapulae muscle	51, 52, 53, 58, 59, 63
肩甲棘	spina scapulae	240, 241, 244, 250
肩甲骨	scapula	82, 83, 226, 241, 242, 244, 245, 246, 249, 250
肩峰	acromion	226, 240, 241, 248, 249
肩峰端	extremitas acromialis	226

こ

固有肝動脈	proper hepatic artery	159
鼓膜	tympanic membrane	67, 72
口蓋垂	uvula	50, 57, 62, 72
口蓋帆挙筋	levator veli palatini muscle	50
口蓋帆張筋	tensor veli palatini muscle	50
口蓋扁桃	palatine tonsil	51, 57, 62
口角下制筋	depressor anguli oris muscle	51
口輪筋	orbicularis oris muscle	51
甲状舌骨筋	thyrohyoid muscle	52
甲状腺	thyroid gland	53, 57, 92, 99, 105
甲状軟骨	thyroid cartilage	52
広背筋	latissimus dorsi muscle	132, 133, 134, 242, 248
肛門	anus	147, 148, 189, 190
肛門挙筋	levator ani muscle	138, 148, 168, 169, 178, 189, 190
咬筋	masseter muscle	17, 18, 50, 51, 56, 57, 63
後下行枝	posterior descending branch	111, 113
後下小脳動脈	posterior inferior cerebellar artery	3, 40, 42
後弓	posterior arch (atlas)	62, 202, 216
後距腓靱帯	posterior talofibular ligament	320
後脛骨筋	tibialis posterior muscle	289, 290, 307, 314
後脛骨動脈	posterior tibial artery	330, 332
後交通動脈	posterior communicating artery	40, 42
後耳介動脈	retroauricular artery	41
後斜角筋	scalenus posterior muscle	52, 53, 58, 63
後十字靱帯	posterior cruciate ligament	298, 299, 300, 305, 310, 311
後縦靱帯	posterior longitudinal ligament	62
後上歯槽動脈	posterior superior alveolar artery	41
後床突起	posterior clinoid process	6
後側壁枝	posterolateral branch	111
後大脳動脈	posterior cerebral artery	40

後頭骨	occipital bone	18, 62, 216
後頭直筋	rectus capitis posterior muscle	59
後半規管	posterior semicircular canal	68, 69, 70, 73, 75
後鼻孔	choana	17, 30, 56
鉤状突起	coronoid process	228, 253, 261
硬口蓋	hard palate	50, 56
項靱帯	nuchal ligament	62
喉頭蓋	epiglottis	57, 62
喉頭蓋谷	epiglottic vallecula	124
黒質	substantia nigra	10, 11
骨間筋	interosseous muscle	265, 317, 323, 327, 328

さ

左心耳	left atrial auricle	95, 99, 100, 106
左心室	left ventricle	82, 83, 96, 98, 99, 100, 105, 106, 107
左心房	left atrium	82, 83, 95, 96, 100, 104, 105, 106, 110
左腎	left kidney	155, 156
左腎静脈	left renal vein	153, 154, 155, 156
左腎動脈	left renal artery	155, 156, 158
坐骨	ischium	120, 138, 145, 146, 147, 148, 150, 151, 152, 154, 155, 156, 173, 189, 190
坐骨結節	ischial tuberosity	173, 190
鎖骨	clavicle	62, 63, 82, 92, 93, 98, 99, 100, 104, 106, 107, 226, 241, 242, 244, 245, 249, 250
鎖骨下動脈	subclavian artery	63, 110
臍窩	umbilicus	153
三角筋	deltoid muscle	232, 233, 240, 241, 242, 244, 245, 246, 248, 249, 250
三角骨	triquetrum	228, 229, 264, 265, 268
三角靱帯	triangular ligament	314, 320
三角線維軟骨複合体	triangular fibrocartilage complex	265
三叉神経	trigeminal nerve	9, 26
三尖弁	tricuspid valve	96, 99

し

子宮角	cornu uteri	196
子宮腔	cavum uteri	196
子宮頸部	cervix uteri	184, 189, 192
子宮体部	corpus uteri	184, 188, 189, 192
子宮底部	fundus uteri	184, 189
子宮動脈	uterine artery	158
子宮内膜	endometrium	184, 188, 189, 192
四丘板	quadrigeminal plate	34
示指伸筋	extensor digiti muscle (II)	237
耳介	auricle	50
耳下腺	parotid gland	18, 19, 50, 51, 57, 58, 63
耳管	auditory tube	62, 67

耳管咽頭口	pharyngeal orifice of the auditory tube	50
耳管隆起	torus tubarius	50, 57
指伸筋（腱）	extensor digitorum muscles	257, 268, 269
視交叉	optic chiasma	10, 17, 22, 26, 27, 31, 34, 57
視索	optic tract	10, 31
視床	thalamus	11, 12, 14, 17, 18, 22, 23, 34, 35
視床下部	hypothalamus	34
視床間橋	interthalamic adhesion	22, 34
視床膝動脈（穿通枝）	thalamogeniculate artery	40
視神経	optic nerve	9, 16, 23, 30, 34
歯状核	dentate nucleus	9
歯突起	odontoid process	202, 203, 216
篩骨洞	ethmoid sinus	6, 8, 9, 16, 22, 56, 62
軸椎（第2頸椎）	axis	6, 19, 58, 59, 62
軸椎棘突起	spinous process (axis)	62
軸椎歯突起	odontoid process (axis)	6, 19, 50, 58, 62
舌	tongue	56, 62
膝蓋窩脂肪体	popliteal adipose tissue	287, 288, 298, 299, 300, 305, 306, 307
膝蓋筋	popliteal muscle	305, 306, 307, 311
膝蓋腱	patellar tendon	298, 299, 300
膝蓋骨	patella	277, 278, 286, 287, 298, 305, 306, 307
膝蓋靱帯	patellar ligament	287, 288, 306
膝蓋大腿関節面	patellofemoral articulation	287
膝窩筋	popliteal muscle	305, 306, 307, 311
膝窩静脈	popliteal vein	306
膝窩動静脈	popliteal artery/vein	286, 287, 298, 299, 300, 311
膝窩動脈	popliteal artery	330, 331, 332
斜台	clivus	18, 22, 32, 34, 35, 50, 62, 66
尺側手根屈筋	flexor carpi ulnaris muscle	236, 237, 252, 253, 257
尺側手根伸筋	extensor carpi ulnaris muscle	236, 237, 257, 260, 268, 269
尺骨	ulna	226, 227, 228, 236, 237, 252, 253, 257, 265, 268
尺骨茎状突起	styloid process (ulna)	228, 229, 265, 268
手根中手関節	metacarpocarpal joint	229
主膵管	pancreatic duct	121
主肺動脈幹	main pulmonary trunk	110
十二指腸	duodenum	129, 134, 135, 143, 144, 145, 151, 152, 153, 154, 155
十二指腸下行部	duodenum (descending portion)	125
十二指腸球部	duodenum (bulbar portion)	125
十二指腸水平部	duodenum (horizontal portion)	125
舟状骨（足）	navicular	313, 319, 320, 326, 327
舟状骨（手）	scaphoid	228, 229, 264, 265, 268, 277, 278
小円筋	teres minor muscle	232, 242, 248, 249, 250
小胸筋	pectoralis minor muscle	232, 233, 245, 246
小後頭直筋	rectus capitis posterior minor muscle	63

小指外転筋	abductor digiti minimi muscle	264, 269, 316, 317, 320, 321, 322, 323
小指屈筋	flexor digiti minimi muscle	264
小指伸筋	extensor digiti minimi muscle	237
小指伸筋（腱）	extensor digiti minimi muscle	269
小指対立筋	opponens minimi muscle	264
小腸	small intestine	168, 169, 172, 173, 176, 177, 184, 185, 188, 189
小転子	lesser trochanter	147, 276, 284, 295
小殿筋	gluteus minor muscle	136, 137, 138, 146, 185, 188, 282, 294, 295
小脳下虫部	inferior cerebellar vermis	9, 10, 19, 50, 62
小脳橋角槽	cerebellopontine cistern	9
小脳上虫部	superior cerebellar vermis	10, 11, 19
小脳虫部	cerebellar vermis	59
小脳半球	cerebellar hemisphere	8, 9, 10, 19, 22, 23, 24, 50, 58, 59, 62, 63
小脳扁桃	cerebellar tonsil	8, 9, 19, 22, 50, 58, 62
小菱形骨	trapezoid	229, 265, 269
上咽頭	nasopharynx	6, 18, 22, 30, 31, 32, 34, 50, 56, 57, 62
上顎骨	maxilla	6, 50
上顎洞	maxillary sinus	6, 8, 16, 23, 56, 63
上関節突起	superior articular process	204, 206, 208, 211, 214, 220
上丘	superior colliculus	11, 22
上鼓室	epitympanic cavity (attic)	68, 69, 70, 72, 73
上行結腸	ascending colon	126, 135, 136, 143, 144, 145, 146, 150
上行大動脈	ascending aorta	82, 83, 94, 95, 98, 99, 104, 105, 110
上後頭回	superior occipital gyrus	2, 12, 19
上行皮質静脈	ascending cortical vein	39
上矢状静脈洞	superior sagittal sinus	11, 12, 13, 14, 22, 39
上斜筋	obliquus superior muscle	16
上小脳脚	superior cerebellar peduncle	10, 34
上小脳動脈	superior cerebellar artery	3, 40, 42
上錐体静脈洞	superior petrosal sinus	39
上前腸骨棘	superior anterior iliac spine	118, 276
上前頭回	superior frontal gyrus	2, 10, 11, 12, 13, 14, 16, 17, 22
上前頭溝	superior frontal sulcus	2, 13, 14
上双子筋	gemellus superior muscle	138
上側頭回	superior temporal gyrus	2, 10, 11, 12, 17, 18, 24
上大静脈	superior vena cava	82, 83, 93, 94, 95, 99, 104
上腸間膜静脈	superior mesenteric vein	129, 133, 134, 135, 143, 144, 154, 161
上腸間膜動脈	superior mesenteric artery	129, 133, 134, 144, 145, 154, 158, 159
上直筋	rectus superior muscle	9, 16
上直腸動脈	superior rectal artery	160
上殿動脈	superior gluteal artery	158, 330

上頭斜筋	obliquus capitis superior muscle	59
上頭頂小葉	superior parietal lobule	2, 18
上腕筋	brachialis muscle	234, 235, 236, 252, 256, 257, 260, 261
上腕骨	humerus	226, 227, 228, 232, 233, 234, 235, 240, 241, 242, 248, 249
上腕骨外側上顆	lateral epicondyle (humerus)	226, 227, 235, 256
上腕骨滑車	trochlea (humerus)	228, 252
上腕骨小頭	capitulum (humerus)	227, 252, 256, 260
上腕骨頭	humeral head	226, 232, 244, 245, 246
上腕骨内側上顆	medial epicondyle (humerus)	226, 227, 235, 256
上腕三頭筋	triceps brachialis muscle	248, 249, 252, 253, 256, 260, 261
上腕三頭筋外側頭	lateral head (triceps brachialis muscle)	233, 234, 235
上腕三頭筋長頭	long head (triceps brachialis muscle)	233, 234
上腕三頭筋内側頭	medial head (triceps brachialis muscle)	233, 234, 235
上腕静脈	brachial vein	234, 235
上腕動脈	brachial artery	234, 235
上腕二頭筋	biceps brachialis muscle	233, 240, 241, 248, 256, 260
上腕二頭筋腱	long head (biceps brachialis muscle)	245, 246, 260, 261
上腕二頭筋短頭	short head (biceps brachialis muscle)	234, 235
上腕二頭筋長頭	long head (biceps brachialis muscle)	234
松果体	pineal body	11, 18, 22, 34
松果体槽	pineal cistern	11, 12, 18, 19, 34
静脈洞交会	confluence	11, 22, 39
踵骨	calcaneus	278, 279, 280, 315, 316, 320, 321, 327, 328
踵骨腱（アキレス腱）	calcaneal tendon (Achilles' tendon)	290, 291, 314, 315, 327
踵腓靱帯	calcaneofibular ligament	320
食道	esophagus	52, 53, 57, 62, 92, 93, 94, 95, 96, 100, 101, 105, 106, 132, 145
人字縫合	lambdoid suture	6
心後腔	retrocardiac space	83
心室中隔	interventricular septum	96, 98, 99
深指屈筋	flexor digitorum profundus muscles	236, 237, 252, 253, 257, 260, 261, 264
深側頭動脈	deep temporal artery	41
腎	kidney	134, 135, 146, 147, 148
腎盂	renal pelvis	120
腎区域動脈	renal segmental arteries	160
腎動脈	renal artery	145, 146, 151
腎静脈（左）	renal vein (left)	134, 145, 146
腎静脈（右）	renal vein (right)	134
腎葉間動脈	renal interlobar arteries	160

す・せ・そ

膵	pancreas	129
膵体部	pancreatic body	133, 134, 143, 144, 145, 155, 156
膵頭部	pancreatic head	134, 143, 144, 153, 154, 155
膵尾部	pancreatic tail	133, 145, 146, 156

正中仙骨動脈	median sacral artery	158
声帯ヒダ	vocal fold	52
声門	glottis	52, 62
声門下部	infraglottis	57, 62
声門上部	supraglottis	57, 62
精索	spermatic cord	138, 142
精巣	testis	138, 139, 142, 168
精巣静脈	testicular vein	145
精嚢	seminal vesicle	137, 168, 169, 177, 180, 181, 182
赤核	nucleus ruber	11
脊髄クモ膜下腔	spinal subarachnoid space	216, 217, 218, 219, 220
脊髄円錐(腰髄)	conus medullaris	219
脊柱管	spinal canal	148
脊柱起立筋	erector spinae muscle	92, 93, 94, 95, 96, 132, 133, 13, 135, 136, 150, 151, 152, 153, 154, 155, 156, 184
舌骨	hyoid bone	6, 51, 52, 56, 57, 62
舌骨舌筋	geniohyoid muscle	51, 56
舌根扁桃	lingual tonsil	51
仙骨	sacrum	118, 120, 152, 153, 154, 155, 184, 188, 193
仙骨翼	sacral wing	155, 156, 206, 207, 214
仙腸関節	sacroiliac joint	118, 128, 136, 137, 147, 148, 207, 214
仙椎	sacrum	136, 137, 147, 148, 210, 212, 214, 219
浅指屈筋	flexor digitorum superficialis muscles	236, 237, 252, 260, 261, 264
浅・深指屈筋腱群	flexor digitorum superficialis/profundus muscles	268, 269
浅側頭動脈	superficial temporal artery	41
浅中大脳静脈(Sylvius静脈)	superficial cerebral vein (Sylvian vein)	39
前下行枝	anterior descending branch	111
前下小脳動脈	anterior inferior cerebellar artery	3, 40, 41
前弓	anterior arch (atlas)	62, 202, 216
前鋸筋	serratus anterior muscle	93, 132
前脛骨筋	tibialis anterior muscle	289, 290, 291, 307, 310, 311, 314, 322
前脛骨動脈	anterior tibial artery	330, 332
前・後上膵十二指腸動脈	anterior/posterior pancreaticoduodenal artery	159
前交通動脈	anterior communicating artery	41, 42
前交連	anterior commissure	11
前斜角筋	scalenus anterior muscle	53, 57, 58, 63
前十字靱帯	anterior cruciate ligament	298, 299, 300, 306, 310
前障	claustrum	11
前床突起	anterior clinoid process	6, 30
前線維筋組織	anterior fibromuscular stroma	180, 182
前大脳動脈	anterior cerebral artery	3, 38, 42
前庭(内耳)	vestibule	68, 69, 73, 74, 75

前庭水管	vestibular aqueduct	68, 75
前庭窓	vestibular window	68, 73
前頭洞	frontal sinus	6, 9, 22, 23
前半規管	anterior semicircular canal	70, 73, 75
前脈絡叢動脈	anterior choroidal artery	3, 38
前立腺	prostate gland	138, 145, 146, 152, 153, 168, 172, 173, 177
僧帽筋	trapezius muscle	50, 51, 52, 53, 59, 62, 63, 240, 241
僧帽弁	mitral valve	96, 100, 106
総肝動脈	common hepatic artery	133, 158, 159
総脚	common crus	69
総頸動脈	common carotid artery	92, 106, 110
総指伸筋	extensor digitorum communis muscles	236, 237
総胆管	common bile duct	121
総腸骨静脈	common iliac vein	136, 145, 146, 150, 151
総腸骨動脈	common iliac artery	136, 145, 151, 152, 158, 330
足底筋	plantaris muscle	298
足底方形筋	quadratus plantaris muscle	316, 320, 321, 322, 323, 327
側頭筋	temporal muscle	17, 23, 24, 50, 56
側頭骨錐体	pyramis (temporal bone)	6
側頭骨錐体尖	pyramidal apex	69, 70
側頭葉	temporal lobe	3, 62, 63
側脳室下角（側頭角）	lateral ventricle (inferior/temporal horn)	10, 18, 23, 32
側脳室後角	lateral ventricle (posterior horn)	12, 19
側脳室三角部	lateral ventricle (trigone)	11, 12, 18, 23
側脳室前角	lateral ventricle (anterior horn)	11, 12, 14, 17
側脳室体部	lateral ventricle (body)	12, 13, 18, 22, 30, 31, 34, 35
側腹線	flank stripe	118

た

ダグラス窩	Douglas fossa	168, 172, 184
多裂筋	multifidus muscle	
大円筋	teres major muscle	233, 241, 242, 248, 249, 250
大胸筋	pectoralis major muscle	63, 92, 93, 94, 95, 232, 233, 245, 246
大結節	greater tubercle (humerus)	226, 241
大後頭孔	foramen magnum	8, 19, 58, 59, 62
大後頭直筋	rectus occipitalis major muscle	63
大錐体神経	greater petrosal nerve	68, 69
大槽	cisterna magna	8, 22, 216
大腿回旋動脈	femoral circumflex artery	331
大腿筋膜張筋	tensor fasciae latae muscle	137, 138, 139, 173, 282, 283, 284
大腿骨	femur	139, 147, 276, 277, 283, 284, 285, 286, 295, 305, 306
大腿骨外側顆	lateral condyle (femur)	306, 307, 310, 311
大腿骨頸部	femoral neck	138, 276, 283, 294, 295
大腿骨頭	femoral head	118, 137, 138, 145, 146, 147, 150, 156, 172, 176, 185, 189, 276, 282, 294, 295

大腿骨内側顆	medial condyle (femur)	277, 287, 298, 299, 304, 305, 310, 311
大腿四頭筋腱	quadriceps femoris muscle	306, 307
大腿静脈	femoral vein	137, 138, 139, 172, 189, 190, 283, 284, 285, 288
大腿深動脈	deep femoral artery	138, 139, 158, 284, 330, 331
大腿直筋	rectus femoris muscle	138, 139, 283, 284, 285, 286, 294, 305, 306
大腿動脈	femoral artery	137, 138, 139, 142, 143, 150, 156, 158, 172, 189, 190, 283, 284, 285, 288, 330, 331
大腿二頭筋	biceps femoris muscle	285, 286, 287, 288, 298, 299, 306, 307, 311
大腿方形筋	quadratus femoris muscle	138, 283
大転子	greater trochanter	138, 146, 276, 283, 295
大殿筋	gluteus major muscle	136, 137, 138, 139, 147, 148, 150, 151, 152, 154, 155, 156, 169, 172, 173, 184, 185, 188, 189, 190, 193, 282, 283, 284
大動脈	aorta	129, 132, 133, 134, 135, 145, 146, 153, 154
大動脈弓	aortic arch	82, 83, 93, 94, 95, 98, 99, 100, 101, 105, 106, 110, 124
大動脈弁	aortic valve	95, 99, 105
大内転筋	adductor major muscle	139, 283, 284, 285, 295
大脳鎌	falx cerebri	14
大脳脚	cerebral peduncle	10, 18, 22, 27
大脳縦裂	longitudinal cerebral fissure	10, 11, 26, 27
大腰筋	psoas major muscle	118, 133, 134, 135, 136, 137, 145, 146, 147, 148, 150, 151, 155, 156, 184, 188
大菱形骨	trapezium	229, 264, 265, 269
対角枝	angular branch	111
帯状回	cingular gyrus	2, 17, 18, 19, 22
第3脳室	third ventricle	11, 14, 17, 18, 22, 31, 32, 34
第4脳室	fourth ventricle	10, 19, 22, 26, 34, 62
胆嚢	gall bladder	121, 129, 133, 134, 142, 143, 144, 150, 151
胆嚢動脈	cystic artery	159
淡蒼球	globus pallidus	11, 12, 14, 17
短趾屈筋	flexor brevis digiti muscles	317, 320, 321, 322, 323, 326, 327, 328
短趾伸筋	extensor brevis digiti muscles	321, 322
短・大内転筋	adductor brevis/major muscle	151, 155, 156
短橈側手根伸筋	extensor carpi radialis brevis muscle	252, 253
短内転筋	adductor brevis muscle	139, 283, 284, 285, 294
短腓骨筋	peroneus brevis muscle	290, 291
短母趾屈筋	flexor hallucis brevis muscle	317, 326

ち

恥骨	pubis	120, 138, 143, 144, 145, 150, 151, 152, 153, 154, 155, 168, 169, 176, 177, 189, 190, 276, 283

恥骨筋	pubic muscle	138, 139, 162, 163, 189, 190, 283, 284
恥骨結合	symphysis pubis	120, 138, 143, 144, 172, 173, 182, 184, 276
腟	vagina	184, 189
中咽頭	oropharynx	50, 51, 57, 124
中隔枝	septal branch	113
中隔静脈	septal vein	39
中肝静脈	middle hepatic vein	128
中肝動脈	middle hepatic artery	159
中間楔状骨	intermediate cuneiform	279, 316, 322, 323, 326, 327
中間広筋	vastus intermedius muscle	138, 139, 284, 285, 286, 307
中間帆槽	cisterna veli interpositi	12
中結腸静脈	middle colic vein	161
中結腸動脈	middle colic artery	159
中鼓室	middle tympanic cavity	67, 72, 73
中・後斜角筋	scalenus medius/posterior muscle	52, 53, 58
中硬膜動脈	middle meningeal artery	41
中硬膜動脈溝	middle meningeal arterial groove	6
中斜角筋	scalenus medius muscle	63
中手骨	metacarpal bone	229, 264, 265, 269
中手指節間関節	metacarpophalangeal joint	229
中小脳脚	middle cerebellar peduncle	9, 18, 19, 22, 35, 58
中心域/移行域	central zone/transitional zone	180, 181, 182
中心溝	central sulcus	2, 12, 13, 14, 22, 23, 24
中心後回	postcentral gyrus	2, 12, 13, 14, 22, 23, 24
中心前回	precentral gyrus	2, 12, 13, 14, 17, 22, 23, 24
中心傍小葉	paracentral lobule	14, 22
中節骨(足)	middle phalanx (foot)	326, 327, 328
中節骨(手)	distal phalanx (hand)	229, 279, 280
中前頭回	middle frontal gyrus	10, 11, 12, 13, 14, 16, 17
中足骨	metatarsal bone	279, 280, 316, 317, 322, 323, 326, 327, 328
中側頭回	middle temporal gyrus	2, 9, 10, 11, 12, 17, 18, 23, 24, 42
中大脳動脈	middle cerebral artery	3, 10, 38
中殿筋	gluteus medius muscle	136, 137, 146, 147, 148, 156, 172, 173, 188, 189, 282, 283, 294, 295
中脳	midbrain	10, 18, 22, 27, 34
中脳水道	aqueduct	10, 11, 18, 22, 26, 27, 34
肘筋	anconeus muscle	235, 236, 256, 257, 260
肘頭	olecranon	227, 228, 235, 236, 253, 256, 257, 261
肘頭窩	olecranon fossa	227, 252
長趾屈筋	flexor digitorum muscles	289, 290, 291, 320, 321
長趾伸筋	extensor digitorum muscles	314, 321, 326
長・短腓骨筋	peroneus longus/brevis muscles	314, 315, 320
長橈側手根伸筋	extensor carpi radialis longus muscle	252, 260
長内転筋	adductor longus muscle	139, 284, 285, 294

長腓骨筋	peroneus longus muscle	289, 290, 310, 311
長拇指外転筋	abductor pollicis longus muscle	237
長拇指屈筋	flexor pollicis longus muscle	237, 289, 290, 291, 314
長拇指伸筋	extensor hallucis longus muscle	237, 314, 326
長母趾伸筋・長趾伸筋	extensor hallucis/digitorum muscles	289, 290, 291
腸脛靱帯	iliotibial ligament	298, 299, 300, 301
腸骨	iliac bone	118, 136, 137, 143, 144, 145, 146, 147, 148, 150, 155, 156, 172, 176, 177, 178, 184, 185, 188, 189, 192, 193, 208, 214, 276, 282, 295
腸骨筋	iliacus muscle	136, 137, 145, 146, 147, 148, 185, 188, 192
腸腰筋	iliopsoas muscle	137, 138, 144, 145, 155, 156, 172, 173, 188, 189, 190, 282, 283, 284, 294
腸腰動脈	iliolumbar artery	158
蝶形骨洞	sphenoid sinus	6, 8, 9, 17, 22, 26, 30, 31, 32, 34, 35, 56, 57, 62
蝶形骨平面	planum sphenoidale	6
蝶口蓋動脈	sphenopalatine artery	41
直回	rectal gyrus	3, 9, 10, 16, 22, 26, 27, 30, 34
直静脈洞	straight sinus	22, 39
直腸	rectum	118, 126, 137, 147, 148, 152, 153, 154, 168, 172, 173, 178, 180, 182, 184, 189, 192, 193

つ・と

ツチ骨	malleus	68, 69, 72, 73
椎間関節	intervertebral articulation	211, 213, 214, 218, 220
椎間孔	intervertebral foramen	62, 204, 206, 211, 217, 218, 220
椎間板	intervertebral disc	211, 213, 214, 216, 218, 219, 220
椎弓（板）	vertebral lamina	202, 204, 205, 206, 211, 212, 213, 214, 217, 220
椎骨動脈	vertebral artery	3, 8, 40, 42, 50, 51, 52, 53, 57, 58, 62, 92, 100, 110, 217
椎体	vertebral body	202, 203, 204, 205, 206, 207, 208, 211, 212, 213, 214, 216, 218, 219
椎体静脈	basivertebral vein	219
トルコ鞍	sella turcica	6, 22
豆状骨	pisiform	264, 268
洞結節枝	sinonodal branch	111
島	insula	11, 14, 17, 18
透明中隔	septum pellucidum	11, 12, 17
橈骨	radius	226, 227, 228, 236, 237, 257, 264, 265, 268
橈骨茎状突起	styloid process (radius)	228, 229, 268,
橈骨粗面	tuberositas radii	252
橈骨頭	radial head	227, 228, 236, 242, 252, 256, 257, 260
橈側手根屈筋	flexor carpi radii	236, 237, 256, 257
橈側手根伸筋	extensor carpi radii	235, 236, 237, 256, 257, 268
頭長筋	capitis longus muscle	50, 51, 52, 57, 62

頭頂後頭溝	parietooccipital sulcus	2, 12, 13, 22, 23, 24
頭半棘筋	semispinalis capitis muscle	22, 23, 50, 51, 52, 62
頭板状筋	splenius capitis muscle	23, 24, 51, 52, 53, 59, 63
鈍縁枝	obtuse branch	111

な

内果（脛骨）	medial malleolus	278, 314
内頸静脈	internal jugular vein	39, 50, 51, 52, 53, 63, 92, 99, 100
内頸動脈	internal carotid artery	9, 10, 17, 22, 26, 30, 31, 35, 38, 42, 50, 51, 52, 53, 57, 63
内頸動脈サイフォン部	internal carotid artery (siphon)	38, 42
内耳神経	vestibulocochlear nerve	9
内耳道	internal acoustic canal	6, 9, 68, 69, 73
内側顆間結節	medial intercondylar eminence	277, 310
内側楔状骨	medial cuneiform	279, 316, 322, 323, 326
内側広筋	vastus medialis muscle	284, 285, 286, 304, 305, 310
内側上顆	medial epicondyle (humerus)	252, 253, 261
内側側副靱帯	medial collateral ligament	298, 299, 300, 301, 310, 311
内側半月板	medial meniscus	288, 299, 300, 304, 305, 310, 311
内側翼突筋	medial pterygoid muscle	18, 50, 56, 63
内大脳静脈	internal cerebral vein	12, 22, 39
内腸骨静脈	internal iliac vein	151, 155
内腸骨動脈	internal iliac artery	136, 145, 146, 151, 152, 155, 158, 330
内直筋	rectus medialis muscle	9, 16
内転筋群	adductor muscles	168, 169, 176, 177, 178, 181, 184, 185
内腹斜筋	obliquus abdominis internus muscle	133, 134, 135, 136, 142, 143, 144, 145, 146, 147, 148
内閉鎖筋	internal obturator muscle	138, 145, 146, 147, 148, 151, 152, 154, 155, 156, 172, 173, 176, 177, 178, 181, 189, 190, 192, 282, 283, 284, 294, 295
内包	internal capsule	11, 12, 14, 17, 23
軟口蓋	soft palate	50, 56, 57, 62

に・の

乳頭体	mammillary body	10, 22, 27, 32, 34
乳突洞口	aditus ad antrum	69, 74
乳突蜂巣	mastoid air cells	6, 8, 9, 50, 63, 66, 67, 68, 69, 70, 72, 73, 74, 75
乳様突起	mastoid process	6, 58, 75
尿管	ureter	120, 130, 135, 136
尿道	urethra	177, 181, 184, 192
尿道海綿体	corpus cavernosum	168, 173, 177, 178, 181, 182
脳弓	fornix	17, 22, 34
脳底静脈（Rosenthal静脈）	basal vein	39
脳底動脈	basilar artery	2, 3, 9, 10, 22, 26, 40, 42, 50, 57, 58
脳梁膝部	corpus callosum (genu)	11, 12, 14, 22, 34
脳梁周囲動脈	pericallosal artery	38

脳梁体部	corpus callosum (body)	13, 17, 18, 22
脳梁辺縁動脈	callosomarginal artery	38
脳梁膨大部	splenium	12, 18, 22, 34

は

馬尾	cauda equina	219, 220
背側膵動脈	dorsal pancreatic artery	159
肺	lung	
肺静脈	pulmonary vein	110
肺動脈	pulmonary artery	82, 83, 110
肺動脈右下葉枝	pulmonary artery (right lower branch)	82
肺動脈右上葉枝	pulmonary artery (right upper branch)	82
肺動脈右中葉枝	pulmonary artery (right middle branch)	82
肺動脈幹	main pulmonary trunk	94, 95, 98, 99, 100, 105, 106, 110
肺動脈左下葉枝	pulmonary artery (left lower branch)	82
肺動脈左上葉枝	pulmonary artery (left upper branch)	82
肺動脈左舌区枝	pulmonary artery (left lingular branch)	82
肺動脈弁	pulmonary valve	98
薄筋	gracilis muscle	169, 284, 285, 286, 294, 295
半腱様筋	semitendinosus muscle	284, 285, 286, 287
半膜様筋	emimembraneous muscle	285, 286, 287, 298, 299, 304, 305, 306, 311
半卵円中心	centrum semiovale	13

ひ

ヒラメ筋	soleus muscle	288, 289, 290, 305, 306, 307, 311, 314
尾骨	coccyx	168, 137, 138, 188, 189
尾状核体部	caudate nucleus (body)	12
尾状核頭部	caudate nucleus (head)	11, 14, 17
被殻	putamen	11, 12, 14, 17, 23
腓骨	fibula	277, 278, 279, 288, 289, 290, 291, 301, 314, 327
腓骨(外果)	lateral malleolus (fibula)	320
腓骨茎状突起	styloid process (fibula)	278, 279
腓骨頭	fibular head	277, 307, 311
腓骨動脈	peroneal artery	330, 332
腓腹筋(外側頭)	peroneus muscle (lateral head)	287, 288, 289, 298, 299, 300, 301, 306, 307
腓腹筋(内側頭)	peroneus muscle (medial head)	287, 288, 289, 298, 299, 300, 301, 304, 305, 306, 310, 311
脾	spleen	99, 100, 118, 132, 133, 143, 144, 145, 146, 147, 148, 156
脾静脈	splenic vein	129, 133, 143, 144, 145, 146, 154, 155, 156, 161
脾動脈	splenic artery	133, 155, 156, 158, 159
脾弯曲	splenic flexure	118, 126, 133, 142, 143
鼻腔	nasal cavity	6, 22, 56, 62
鼻中隔	nasal septum	56
左胃大網動脈	left gastroepiploic artery	159
左胃動脈	left gastric artery	154, 159

左下肺静脈	pulmonary vein (left lower lobe)	95, 101
左下葉気管支	bronchus (left lower lobe)	87, 88
左下葉上区域気管支	bronchus (superior segment, left lower lobe)	87
左肝静脈	left hepatic vein	128, 132
左肝動脈	left hepatic artery	158, 159
左冠動脈主幹部	left main coronary artery	111
左結腸静脈	left colic vein	161
左結腸動脈	left colic artery	160
左鎖骨下静脈	subclavian vein (left)	92, 93, 100
左鎖骨下動脈	subclavian artery (left)	82, 83, 92, 93, 100
左主気管支	main bronchus (left)	87, 94, 100, 106
左上肺静脈	pulmonary vein (left upper branch)	95, 100, 106
左上葉気管支	bronchus (left upper branch)	87
左上葉舌区気管支	bronchus (left lingular branch)	87
左上葉肺動脈	pulmonary artery (left upper branch)	94
左総頸動脈	left common carotid artery	82, 83, 92, 93, 99, 100, 106, 110
左総腸骨静脈	left common iliac vein	154, 155
左総腸骨動脈	left common iliac artery	154, 155
左主肺動脈	mai pulmonary artery (left)	82
左肺動脈	pulmonary artery (left)	94, 100, 101, 107

ふ

副咽頭腔	parapharyngeal space	56, 57
副腎	adrenal gland	133, 146, 151, 155, 156
腹腔動脈幹	celiac trunk	133, 145, 154, 158, 159
腹横筋	transversus abdominis muscle	134, 135, 136, 138, 142, 143, 144, 145, 146, 147
腹直筋	rectus abdominis muscle	132, 133, 134, 135, 136, 137, 138, 142, 150, 151, 152, 153, 154, 155, 156, 168, 169, 172, 184, 185, 188, 189, 282, 283
腹部大動脈	abdominal aorta	158, 330
噴門	cardia	100, 125

へ・ほ

閉鎖孔	obturator foramen	138, 151, 154, 276
辺縁域（前立腺）	peripheral zone	180, 181, 182
扁桃体	amygdala	10
母指外転筋	abductor pollicis muscle	269
母指伸筋	extensor pollicis muscle	269
母指対立筋	opponens pollicis muscle	264, 265, 269
母指内転筋	adductor pollicis muscle	264, 265
母趾外転筋	abductor hallucis muscle	316, 320, 321, 323
母趾内転筋	adductor hallucis muscle	323
方形回内筋	pronator quadratus muscle	237, 264, 265
膀胱	urinary bladder	120, 137, 138, 143, 144, 145, 151, 152, 153, 154, 168, 169, 172, 176, 180, 181, 182, 184, 189, 192, 294, 295
縫工筋	sartorius muscle	137, 138, 139, 282, 283, 284, 285, 286, 287, 288, 298, 299, 311

ま・み・も

末節骨（足）	distal phalanx (foot)	326, 327, 328
末節骨（手）	distal phalanx (hand)	229, 279, 280
右胃大網動脈	right gastroepiploic artery	159
右下肺静脈	pulmonary vein (right lower lobe)	95, 96, 101, 104
右下葉気管支	bronchus (right lower lobe)	88
右下葉上区域気管支	bronchus (superior segment, right lower lobe)	88
右肝静脈	right hepatic vein	128
右肝動脈	right hepatic artery	158, 159
右冠動脈	right coronary artery	111
右結腸静脈	right colic vein	161
右結腸動脈	right colic artery	159
右鎖骨下静脈	right subclavian vein	92, 93, 100, 104, 105, 106
右鎖骨下動脈	right subclavian artery	92
右主気管支	right main bronchus	87, 94, 95, 100, 104
右主肺動脈	right pulmonary artery	82
右上肺静脈	pulmonary vein (right upper lobe)	95, 100, 104
右上葉気管支	bronchus (right upper lobe)	87
右中間気管支幹	right intermediate bronchus	87
右中葉気管支	right middle lobe bronchus	88
右肺動脈	right pulmonary artery	94, 100, 104, 105
盲腸	cecum	126, 145
門脈	portal vein	98, 99, 133, 143, 144, 145, 150, 151, 152, 153, 161
門脈右葉枝	portal vein (right lobe)	128, 133, 144, 145
門脈左葉枝	portal vein (left lobe)	128, 132, 142, 143, 144

ゆ・よ

有鈎骨	hamate	229, 265, 268, 269
有鈎骨鈎	hook (hamate)	269
有頭骨	capitate	229, 265, 268, 269
幽門	pylorus	125
腰椎	lumbar vertebra	118, 132, 133, 134, 135, 136, 146, 147, 152, 153, 154, 184, 206, 207, 208, 210, 212, 214, 219
腰動脈	lumbar arteries	158
腰方形筋	quadratus lumborum muscle	134, 135, 156
翼突静脈洞	pterygoid plexus	39

ら 行

卵管	uterine tube	196
卵管膨大部	ampulla (uterine tube)	196
卵巣	ovary	184, 188, 189, 192
梨状陥凹	piriform recess	50, 52, 57, 124
梨状筋	piriform muscle	137, 138, 188, 282
立方骨	cuboid	279, 280, 316, 321, 322, 323, 327, 328
輪状軟骨	cricoid cartilage	53
レンズ	lens	8

レンズ核線条体動脈	lenticulostriate artery	38
漏斗（下垂体）	infundibulum	17, 26, 27, 31, 34
肋軟骨	costal cartilage	96
肋間筋	intercostal muscle	93, 94, 132
肋骨	rib	205, 212, 213, 218
肋骨横隔膜角	costophrenic angle	82, 83

わ

腕橈骨筋	brachioradialis muscle	235, 236, 237, 252, 253, 256, 257, 260
腕頭静脈	brachiocephalic vein	93, 99, 100
腕頭動脈	brachiocephalic artery	82, 83, 92, 93, 99, 100, 105, 110

本書の内容の一部あるいは全部を，無断で（複写機などいかなる方法によっても）複写複製・転載すると，著作権および出版権侵害となることがありますのでご注意ください。

画像解剖　コンパクトナビ

定価はカバーに表示してあります

2013年 4月26日　第1版第1刷発行
2014年 6月25日　第1版第2刷発行
2017年 7月31日　第1版第3刷発行
2018年 7月15日　第1版第4刷発行
2020年11月16日　第1版第5刷発行
2024年 7月17日　第1版第6刷発行

著　者　百島祐貴
発行者　有松敏樹
印刷・製本所　アート印刷株式会社

発行所

株式会社　医学教育出版社

東京都港区芝3-3-15　芝MONTビル
電話 03(3454)1874(代)　〒105-0014
URL　https://www.igakukyoiku.com

落丁・乱丁本はお取り替えいたします。

〈検印省略〉

ISBN 978-4-87163-462-5

コンパクトナビシリーズ　大好評発売中！

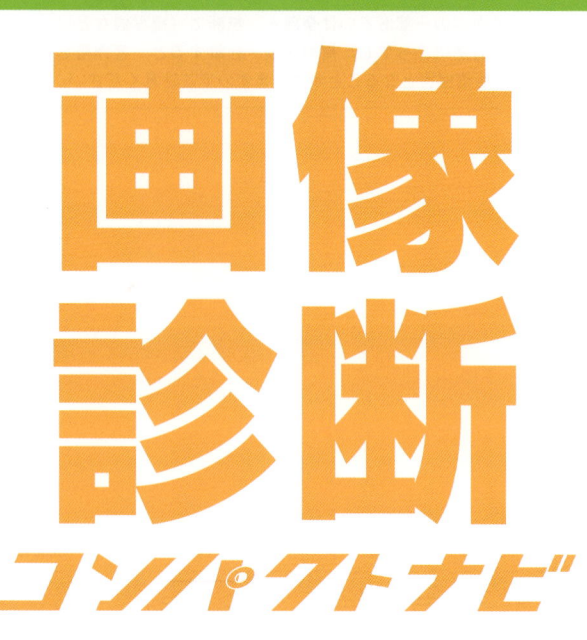

画像診断
コンパクトナビ

医学生・研修医必携

画像診断コンパクトナビ
慶應義塾大学病院 予防医療センター　百島祐貴

放射線医学の全領域をカバー
講義・実習，卒試・国試，臨床研修まで
コレ1冊で！
第4版

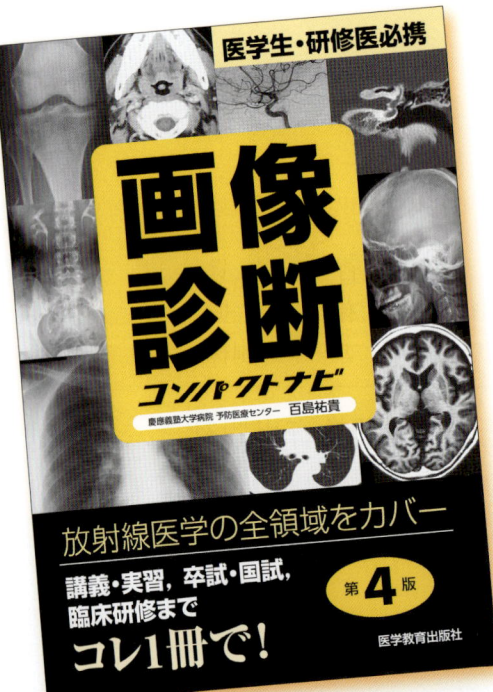

- 典型画像を600点以上掲載しながら、放射線医学の全領域をギュッと凝縮！

- 豊富な図表と、1疾患見開き2ページ完結の構成で、知識の整理が簡単にできる！

- 国試に出題された問題をできる限り網羅し、既存の疾患については鮮明な画像に更新！

- 著者　慶應義塾大学病院 予防医療センター　百島祐貴
- 定価　（本体3,800円＋税）
- A5判／カラー刷
- ISBN 978-4-87163-469-4

医学教育出版社　〒105-0014 東京都港区芝3-3-15 芝MONTビル　TEL 03(3454)1874
URL https://www.igakuyoiku.com　FAX 03(3454)1861